オールカラー

やさしくわかる看護師のための

検査値パーフェクト事典

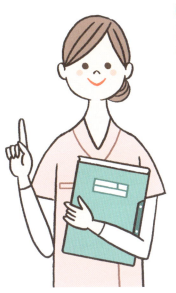

監修
順天堂大学客員教授
東京医科歯科大学名誉教授
奈良信雄

ナツメ社

はじめに

　チーム医療、根拠に基づく医療（EBM）が推進される現在、看護ケアにあたって患者の臨床検査データを理解し、看護ケアの向上を行うことが看護師に求められる。臨床検査のデータに基づいて患者の病態をしっかりと把握し、そのうえで最適の看護ケアを実践する必要がある。また、患者によっては臨床検査データの解釈についての説明を看護師に求めてくることもしばしばあり、適切に対応することも欠かせない。

　その反面、臨床検査の目的、内容、解釈、応用について理解することは決して容易ではない。臨床検査の項目は膨大であり、ルーチンとして頻繁に行われるものもあれば、ごくまれにしか行われないものもある。もちろん臨床検査の内容や解釈を医師や臨床検査技師に逐一質問し、回答を得ることもできよう。しかし、多忙な医療の現場において、いつでも、どこでも医師や臨床検査技師に質問できるわけでもない。

　むしろ、臨床検査についての理解をさらに進めるには、個々の患者での臨床検査データを適切な教科書なり解説書に従って読み解き、解釈を進めるようにトレーニングを積むことが最良と考える。そのうえで臨床検査の解釈法を応用し、看護ケアに応用することこそが重要であり、かつ近道ではないだろうか。

　この目的に適うべく、このたび「検査値パーフェクト事典」

を刊行した。臨床の現場で利用される臨床検査について、その目的、基準値と異常の判断、看護ケアへの応用等を解説することとした。多忙な看護業務の中でもご活用いただけるよう、簡潔明瞭な記述とし、本自体も携行に便利なような冊子体にした。ICT技術の向上により、インターネット等を通して臨床検査に関する情報を得ることは比較的簡単にできる。また、臨床検査を詳しく解説した教科書もある。それぞれに長所、短所がある。本書は、多忙な看護師の理解を助け、より分かりやすく、簡便に活用できることを主な目的としている。

　病院、診療所、介護福祉施設、保健所など行政施設等で看護業務に従事されている看護師の方に是非活用していただきたい。また、看護学教育施設で教育を受けている看護学生の皆さんにも、サブテキストとして臨床検査の学修に役立てていただければと思う。臨床検査を看護ケアの現場に活かしていただくことで、患者ならびに社会から信頼される看護を実践することが期待される。

　本書の刊行にあたっては株式会社 童夢 編集部の多大なる御尽力をいただいた。ここに深謝する。

2018年　夏

奈良信雄

本書の使い方

検査項目の凡例。検査の分類ごとに概要を設けているので、そちらも参照しよう。基準値のみをまとめた「主な検査の種類と基準値一覧」はP.300〜309に掲載。

検査項目
行われる頻度の高い検査を中心に取り上げている。すべての検査項目に英語を併記した

検査の目的
その検査で何がわかるのか、どのように行われるかなどを簡潔にまとめた

用語説明
その検査で調べる物質の情報や、器具、検査の詳細などを説明

検査の分類
大まかにどのような検査かわかりやすいように表記している

事前準備・注意
検査の前に行う準備や、検査中の配慮など

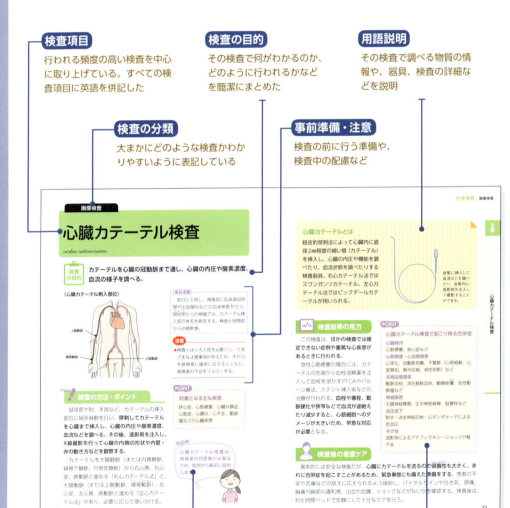

対応例（声かけ例、採血のポイント等）
検査の現場で起こりがちなことや注意点、ポイントなどを実例に基づき一例として記載

POINT
その検査に関連する疾患や合併症などの情報

基準値・異常が考えられる原因

検査ごとに監修者が推奨する基準値を掲載。基準値は検査を実施する機関によって異なるため、所属機関の数値を必ず確認すること。また、基準値を外れた場合に考えられる疾患や身体状況などを列挙している

検体材料

3章以降には検体検査で必要となる検体を記載

MEMO

検査結果によって追加される検査や、豆知識など

検査結果の見方

検査の結果が示すことと、その後の対応についてなどをまとめた

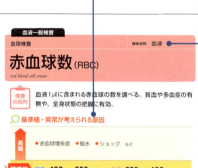

検査の方法・ポイント

実際の検査の実施方法や検査の際に気をつけるべきことなど

検査後の看護ケア

検査終了後に起きうる場面での対応や、検査後のケアのポイントなど

検査結果が悪いときの対応

基準値を外れた場合に気をつけるべきポイントを解説

CONTENTS

はじめに … 2
本書の使い方 … 4
検査でよく使われる単位一覧 … 12

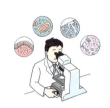

第1章　検査の基礎知識

検査の目的 …………………………… 14
一般的な検査の流れ ………………… 16
主な検査の種類 ……………………… 18
検査前の確認事項・準備 …………… 20
検査当日、検査直後の看護ケア …… 22
検査の結果と診断 …………………… 24
検査結果が出た後の患者への対応 … 26

第2章　生体検査

生体検査の概要 ……………………… 28

血圧検査
血圧 …………………………………… 30
基礎代謝量
基礎代謝量（BM） …………………… 32
体格指数の算出
体格指数（BMI） ……………………… 33

耳鼻科系検査
聴力検査 ……………………………… 34
眼科系検査
視力検査 ……………………………… 36
眼圧検査 ……………………………… 37
眼底検査 ……………………………… 38
その他の眼科の検査 ………………… 39
画像検査
単純X線検査（胸部・腹部） ………… 40
マンモグラフィ検査（乳房X線検査）… 42
サーモグラフィ検査 ………………… 43
上部消化管X線造影検査 …………… 44
下部消化管X線造影検査 …………… 45
超音波検査（エコー検査） …………… 46
CT検査（コンピュータ断層撮影） …… 48
MRI検査（磁気共鳴断層撮影） ……… 50
心臓カテーテル検査 ………………… 52
シンチグラフィ検査（RI、核医学検査、
アイソトープ検査） ………………… 54
SPECT検査（単一光子放射線型コンピュータ断層撮影） ………………… 56
PET検査（陽電子放射断層撮影） …… 57

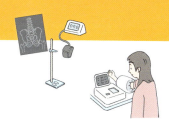

血管造影検査（AG） ……………… 58
胆管・胆嚢造影検査／脊髄造影検査 … 60
腎盂造影検査／膀胱尿道造影検査 … 61

骨密度検査
骨密度検査（BMD） ……………… 62

内視鏡検査
上部消化管内視鏡検査（UGI） …… 64
下部消化管内視鏡検査（CF） ……… 65
気管支内視鏡検査（BF） …………… 66
腹腔鏡検査／膀胱尿道鏡検査 ……… 67
関節鏡検査 …………………………… 68

生体電位計測検査
筋電図検査（EMG） ………………… 69
心電図検査（ECG、EKG） ………… 70
心音図検査（PCG） ………………… 72
脳波検査（EEG） …………………… 73

肺機能検査
肺活量測定／努力性肺活量測定 …… 74

血液ガス分析
動脈血ガス分析（ABG） …………… 76

アレルギー検査
アレルギーテスト（皮膚テスト） …… 78

神経・運動系検査
反射テスト …………………………… 80
平衡機能検査（EFT） ……………… 81
運動機能検査 ………………………… 82

第3章 検体検査 一般検査

検体検査の概要 ……………………… 84
一般検査の概要 ……………………… 85

尿検査
尿検査の概要 ………………………… 86
尿量 …………………………………… 88
尿色 …………………………………… 89
尿比重 ………………………………… 90
尿pH …………………………………… 91
尿たんぱく …………………………… 92
尿糖 …………………………………… 94
尿潜血 ………………………………… 96
尿沈渣 ………………………………… 98
尿ビリルビン ……………………… 100
尿ウロビリノゲン ………………… 101
尿ケトン体 ………………………… 102
α_1-ミクログロブリン（α_1-MG）／β_2-ミクログロブリン（β_2-MG） ……… 103
尿中N-アセチル-β-D-グルコサミニダーゼ（NAG） ……………………… 104
尿中微量アルブミン ……………… 105

便検査
便検査の概要 ……………………… 106
便性状 ……………………………… 108

CONTENTS

便潜血反応 ································ 110
寄生虫、寄生虫卵 ···················· 112

穿刺液・採取液検査
穿刺液・採取液検査の概要 ········ 114
体腔液検査(胸水／腹水／心嚢液)
 ······································· 116
関節液検査 ······························ 120
髄液検査(脳脊髄液検査) ·········· 122
骨髄検査 ································· 124
精液検査 ································· 126

第4章 検体検査 血液一般検査

血液一般検査の概要 ················ 128

血球検査
赤血球数(RBC) ······················· 132
ヘモグロビン(Hb) ··················· 134
ヘマトクリット(Ht) ················ 135
赤血球恒数 ······························ 136
網(状)赤血球 ··························· 138
赤血球沈降速度(赤沈、血沈、ESR) ·· 140
白血球数(WBC) ······················ 142
白血球分画(白血球像、血液像) ···· 144
血小板数(PLT) ······················· 146

血栓・止血検査
出血時間 ································· 148
プロトロンビン時間(PT) ········· 150
活性化部分トロンボプラスチン時間
(APTT) ································ 152
トロンボテスト(TT) ··············· 154
ヘパプラスチンテスト(HPT) ···· 155
フィブリノゲン(Fg) ················ 156
フィブリン分解産物(FDP)／Dダイマー
 ······································· 158
アンチトロンビン(AT) ············ 160
プラスミノゲン(PLG) ············· 162

第5章 検体検査 血液生化学検査

血液生化学検査の概要 ············· 164

たんぱく質系検査
血清総たんぱく(TP) ··············· 166
血清たんぱく分画 ···················· 168
チモール混濁試験(TTT) ·········· 170
硫酸亜鉛混濁試験(ZTT) ·········· 171

含窒素成分検査
クレアチニン(Cr) ··················· 172
クレアチニン・クリアランス(Ccr) ·· 173

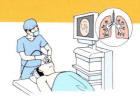

血清尿素窒素(BUN) ……………… 174
尿酸(UA) ………………………… 175
血中アンモニア(NH₃) …………… 176

生体色素検査
ビリルビン(Bil) ………………… 177

糖質系検査
血糖値(空腹時血糖値、FBS) …… 178
ブドウ糖負荷試験(GTT) ………… 180
フルクトサミン…………………… 181
グリコヘモグロビン(HbA₁c) …… 182
グリコアルブミン………………… 183

脂質系検査
中性脂肪(TG、トリグリセリド) …… 184
総コレステロール(T-C) ………… 186
LDLコレステロール(LDL-C、低比重リポたんぱくコレステロール) ……… 188
HDLコレステロール(HDL-C、高比重リポたんぱくコレステロール) ……… 190

まとめ
脂質のさまざまな働き …………… 192

内分泌・ホルモン検査
成長ホルモン(GH) ……………… 194
甲状腺刺激ホルモン(TSH) ……… 195
甲状腺ホルモン(T₄、T₃) ………… 196
副腎皮質刺激ホルモン(ACTH) … 198
コルチゾール……………………… 199

血漿レニン／アルドステロン……… 200
黄体形成ホルモン(LH) ………… 201
卵胞刺激ホルモン(FSH) ………… 202
抗利尿ホルモン(ADH、バソプレシン)
 ………………………………… 203
カテコールアミン(カテコラミン、CA)
 ………………………………… 204
ヒト絨毛性ゴナドトロピン(hCG)
 ………………………………… 205
プロゲステロン(黄体ホルモン) … 206
エストロゲン(卵胞ホルモン) …… 207
C-ペプチド(CPR) ……………… 208
グルカゴン ……………………… 209
免疫活性インスリン(IRI) ……… 210
脳性ナトリウム利尿ペプチド(BNP)
 ………………………………… 211

酵素系検査
AST(GOT、アスパラギン酸アミノトランスフェラーゼ)／ALT(GPT、アラニンアミノトランスフェラーゼ) ……… 212
γ-GTP(γ-グルタミルトランスペプチダーゼ) ………………………… 214
乳酸脱水素酵素(LDH) ………… 216
アルカリホスファターゼ(ALP) … 218
コリンエステラーゼ(ChE) ……… 220
クレアチンキナーゼ(CK) ……… 222
アミラーゼ(AMY) ……………… 224

CONTENTS

リパーゼ(LIP) ………………… 225
トリプシン ……………………… 226
アルドラーゼ(ALD) …………… 227
心筋トロポニンT(TnT) ……… 228

血清電解質検査
カルシウム(Ca) ………………… 229
ナトリウム(Na) ………………… 230
カリウム(K) …………………… 231
クロール(塩素、Cl) …………… 232

無機質検査
マグネシウム(Mg) ……………… 233
鉄(Fe) …………………………… 234
総鉄結合能(TIBC) ……………… 235
リン(P)、無機リン(IP) ………… 236
亜鉛(Zn) ………………………… 237
銅(Cu) …………………………… 238

薬物濃度検査
薬剤血中濃度検査(TDM) ……… 239

第6章 検体検査 免疫血清学的検査

免疫血清学的検査の概要 ……… 242

輸血検査
血液型検査 ……………………… 244
交差適合試験 …………………… 245

免疫・アレルギー検査
免疫・アレルギー検査の概要 …… 246
免疫グロブリン(IgG、IgA、IgM、IgD、IgE) ……………………………… 248
補体(C_3、C_4)、血清補体価(CH_{50}) …… 250
アレルゲン特異IgE抗体 ……… 252
リウマトイド因子(RF、リウマチ因子) ………………………………… 254
MMP-3(マトリックスメタロプロテアーゼ-3) ………………………… 256
抗CCP抗体(抗シトルリン化ペプチド抗体) ………………………… 257
クームス試験(抗赤血球抗体) …… 258
抗核抗体(ANA) ………………… 259
抗ミトコンドリア抗体(AMA) …… 260
LEテスト ………………………… 261

感染症検査
感染症検査の概要 ……………… 262
寒冷凝集反応(CHA) …………… 263

C反応性たんぱく (CRP) ………………… 264
A型肝炎ウイルス抗体 (HAV抗体) … 266
B型肝炎ウイルス抗体 (HBV抗体) … 267
C型肝炎ウイルス抗体 (HCV抗体) … 268
HIV抗体 (ヒト免疫不全ウイルス抗体、
エイズウイルス抗体) ………………… 269
成人T細胞白血病ウイルス抗体 (HTLV-Ⅰ抗体)
………………………………………… 270
インフルエンザウイルス抗原 ……… 271
ノロウイルス …………………………… 272
梅毒血清反応 (STS、TPHA) …………… 273
O-157 (ベロ毒素産生性大腸菌) …… 274
トキソプラズマ抗体 …………………… 275
ヘリコバクター・ピロリ ……………… 276
クラミジア抗原・抗体 ………………… 277
結核菌 …………………………………… 278
マイコプラズマ抗体 …………………… 279
抗ストレプトリジンO (ASO、ASLO)
………………………………………… 280
メチシリン耐性黄色ブドウ球菌
(MRSA) ……………………………… 281

腫瘍マーカー検査

腫瘍マーカー検査の概要 ……………… 282
アルファフェトプロテイン (AFP) … 284
がん胎児性抗原 (CEA) ………………… 284
ビタミンK欠乏性たんぱく-Ⅱ (PIVKA-Ⅱ)
………………………………………… 285

糖鎖抗原19-9 (CA19-9) ……………… 285
糖鎖抗原125 (CA125) ………………… 286
糖鎖抗原15-3 (CA15-3) ……………… 286
前立腺特異抗原 (PSA) ………………… 287
サイトケラチン19フラグメント
(CYFRA21-1) ……………………… 287
扁平上皮がん関連抗原 (SCC) ……… 288
シアリルSSEA-1抗原 (SLX) ………… 288
シアリルTn抗原 (STN) ……………… 289
NCC-ST-439 …………………………… 289
神経特異エノラーゼ (NSE) ………… 290
ガストリン放出ペプチド前駆体
(ProGRP) …………………………… 290
フェリチン (FER) ……………………… 291
組織ポリペプチド抗原 (TPA) ……… 291

第7章 病理検査、その他の検査

病理組織検査 (生検組織検査) ……… 294
細胞診検査 (細胞検査) ………………… 296
細菌検査 ………………………………… 298

＊＊＊

主な検査の種類と基準値一覧 ……… 300
さくいん ………………………………… 310

検査でよく使われる単位一覧

	記号	読み方	意味	
長さ	m	メートル	1m	
	mm	ミリメートル	1000分の1m	
重さ	kg	キログラム	1000g	
	g	グラム	1g	
	mg	ミリグラム	1000分の1g	
	μg	マイクログラム	100万分の1g	
	ng	ナノグラム	10億分の1g	
	pg	ピコグラム	1兆分の1g	
容量	ℓ	リットル	1ℓ	
	dℓ	デシリットル	10分の1ℓ	
	mℓ	ミリリットル	1000分の1ℓ	
	μℓ	マイクロリットル	100万分の1ℓ	
	nℓ	ナノリットル	10億分の1ℓ	
	fℓ	フェムトリットル	1000兆分の1ℓ	
割合・濃度	%	パーセント	含まれる物質の割合	（百分率）
	‰	パーミル		（千分率）
	μmol/ℓ	マイクロモル・パー・リットル	1ℓに含まれる物質の量	（μmol）
	mEq/ℓ	ミリ当量・パー・リットル		（ミリ当量）
	U/ℓ	ユニット・パー・リットル		（慣用単位）
	IU/ℓ	アイユー・パー・リットル		（国際単位）
	g/dℓ	グラム・パー・デシリットル	1dℓに含まれる物質の重さ	（g）
	mg/dℓ	ミリグラム・パー・デシリットル		（mg）
	μg/dℓ	マイクログラム・パー・デシリットル		（μg）
	ng/dℓ	ナノグラム・パー・デシリットル		（ng）
	μg/mℓ	マイクログラム・パー・ミリリットル	1mℓに含まれる物質の重さ	（μg）
	ng/mℓ	ナノグラム・パー・ミリリットル		（ng）
	pg/mℓ	ピコグラム・パー・ミリリットル		（pg）
	U/mℓ	ユニット・パー・ミリリットル	1mℓに含まれる物質の量	（慣用単位）
	mU/mℓ	ミリユニット・パー・ミリリットル		
	μU/mℓ	マイクロユニット・パー・ミリリットル		
	IU/mℓ	アイユー・パー・ミリリットル		（国際単位）
	mIU/mℓ	ミリアイユー・パー・ミリリットル		
	AU/mℓ	エーユー・パー・ミリリットル		（任意単位）
	ng/mℓ/時間	ナノグラム・パー・ミリリットル・アワー	1時間あたりに1mℓ中に排出される量	（ng）
その他	mmHg	ミリメートル水銀柱	水銀柱を押し上げる圧力	（mm）
	Torr	トル	圧力の単位	
	mmH₂O	ミリメートル水柱	水柱を押し上げる圧力	（mm）
	Hz	ヘルツ	振動数	
	dB	デシベル	音の強さ	
	U	ユニット	慣用単位	
	cpm	カウントパーミニット	1分あたりの放射線の数	

第1章
検査の基礎知識

検査が行われる目的や検査の一般的な流れなど、
検査全般に共通する基本的な知識を解説する。
質の高い看護のために必要なポイントを押さえよう。

- 検査の目的……14
- 一般的な検査の流れ……16
- 主な検査の種類……18
- 検査前の確認事項・準備……20
- 検査当日、検査直後の看護ケア……22
- 検査の結果と診断……24
- 検査結果が出た後の患者への対応……26

検査の目的

 ## 病院で行う検査の目的

病院での検査は、大きく分けて①診断を確定し、治療方針を決定するべく「病気の有無や程度を調べる」ために行うものと、②「治療効果を判定する」ためのもの、③「病気を予防・早期発見する」ためのものという3つの目的がある。

●病気の有無や程度を調べるため

病気を見つけるために行う検査には、**会社や市区町村が実施する「健康診断」**と、**個人が医療機関で任意に行う「人間ドック」**がある。一般的な健康診断では、簡単な検査でおおまかな病気の**スクリーニング（ふるい分け）**が行われるが、人間ドックでは、半日～3日にわたりオプション検査を含めた精密な検査を行うため、一般的な健康診断よりも詳しい情報が得られる。

健康診断や人間ドックで疑わしいところがある場合や、体調不良を感じたときには、病院で病気の有無やその重症度を調べるために「精密検査」を行う。**一度で診断できない場合は、診断に応じて検査が追加されることも多い。**

●治療効果を判定するため

病気が診断されて治療が始まった後も、病気の進行具合や治療効果、副作用や合併症の有無などを確認してより効果的な治療を行うために、さまざまな機会に検査が行われる。場合によっては種類の異なる検査を複数行うこともあるが、**それぞれの検査の目的や意義について説明し、納得して受けてもらうことが大切**である。

病気が治癒し、治療が終了した後に経過観察のために定期的に検査を行う場合も、同じように検査の必要性をきちんと説明する。

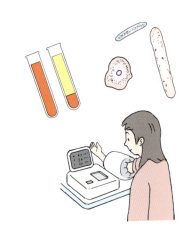

●病気を予防・早期発見するため

かつては検査といえば、先述の①や②のために行うものだったが、近年は早期発見・早期治療の考えや予防医学の発達などから、③の検査が増えている。**少子高齢化が進み、高齢者の増加とともに増え続ける医療費を削減するためにも、生活習慣病の予防やがんの早期発見・治療が求められている。**

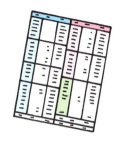

特定健診とは

生活習慣病やがんの予備軍となるメタボリックシンドロームの予防と改善を目的に、2008年から一般に「メタボ健診」とよばれる「特定健診（特定健康診査・特定保健指導）」がスタートした。**メタボリックシンドロームは内臓脂肪症候群ともよばれ、動脈硬化の原因となる脂質異常、糖尿病、高血圧といった生活習慣病の危険因子を複数あわせもっている状態を指す。**メタボ健診は生活習慣を見直し、生活習慣病を予防することで将来の医療費削減を目指すものとして、40〜74歳までの公的保険の加入者を対象に年1回実施されている。

■メタボリックシンドロームの診断基準

①腹囲（へそ回り）
　男性　85cm以上
　女性　90cm以上
②脂質・血糖・血圧
A：脂質異常
　中性脂肪　150mg/dℓ以上
　HDLコレステロール　40mg/dℓ未満
　のいずれかまたは両方
B：高血圧
　収縮期血圧（最高血圧）
　130mmHg以上
　拡張期血圧（最低血圧）
　85mmHg以上
　のいずれかまたは両方
C：高血糖
　空腹時血糖値　110mg/dℓ以上
①に該当し、A〜Cの2つ以上に当てはまるとメタボリックシンドロームと診断される。

 ### 健診や検査を受けるタイミングを促す

病気のなかには、生活習慣病や一部のがんのように初期段階では症状がほとんどなく、自覚症状が現れた頃には病状がかなり進行し、重篤な状態になっている「サイレントキラー（静かなる殺人者）」とよばれるものも多く存在する。このような病気を早期に発見し治療するためにも、めんどうがらず健康診断や定期検診を受けるように促すことが重要となる。

一般的な検査の流れ

 一般的な検査

　一般の外来診療ではまず診察を行い、診察の結果から病気を推測し、検査計画を立てて検査を行う。1次検査では、血液検査、尿検査、X線検査など、**検査方法が比較的簡単で、広範な情報が得られるスクリーニング検査を行って疾患の推測を行い**、ふるい分けで異常な値が出た場合は2次、3次の検査を行う。

◎検査の主な流れ

問診・診察
⇩
検査計画の立案
⇩
検査
⇩
疾患の推測
⇩
追加検査(精密検査)
計画の立案
⇩
追加検査(精密検査)
⇩
確定診断
⇩
治療開始

- **問診**
  症状・既往症・治療歴・家族の病歴・生活習慣などをチェックする。問診票に回答したものを見ながら対応することも多い。
- **視診**
  顔や皮膚の色・動作・症状の外見的特徴などに異常や変化がないかをチェックする。
- **触診**
  しこり・はれ・むくみ・脈拍・骨の状態などを患者の体に触れてチェックする。
- **打診**
  腹部や背部を指で叩き、音の調子の異常をチェックする。
- **聴診**
  聴診器を用いて、心臓や呼吸器などの音の異常をチェックする。

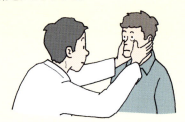

健診と検診のちがい

「けんしん」には、目的の異なる「健診」と「検診」がある。健診は「健康診断」の略で、健康であるか否かを確かめる検査で、検診は「検査・診断」の略で、がんなど特定の病気の発見と早期治療を目的として行われる。

	健診（健康診断）	検診（検査・診断）
目的	病気の予防・不特定な病気の有無を調べる	特定の病気の早期発見
検査項目例	**健康診断** 問診、身長、体重、視力、聴力、胸部X線検査、血圧、尿検査、血液検査、心電図など **人間ドック** 問診、診察、身長、体重、肥満度、視力、聴力、眼圧、眼底、胸部X線検査、上部消化管X線造影検査、血圧、尿検査、便検査、血液検査、心電図など **子どもに行われる健診** 身体計測、内科健診、歯科健診、聴力検査、視力検査など	**婦人科系検診** 問診、マンモグラフィ、内診、経腟超音波、子宮頸部細胞診など **がん検診** 上部消化管X線造影検査、便潜血検査、注腸X線検査、胸部X線検査、喀痰細胞診、細胞診、マンモグラフィ、乳房超音波撮影、内視鏡検査、超音波内視鏡検査、CT検査、腫瘍マーカー、MRI検査、穿刺吸引細胞診など

健診の判定

検査の結果は、一般的に以下の6段階の形で判定をして被検者に伝えることになる。それぞれの段階で、必要に応じたアドバイスを行うことを心がける。

- A……異常なし
- B……わずかな異常を認めるが、支障はない
- C……わずかな異常があり、生活習慣の改善や経過観察の必要がある
- D1……治療が必要
- D2……要精密検査
- E………現在治療中

主な検査の種類

 検査の目的による分類

- スクリーニング検査(ふるい分け検査)…一般的な外来受診、定期健康診断、人間ドックなどで受ける検査で、**異常な部分があるかどうかを「ふるい分け」する検査。**
- 精密検査…スクリーニング検査で異常が見つかったときに、**診断を確定するために、ある程度病気を推測し、目的を絞って詳しく行う検査。**
- 治療効果を判定するための検査…治療の効果を確かめ、**今後の治療方針を確認するための検査。** 薬の副作用をみるために行うものもある。

 疾患別の主な検査項目

目・耳の病気の検査
視力検査、眼圧検査、眼底検査、聴力検査

呼吸器系の病気の検査
胸部X線検査、気管支内視鏡検査

循環器系の病気の検査
血圧、心電図、心臓超音波検査

消化器系の病気の検査
上部消化管X線造影検査、上部消化管内視鏡検査、腹部超音波検査、便潜血反応、下部消化管内視鏡検査

腎臓・泌尿器系の病気の検査
尿比重、尿pH、尿たんぱく、尿潜血、クレアチニン、尿素窒素、尿酸

骨・関節・筋肉の病気の検査
骨密度、関節液、リウマトイド因子

婦人科系の病気の検査
乳がん検診、子宮内診、子宮頸部細胞診、経腟・経腹超音波検査

肝臓・胆嚢(のう)・膵(すい)臓の病気の検査
血清総たんぱく、アルブミン、尿ウロビリノゲン、血清アミラーゼ、B型肝炎ウイルス検査

血液・代謝など全身に関する検査
- 血液異常の検査
  赤血球数、ヘモグロビン、ヘマトクリット、白血球数、血小板数、鉄
- 糖代謝異常の検査
  尿糖、血糖、グリコヘモグロビン、ブドウ糖負荷試験
- 脂質代謝異常の検査
  中性脂肪、LDLコレステロール
- がん検査
  腫瘍マーカー検査、CT検査、MRI検査、PET検査
- アレルギー検査
- 性感染症検査
- ホルモン検査

検査方法での分類

　一般に、病院で行われる検査を「臨床検査」といい、大きく2つの種類に分けることができる。**ひとつはいろいろな装置を使って被検者の体の状態を直接調べる「生体検査」**で、下記のように画像検査を含め、いくつかの方法がある。もうひとつは、**被検者から検体を採取して成分分析や微生物の有無などを調べる「検体検査」**である。もっとも代表的な検体である血液のほか、尿や便、喀痰、腹水、あるいは組織片などが検体として用いられる。

〈生体検査の主な種類〉

感覚器検査	視力検査、眼底検査、眼圧検査、聴力検査、平衡機能検査など
画像検査	臓器の状態をX線や超音波（エコー）などを用いて画像化し、体内の形態的な異常を調べる検査。
内視鏡検査	消化管や気管支など筒状の臓器の内部の異常を、内視鏡を使って調べる検査。
負荷機能検査	体や臓器に運動や水、糖などの負荷を加え、それにより生じる反応の様子を調べる検査。
その他	身長・体重・血圧などの測定、体格指数などの計算、血液ガス分析など。

〈検体検査の主な種類〉

一般検査	尿や便の成分を調べて異常の有無をチェックする検査。このほか胸水、腹水、髄液、精液などの検査も含まれる。
血液一般検査	血液の細胞成分である血球の数や血液の凝固機能を調べる検査。
血液生化学検査	血液中の糖質や電解質、たんぱく質、脂質などを測定して、関係する臓器の疾患や機能障害を調べる検査。
免疫血清学的検査	血液中の抗原・抗体の存在を調べ、自己免疫疾患、炎症、感染症などの診断に役立てる検査。
病理検査	生体から採取した細胞・組織を顕微鏡で観察する検査。形態学的検査ともいう。

検査前の確認事項・準備

 ## 検査前に患者に説明する

　検査にはさまざまな種類があり、なかには侵襲性のある検査や、ショックなどの偶発的な危険をともなうものもある。被検者が検査の目的や内容をよく理解していないと余計な不安を抱くだけでなく、検査がスムーズに進行しないこともあるため、医師や看護師は検査前に検査の目的（どのような病気を疑い、なぜこの検査が必要か）や方法（どのような方法で検査を行うのか）をはじめ、所要時間や危険性および注意事項などを十分に説明し、理解してもらったうえで同意を得て、同意書に署名をもらう必要がある。

　被検者は、検査に不安をもちながらも「何をどう尋ねればいいのかわからない」ことが多いので、**説明はていねいに、わからないことがないか一つひとつ確認しながら進めていく**。安全に検査を行うためにも、こうしたインフォームド・コンセントをきちんと行うことが重要になる。

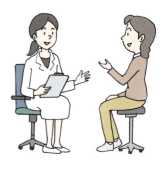

POINT
患者への説明事項
- 検査の目的
- 検査の方法
- 検査の痛みの有無
- 検査にかかる時間
- 副作用の有無
- 注意事項
- 不安や疑問点の解消

〈想定される患者からの質問と回答例〉

こんなにたくさんの種類の検査をする必要があるのでしょうか？

正確な診断に必要な検査を実施しています。どの検査も診断に欠かせないんですよ。

アドバイス
患者の気持ちを理解しながら、穏やかな口調で話す。

検査前に必ず確認すること

　検査によっては、被検者に事前に注意してもらわなければならないことがある。安全で正確な検査を行うためにも、**検査ごとに必要な注意事項を確かめ、被検者に確認、注意を行うこと**が重要。

● 薬の服用中止について

　薬を服用している場合、検査や薬の種類によっては検査前日や当日、服用を控えなくてはならないこともある。**事前に薬（市販薬やサプリメントも含む）の服用の有無を確認し、医師の指示に従うよう伝える。**

● アレルギーの有無

　アレルギーの種類によっては検査法を切り替えることもあるため、**薬でアレルギーを経験したことがあるか、あれば何の薬かを確認する**。ぜんそくやアトピー性皮膚炎などのアレルギー体質の被検者はとくに注意する。

● 月経中や妊娠中かどうか

　女性の場合、月経中は検査結果に影響を与えることもあるため、確認する。また、**妊娠中または妊娠の可能性がある場合は実施できない検査もあるので、必ず事前に確認する。**

● 食事制限について

　主に消化器の検査では、検査前日から食事が制限される。制限の内容は検査によって異なるが、**指示を守らないと検査の結果に影響し、再検査となることもある**ため、必ず医師の指示を守るように伝える。

造影剤の使用について

　画像検査で用いられる造影剤には、CT検査や血管造影検査などに用いられるヨード系造影剤、消化管X線検査に使われるバリウム、MRI検査に使われるガドリニウム化合物などがあるが、なかでも**ヨード系造影剤はごくまれに重篤な副作用を発現することもあるため、事前の確認と注意が必要**となる。

　ヨード系造影剤の副作用は、じんましん、ほてり、吐き気・嘔吐、くしゃみなどの軽いものから、呼吸困難、意識障害、血圧低下、ショック症状までさまざま。なかでもぜんそくや腎機能の不良、ヨード剤アレルギー、過去にヨード系造影剤で副作用が出た被検者の場合は、アナフィラキシーショックを起こす可能性があるため、検査を控える。アレルギーがない場合も、検査中に被検者の具合が悪くなったらすぐに対応できるような準備をしておく。

検査当日、検査直後の看護ケア

検査当日の注意点

検査前は被検者の様子や体調に注意し、検査を安全かつスムーズに行うように次のことを確認しながら、被検者の不安を取り除くよう心がける。

- ●絶飲食の確認をする

  前日・当日の飲食や薬の服用が制限されている場合は、指示通りにできているかどうかを確認する。**できていない場合も正直に申告してもらい、医師に報告する。**

- ●着脱しやすい服装に

  検査着を着用する検査の場合は、検査をスムーズに進行するためにも**着脱しやすい服を心がけるよう、伝えておく。**

- ●アクセサリー類は外す

  検査の障害となるネックレスやピアス、指輪などの**アクセサリー類**やヘアピン、カラーコンタクト、時計、眼鏡、補聴器などの**金属類は外すように指示する。**

- ●化粧は薄くするか落とす

  MRI検査では、アイシャドウやマスカラなどに含まれる微量の金属が磁場に影響を与える可能性があるため、**できるだけノーメイクで臨むように伝える。**

- ●事前採取した便等の提出

  事前に便の提出が指示されている場合は、便を受け取り検査に提出する。女性の場合、**月経中は尿検査ができないので、その旨申告してもらい医師に報告する。**

- ●持ち込み不可のものを説明する

  携帯電話やスマートフォン、磁気カード、ヘッドフォンステレオなど、**検査室に持ち込めないものを持っていないか確認する。**

- ●患者の体調を確認する

  検査をしても体に支障がないか、**体調を確認する。** とくに既往歴がある場合は、服薬状況も確認が必要となる。発熱や下痢、血圧が高いなど、患者の体調が不良の場合は、医師の判断で検査を延期することもある。

- ●患者のフルネームを必ず確認する

  取りちがい事故防止のため、**検査の前には必ず被検者本人にフルネームを確認する。**

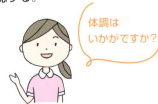

体調はいかがですか?

検査中の注意点

検査中は被検者の様子に注意し、体調に変化がないか確認する。**具合が悪そうなときは、大丈夫か声かけをして確認する。**

- **検査中の患者の苦痛に気づかう**
  痛みがあったり気分が悪くなった場合は、無理をせず、すぐに申告するように伝えておく。
- **不安を取り除き、リラックスさせる**
  検査中、次の手順を教えたり、痛みや苦痛を感じることがあっても大丈夫なことを伝えるなど、できるだけ**被検者の不安に寄り添った声かけを行う。**

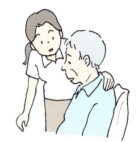

検査後の注意点

検査によっては、しばらく安静にして観察する必要がある場合もある。**異常を感じたらすぐに声をかけるよう伝え、患者を安心させる**ことが大切。

- **合併症に注意**
  造影剤を用いる検査では、まれに検査後に合併症が起こることがあるため、検査後しばらくは安静にする。痛み、動悸、息切れ、めまい、出血などの症状がある場合はすぐに看護師に声をかけ、がまんしないように伝えておく。
- **飲食や薬の開始時間を説明**
  飲食や服用している薬の制限があった場合、再開のタイミングについては医師の指示を守るように指導する。
- **車の運転は避けたほうがよい場合も**
  車の運転についても検査後数時間は控えるなど、医師の指示に従うよう伝える。

〈主な合併症の例〉

検査名	起こり得る主な合併症の例
消化管X線造影撮影	バリウムによる便秘や腸閉塞
上部消化管内視鏡検査	麻酔によるショック、鎮静剤による呼吸不全、頻脈、尿閉、腹痛など
下部消化管内視鏡検査	穿孔、呼吸不全など
心臓カテーテル検査	不整脈、血栓、出血など
CT検査、MRI検査	造影剤によるアナフィラキシーショック

検査の結果と診断

確定診断の出し方

診察と1次検査で診断がついた場合は、すぐに治療方法・方針が決定され、治療が開始される。しかし、診断が確定できなければ検査を追加して少しずつ疾患を絞り込み、病気を確定する。ときには検査の結果で多少問題があってもすぐに治療を開始せず、しばらくは注意して様子をみながら、一定の期間ののちに再び検査をすることもある。

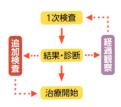

基準値と異常値

検査で基準値を外れた項目があると、被検者は「どこか悪いのでは」と心配になり、看護師に質問してくることも多い。**「基準値」と「異常値」のちがいを正しく知って、被検者に余計な不安を与えないように答えられるようにしておく。**

● 基準値とは

基準値は、健康な人々の検査データを統計学的に算出した数値のこと。20〜60歳くらいまでの健康な人の検査成績をもとに、上限と下限の2.5％ずつを除外し、残りの95％の人の数値が基準範囲とされている。つまり、**「現時点では健康と考えられる人の95％が含まれる範囲」が基準値となる。**かつては「正常値」や「正常範囲」ともよばれていたが、年齢や性別、個人によっても差があるため、**基準値＝正常値ではなく、一応の目安としてとらえる**ことが大切である。

● 異常値とは

異常値は、基準値を外れた検査値のこと。異常値には基準値より高い場合と低い場合があり、それぞれの結果が示す疾患は異なることが多い。ただし、検査値はその日の体調や、朝夕で変化することもあるため、**異常値が出たからといって必ずしも異常（疾患）があるわけではない。**実際には疾患にかかっていないのに陽性の反応が出る、「偽陽性」などの場合もある。**多くの場合、1種類、1回の検査だけで疾患が特定されることは少なく、いくつかの検査を同時に、あるいは追加検査をして総合的に判断する**ことが必要となる。

検査の基礎知識

パニック値とは

異常値の中でも基準値を大きく外れ、生命が危ぶまれるほど危険な状態にあることを示唆する値を「パニック値」、または「緊急報告値」という。パニック値は全国で統一されているものではなく、それぞれの施設で設定されていることが多い。すべての検査項目に設定されているわけではないが、パニック値の見落としによって被検者が危機に陥ることがないよう、目安として覚えておくとよい。

基準値との対比	低値	高値
基準値を少し外れた	↓	↑
基準値を明らかに外れた	↓↓	↑↑
基準値を大きく外れた（パニック値）	↓↓↓	↑↑↑

1章　検査の結果と診断

検査に影響を与える要因

正確な診断のためにも、検査にかかわる全員が正しい方法を守って検査する。

● 被検者にかかわる要因

性別、年齢、体調（既往症や既往歴を含む）、体質、常用薬、飲酒歴や喫煙歴など、**検査に影響がありそうな要因は検査前に確認し、申告してもらう。**

● 検体採取時の要因

検査の種類によっても異なるが、採取時間、飲食（常用薬の摂取を含む）、運動などは、検査結果に影響をおよぼすことがあるため、**医師からの指示を守って検査する。**

● 検体保存・移動の際の要因

検体はすみやかに検査に提出するだけでなく、採取法に指定があるものや、検体搬送や検査までの時間に条件があるものなど、検査によっても条件が異なる。**検体の劣化による検査結果の誤判定が出ないように注意する。**

〈想定される患者からの質問と回答例〉

たった1回の採血で診断されたけど、検査結果がまちがっていることもありますよね？

1回の採血でもいろいろな検査をしています。いくつかの検査による総合判断だとお考えください。

検査結果が出た後の患者への対応

 検査結果に対する患者へのサポート

- 「異常なし」の場合
 健康を保つためにも食事や睡眠などの生活習慣に気をつけ、年に1回は健康診断を受けるよう指導する。**治療の経過観察で定期的に検査を受けている場合は、医師が必要なしと判断するまで、今の状態を保つよう励ますことも。**

- 「要再検査」の場合
 検査結果が基準値を外れている場合、それが一時的なものか病気によるものかを判断するために、もう一度同じ検査を行う。**「再検査」となっても病気と決まったわけではないことを説明し、きちんと検査を受けることをすすめる。**

- 「要精密検査」の場合
 病気を疑うだけの異常が見つかり、病気を診断するため、別の検査法を用いてより詳しく調べる必要がある場合は「要精密検査」となる。**治療が遅れればそれだけ病気も進むため、まずは病気を特定することが大切なことを説明する。**

- 「要再検査」や「要精密検査」を拒む場合
 「症状がないから大丈夫」などといって患者が検査を拒む場合は、**早期発見・早期治療の大切さを説明して理解してもらい、検査をすすめる。**

- 「病気」と診断された場合
 検査から診断までの間は患者の不安も大きく、診断後、動揺がみられることもあるため、精神的なサポートをしていくことが求められる。

〈想定される患者からの質問と回答例〉

検査値が少し高めなのですが、主治医が病名を教えてくれません。何の病気でしょうか？

のちほどもう一度、主治医に確認してみてください。追加検査があるようでしたら、確定診断はまだ出ていないかもしれませんからね。

アドバイス
看護師自身が勝手に診断してはいけない。

第2章
生体検査

さまざまな装置を使って、直接、被検者の体を調べる検査を生体検査という。体の状態や機能、反応を、画像、数値やグラフなどに表して判断する。

- 生体検査の概要……28
- 血圧検査……30
- 基礎代謝量……32
- 体格指数の算出……33
- 耳鼻科系検査……34
- 眼科系検査……36
- 画像検査……40
- 骨密度検査……62
- 内視鏡検査……64
- 生体電位計測検査……69
- 肺機能検査……74
- 血液ガス分析……76
- アレルギー検査……78
- 神経・運動系検査……80

生体検査の概要

生体検査とは

さまざまな装置を使って、被検者の心臓、腹部、肺、脳、神経、筋肉、血管、耳などの生理的反応、機能をグラフ化、画像化して診断する検査。感覚器検査、画像検査、骨密度検査、内視鏡検査、生体電位計測検査、肺機能検査、アレルギー検査、神経・運動系検査などがある。生理検査ともいう。

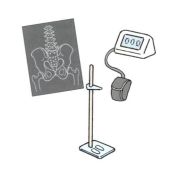

〈生体検査の主な種類〉

感覚器検査 （→ P.34 〜）	視覚器、平衡聴覚器、嗅覚器、味覚器、一般聴覚器などに分けられる感覚器の検査。大きく視力検査、眼底・眼圧検査、色覚検査などを行う眼科系検査と、聴力や眼振、嗅覚、味覚などの検査を行う耳鼻科系検査、触覚・痛覚・運動覚・位置覚・振動覚などの感覚検査を行う神経内科系検査に分かれる。
画像検査 （P.40 〜）	被検者の身体を、さまざまな装置によって画像化することで可視化された検査の総称。レントゲンや血管造影などのX線診断や超音波（エコー）、マンモグラフィ、CT（コンピュータ断層撮影）、MRI（磁気共鳴断層撮影）、PET（ポジトロンCT：陽電子放射断層撮影）、シンチグラフィ、SPECTなど、さまざまな方式、内容のものがある。比較的被検者の負担（侵襲度）が少ないことからスクリーニング検査の手段としても広く利用され、患部の形態的変化をともなう疾患の確定診断に欠かせないものとなっている。
骨密度検査 （P.62 〜）	骨に2種類のX線を当て、骨を通過できなかったX線の量から骨密度を測定する二重X線吸収法（DEXA法）のほか、踵やスネの骨に超音波を当てて測定する超音波法、X線で手の骨と厚さの異なるアルミニウム板を同時に撮影して、それぞれの濃度を比べるMD法などがある。

生体検査

内視鏡検査 （P.64～）	先端に小型カメラ（CCD）またはレンズを内蔵した細長い管を口または肛門から挿入し、消化管内部を観察、場合により治療するもの。検査する部位によって上部消化管内視鏡検査（食道・胃・十二指腸内視鏡）、下部消化管内視鏡検査（大腸内視鏡）、胆・膵内視鏡検査に分かれる。また、近年は内視鏡でも観察が難しかった小腸も、バルーン内視鏡やカプセル内視鏡の開発により、小腸全体の内視鏡検査が可能となった。
生体電位計測検査 （P.69～）	あらゆる生物の活動で生じる生体電位を計測する検査。心臓の拍動にともなって発生する電位の変化を計測する心電図や、脳から発生するわずかな電位差をみる脳波検査、骨格筋の収縮の際、筋の収縮よりも早くに発生する活動電位を記録する筋電図のほか、心臓の拍動にともなう弁膜の振動などによって生じる心音を電気信号に変換してグラフ化して記録する心音図検査も含まれる。
肺機能検査 （P.74～）	呼吸機能検査ともよばれ、多くの項目があるが、一般的にはスパイロメーターを用いた肺気量分画（肺活量、努力性肺活量、％肺活量、1秒量、1秒率、残気量）の検査が行われる。このほか、気道過敏性検査やモストグラフやIOSという機器を用いた呼吸抵抗検査などがある。
アレルギー検査 （P.78～）	IgE抗体の数値でアレルゲンを調べる血液検査が一般的だが、皮膚に針のようなもので軽く傷をつけ、そこにアレルゲンを垂らしていくスクラッチテスト、アレルゲンを紙につけたものを皮膚に貼るパッチテストなどがある。
神経・運動系検査 （P.80～）	運動系、感覚系、反射、協調運動をはじめ、意識状態、言語、脳神経、髄膜刺激徴候、起立歩行などに関する検査。反射テスト、運動機能検査、平衡機能検査、神経伝導速度検査、徒手筋力測定、テンションテストなどの運動系だけでなく、言語や意識などさまざまな検査がある。
その他	身長、体重、血圧などの測定、基礎代謝量、体格指数などの計算、あるいは緊急検査として用いられることの多い血液ガス分析（酸素化状態、換気状態、酸塩基平衡状態を知るための検査）などがある。

 検査前の確認

検査のなかには、内視鏡検査のように前夜の食事制限や下剤を服用して消化管内をきれいにするなど、事前に被検者に守ってもらうべき事項のあるものがある。こうした指示が確実に守られていないと、正しい検査結果が得られないため、**検査前には必ず被検者に「検査準備」が正しく行われたことを確認する**。指示が守られなかった場合には、状況を正直に話してもらい、医師に報告する。

血圧検査

血圧
blood pressure

検査の目的　心臓が血液を押し出している圧力（血圧）を調べ、心機能の異常や動脈硬化などの診断の指針とする。

基準値・異常が考えられる原因

高値
- 高血圧症　● 動脈硬化　● 脳梗塞　● 大動脈瘤　● 心筋梗塞
- 慢性腎炎　● 腎不全　● メタボリックシンドローム　など

基準値
至適血圧〈収縮期〉▶**120**mmHg未満かつ〈拡張期〉▶**80**mmHg未満
正常血圧〈収縮期〉▶**120〜129**mmHgかつ/または
　　　　〈拡張期〉▶**80〜84**mmHg
正常高値〈収縮期〉▶**130〜139**mmHgかつ/または
　　　　〈拡張期〉▶**85〜89**mmHg未満

低値
- 本態性低血圧
- 心機能低下や甲状腺機能低下、肺疾患、脳・神経系の疾患などによる二次性低血圧症　など

Point 検査の方法・ポイント

　検査では、上腕に巻いたカフ（圧迫帯）を加圧して静脈の血流を止め、徐々に空気を抜きながら心臓の拍動にともなう血圧を計る。

　原因が特定できない高血圧（低血圧）を本態性高血圧（低血圧）症といい、他の疾患が原因となって起きるものを二次性高血圧（低血圧）症という。

　家庭でも血圧測定を行う場合、さまざまなタイプの家庭用血圧計が市販されているが、血圧コントロールが必要な場合には、上腕で測るものがよい。また、一般に**家庭で測定した血圧は、病院での測定より低くなる傾向があるため、注意が必要。**

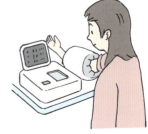

血圧とは

心臓が送り出す血液が、動脈の血管壁を押し広げようとする圧力のことを血圧という。血液を送り出すときの血圧を「収縮期血圧（最高血圧）」、血液が戻るときの血圧を「拡張期血圧（最低血圧）」という。

検査結果の見方

血圧は、①心臓のポンプ作用の変化②末梢血管の抵抗性の度合い③全身の血液量④血液の粘度⑤血管壁の弾力度などによって変動し、これらのいずれかに変化があると高血圧や低血圧となる。また、**緊張や興奮、ストレスなどの精神状態や運動によっても変動するため、検査の15分ほど前からは安静に努める**。なお、腕の左右の血圧差は一般に10mmHg以内で、20mmHgを超えると異常といえる。

○ 診察室血圧に基づく血圧の分類

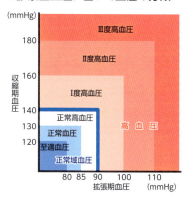

〈高血圧の分類別リスク〉

リスク層 （血圧以外の予後影響因子） \ 血圧分類	Ⅰ度高血圧 140～159/ 90～99mmHg	Ⅱ度高血圧 160～179/ 100～109mmHg	Ⅲ度高血圧 ≧180／≧110mmHg
リスク第一層 （予後影響因子がない）	低リスク	中等リスク	高リスク
リスク第二層 （年齢（65才以上）、男性、脂質異常症、喫煙のいずれかがある）	中等リスク	高リスク	高リスク
リスク第三層 （脳心血管病既往、非弁膜症性心房細動、糖尿病、たんぱく尿のある慢性腎臓病のいずれか、または、リスク第二層の危険因子が3つ以上ある）	高リスク	高リスク	高リスク

（日本高血圧学会：「高血圧治療ガイドライン2019」による）

検査結果が悪いときの対応

高血圧は自覚症状のないことが多いが、高血圧の状態が続けば動脈硬化が進行するため、高血圧の程度により、生活習慣の改善を指導したり、薬物療法が行われる。本態性低血圧の場合は、体質的なものなのでとくに治療は必要ない。

基礎代謝量(BM)

basal metabolism

覚醒時に生命維持に最低限必要な1日あたりのエネルギー量を計測し、代謝の正常値と比較して異常を探る。

基準値・異常が考えられる原因

- 甲状腺機能亢進症 ● 先端巨大症 ● クッシング症候群
- 多血症 ● 白血病 ● 発熱

男性▶66.47＋13.75×体重(kg)＋5×身長(cm)－6.76×年齢
女性▶655.1＋9.56×体重(kg)＋1.85×身長(cm)－4.68×年齢

- 甲状腺機能低下症 ● アジソン病 ● 下垂体機能低下症
- ネフローゼ症候群 ● ショック ● 低栄養状態 ● 重症貧血

※計算式はHarris-Benedictの式。

検査の方法・ポイント

　空腹安静時における酸素消費量を測定し、発生熱量を計算して基礎代謝量を求める。**検査前日は過労を避けて、夕食後から検査終了までは絶飲食**とする。検査30分以上前から測定台上に安静臥床して、測定する。

〈性別・年齢別基礎代謝量の基準値〉

年齢(歳)	男性			女性		
	基礎代謝基準値(kcal/kg体重/日)	参照体重(kg)	基礎代謝量(kcal/日)	基礎代謝基準値(kcal/kg体重/日)	参照体重(kg)	基礎代謝量(kcal/日)
1～2	61.0	11.5	700	59.7	11.0	660
3～5	54.8	16.5	900	52.2	16.1	840
6～7	44.3	22.2	980	41.9	21.9	920
8～9	40.8	28.0	1,140	38.3	27.4	1,050
10～11	37.4	35.6	1,330	34.8	36.3	1,260
12～14	31.0	49.0	1,520	29.6	47.5	1,410
15～17	27.0	59.7	1,610	25.3	51.9	1,310
18～29	24.0	63.2	1,520	22.1	50.0	1,110
30～49	22.3	68.5	1,530	21.7	53.1	1,150
50～69	21.5	65.3	1,400	20.7	53.0	1,100
70以上	21.5	60.0	1,290	20.7	49.5	1,020

(厚生労働省：「日本人の食事摂取基準2015年版」による)

生体検査　基礎代謝量／体格指数の算出

体格指数の算出

体格指数（BMI）
body mass index

検査の目的　身長と体重から求められるBMIで肥満の有無や状態を知り、健康維持や生活習慣病予防などの参考にする。

基準値・異常が考えられる原因

- 40以上…肥満4度
- 35以上40未満…肥満3度
- 30以上35未満…肥満2度
- 25以上30未満…肥満1度

18.5～25 ※BMI＝体重（kg）÷ ｛身長（m）×身長（m）｝

- 18.5未満…痩せ

Point 検査方法と注意点

BMIは、身長と体重から上記の数式を使って割り出される。BMIが25以上を肥満、18.5未満を痩せとする。**BMIが25以上で腹囲が基準値を超える場合は、メタボリックシンドローム（内臓脂肪症候群）の指導の対象となる。**

〈BMIによる肥満度の判定基準〉

BMI指数	18.5未満	18.5～24.9	25.0～29.9	30.0～34.9	35.0～39.9	40.0以上
判定	低体重	正常域	肥満1度	肥満2度	肥満3度	肥満4度

●標準体重

統計的に、生活習慣病などの有病率がもっとも低いとされるBMI22に相当する体重を理想的な体重「標準体重」とする。

身長（m）×身長（m）×22

●腹囲

メタボ健診の診断基準のひとつで、男女とも基準値を超える（腹部CT法による内臓脂肪面積が100㎠以上に相当）と注意が必要となる。

〈基準値〉
- 男性 ～84.9㎝
- 女性 ～89.9㎝

耳鼻科系検査

聴力検査
audiometry

検査の目的
どれくらい小さな音まで聴き取れるかを調べ、難聴の有無とその程度を知るために行われる。

🔍 基準値・異常が考えられる原因

- 伝音難聴…中耳炎、耳垢栓塞、耳硬化症、耳管狭窄症 など
- 感音難聴…先天性難聴、老人性難聴、騒音性難聴、突発性難聴、メニエール病、聴神経腫瘍 など

基準値 1,000Hz：0〜30dB　4,000Hz：0〜40dB

Point! 検査の方法と注意点

一般的な聴力検査として用いられる「標準純音聴力検査」では、気導と骨導それぞれの閾値（ギリギリ聞こえる音の大きさ）を調べる。防音室に入り、オージオメーターという器械から出る音をヘッドホンで片耳ずつ聞き、音が聞こえている間ボタンを押す。聞こえなくなった数値が閾値として記録される。

音の周波は1,000Hz（ヘルツ）の低音と4,000Hzの高音が使用され、5dBごとに音が強まるようになっている。周波数ごとの閾値をグラフ化したものをオージオグラムという。

補聴器を導入する必要がある場合は、この標準純音聴力検査だけでなく、言葉を聞き取る能力を調べるスピーチオージオメトリー検査を実施する。

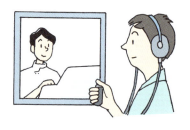

対応例

聞こえづらさを感じている被検者に対しては、はっきり、ゆっくり、大きな声で話しかけます。

検査結果の見方

1,000Hzで30dB、4,000Hzで40dB以上でないと聞こえない場合は、何らかの異常が考えられる。難聴には、**伝音難聴**（外耳から中耳および耳小骨までの間に問題がある）と**感音難聴**（内耳から脳までの過程に障害がある）、あるいは伝音難聴と感音難聴が混在して起こった**混合性難聴**があるが、これらは周波数ごとの閾値をグラフ化したオージオグラムから判断できる。

〈聴覚障害の程度分類〉

難聴度	聴力	状態
軽度	25～40 dB未満	小さい声が聴き取りにくい
中等度	40～70 dB未満	普通の大きさの声が聴き取りにくい
高度	70～90 dB未満	非常に大きい声か補聴器を使用しないと聞こえない
重度	90dB以上	補聴器でも聴き取れないことが多い

検査後の看護ケア

何らかの病気が原因と考えられる場合は、**精密検査によって原因となる疾患をつきとめ、治療にあたる**。

中等度以上の難聴では補聴器の使用が必要となるが、老人性難聴の場合、本人に自覚がなかったり、不便さを感じていないこともあるため、**周囲の配慮が必要**となる。

> **MEMO**
> **追加検査**
> スピーチオージオメトリー検査
> 聴性脳幹反応聴力検査（ABR）
> ティンパノメトリー検査　など

〈その他の主な検査〉

眼振検査	めまいが起きる際、眼振（眼球の横揺れや回転）が現れることがある。さまざまな条件下で眼振が起こるかどうかを調べ、めまいの原因が内耳の三半規管の異常か、脳の障害かを調べる検査。
耳管機能検査	中耳腔内と外気の気圧の調節をする耳管（鼻の奥と中耳腔をつなぐ管）の機能を調べる検査。耳抜きに異常がある耳管狭窄症や耳管開放症などの診断に用いられる。
重心動揺検査	開眼時と閉眼時における直立姿勢に現れる重心の動揺を記録・分析して身体の平衡の維持に働く機能を検査するもので、めまい、平衡障害の診断を目的とした検査のひとつ。
鼻腔通気度検査	鼻閉感（鼻がつまった感じ）のある被検者の、鼻腔通気抵抗（鼻づまり）を客観的に測定してグラフ化する検査。睡眠時無呼吸症候群の検査でも用いられる。

眼科系検査

視力検査
visual acuity test

検査の目的　視力の程度や手術後の視力回復の程度を知り、屈折調節の異常を調べるために行われる。

基準値・異常が考えられる原因

基準値	**0.7以上**

低値
- 近視 ● 遠視 ● 老視 ● 白内障 ● 緑内障 ● 眼底出血
- 網膜剥離 ● 視神経炎 ● 脳腫瘍

Point 検査の方法・ポイント

視力検査表から5m離れた位置から、片目ずつ、ランドルト環とよばれる輪の切れ目が見えるかどうかを調べる。一番上の0.1から下に読んでいくが、**同じ段で3つ以上判読できれば「正読」**とし、裸眼視力とする。0.1が判読できない場合は、判読できるところまで近づき、その距離を［0.1×○m÷5＝視力］の計算式にあてはめて視力とする。

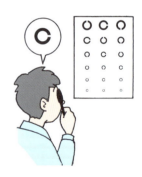

検査結果の見方・対応

裸眼視力が0.5以下の場合は近視や乱視が、1.2以上で近くが見えにくい場合は遠視が疑われるが、眼鏡やコンタクトレンズで矯正した視力が1.0以上あれば、「目が悪い」とはいわない。なお、正確な視力を判定するために、検査時は**目を細めないように指導する**。

検査後の看護ケア

年齢や職種などにもよるが、運転免許証交付には0.7以上の矯正視力を必要とすることもあり、裸眼視力が0.7以下の場合、眼鏡（コンタクトレンズ）で矯正することが多い。矯正している被検者の場合は、裸眼と矯正視力の両方を測定する。

眼科系検査

眼圧検査
intraocular pressure measurement

検査の目的
房水とよばれる眼内液によって保たれている眼球内圧（眼圧）を測定する。主に緑内障の有無を調べるために行われる。

基準値・異常が考えられる原因

高値　● 緑内障　● 高眼圧症　● ブドウ膜炎

基準値　眼圧 ▶ 10〜20 mmHg

Point 検査の方法・ポイント

眼圧検査は被検者に点眼薬で麻酔をし、プリズム圧平面を角膜中央に密着させて眼圧を測定するゴールドマン眼圧計による検査が一般的。仰向けに寝て点眼薬で麻酔して眼圧計を角膜にあてて測定するシェッツ眼圧計、角膜に接触せずに麻酔薬も使用しないで空気圧で測定する眼圧計などもある。検査時間はいずれも1〜2分程度。

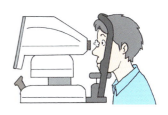

検査結果の見方・対応

眼圧が高い状態が続くときは、放っておくと失明する危険があるため、眼圧が21 mmHg以上の場合は緑内障を疑い、さらに詳しく検査する。緑内障や網膜剥離が疑われる場合は、視力・視野検査、眼底検査、隅角検査、超音波検査などを行う。

検査後の看護ケア

緑内障には、眼圧が正常範囲内でも視神経障害が進行する「正常眼圧緑内障」があり、日本ではこのタイプが多いため、**視力の低下や視野狭窄がある場合は精密検査を行う**。また、**ステロイド点眼薬を長期間使用すると眼圧が上がる場合があるので確認する**。

眼科系検査

眼底検査

funduscopy

検査の目的　眼底の網膜血管や視神経乳頭を観察することで、網膜の疾患や目の異常を知る。

検査の方法・ポイント

　眼底鏡を使用して医師が眼球の奥を観察する方法と、眼底カメラを用いて眼の奥を撮影する方法がある。眼底カメラには、散瞳薬を用いて瞳孔を開く「散瞳型」と、瞳孔を開かずに検査できる「無散瞳型」がある。

検査結果の見方・対応

　視神経乳頭の陥凹部分の状態を見ることで、**自覚症状が出る前に緑内障を早期に発見できる**ことから、40代以降に多い緑内障には欠かせない検査となっている。
　また、網膜は体の中で唯一、血管を直接的に観察できる部位。**網膜血管の状態や出血の有無を見ることで、高血圧症や糖尿病、動脈硬化症などの生活習慣病による異常を早期発見することが可能**となる。

> **POINT**
> **異常が考えられる原因**
> **目の疾患**
> ● 網膜の疾患　● 白内障
> ● 緑内障　● 眼底出血
> ● 黄斑変性　など
> **身体の疾患**
> ● 高血圧症　● 動脈硬化症
> ● 脂質異常症（高脂血症）
> ● 脳血管障害　● 糖尿病
> ● 腎臓病　など

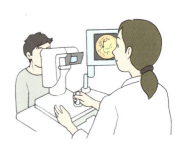

検査後の看護ケア

　散瞳後、数時間はまぶしく感じられることがあるので、検査後は運転できないため自転車や車で来院しないことなどを事前に伝える。また、必要に応じて歩行の補助などをする。

眼科系検査

その他の眼科の検査

細隙灯（さいげきとう）顕微鏡検査	細隙灯とよばれる拡大鏡を使い、細い帯状の光を目に当てて、結膜、角膜、前房水（ぜんぼうすい）、虹彩、瞳孔、水晶体（しょうたい）などの傷や炎症を調べる検査。後眼部の硝子体や網膜の状態まで検査でき、緑内障や白内障をはじめ、さまざまな眼の病気の診断に用いられる。
視野検査	一点を注目したときに見える範囲を、視野計を使って測定する検査。正常な人の場合、片眼につき上方に60度、下方に75度、鼻側に60度、耳側に100度の視野があるが、眼の疾患では左右の視野が異なることがあり、左右別々に検査をする。
色覚検査	色覚異常は、色の見え方・感じ方が一般とは異なり、色の区別が困難な状態で、先天性と後天性がある。診断を確定するためにはアノマロスコープという特殊な検査機器が必要だが、通常は「標準色覚検査表」やパネルD-15テストという色並べ検査で判断する。
眼精疲労測定	眼精疲労のもととなる、調節緊張（眼のレンズの厚さを調整する毛様体筋の緊張状態）の度合いをグラフ化して、眼精疲労を測定する。
角膜形状解析検査	角膜の屈折率を測定して色地図で等高線状に塗り分けて表示し、角膜の形状を詳しく調べる検査。角膜トポグラフィともいう。
ドライアイテスト	角結膜を色素で染色した後、瞬きをせず眼を開いたままにして涙の乾きやすさを調べる「涙液層破壊時間（BUT）の測定」が一般的。
隅角検査（ぐうかく）	細隙灯顕微鏡を用いて、房水（ぼうすい）の排出口が開いているか、瘢痕組織（はんこんそしき）があるかどうかを調べる検査。緑内障の診断に欠かせない。

画像検査

単純X線検査（胸部・腹部）
X-ray examination

検査の目的 X線を用いた撮影画像の陰影から、骨や臓器の異常を調べる検査。

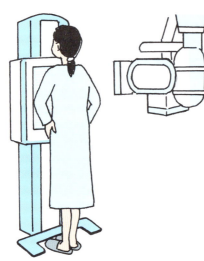

事前準備

金属は検査画像に写ってしまうため、アクセサリーやホック・ファスナーのついた服・下着などは外しておく。

注意

- **胸部単純X線検査**は、妊娠中も腹部を保護することで撮影可能だが、**腹部単純X線検査**は妊娠中、または妊娠の可能性がある人には行わない。
- 過去の疾患の名残がX線写真に認められることがあるため、できるだけ事前に撮影範囲の病歴の有無を確認しておく。

Point 検査の方法・ポイント

　胸部単純X線検査は、フィルム側に向かってまっすぐ立ち、両手を前方にあるフィルムのカセットを抱くようにして息を止め、後ろからX線を照射する立位正面像が基本となる。必要に応じて立位側面像、胸水などが疑われる場合は側臥位像を撮影する。

　腹部単純X線検査では、立位正面像と仰臥位像、ときに立位側面像を撮影する。

　X線撮影には「間接撮影」と「直接撮影」があり、一般的に間接撮影は、集団検診などの大勢を対象とした検査に用いられる。

対応例

高齢の方や手足の動きが不自由な方は、検査室まで介助します。ちょっとした段差でもつまずいて骨折することがあるので、段差にはとくに注意します。

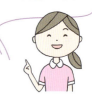

生体検査　画像検査

単純X線検査（胸部・腹部）

X線とは

1895年にドイツの物理学者レントゲンが発見した放射線の一種で、一般に波長が0.01～100Å※の電磁波をいう。未知の放射線の意味でX線と名づけた。レントゲン線ともいう。

MEMO

対象となる主な疾患

胸部単純X線撮影
　肺炎、肺結核、肺がん、慢性閉塞性肺疾患、肺気腫などの胸部の疾患や心臓弁膜症、特発性心筋症、心膜炎、心房中隔欠損、心室中隔欠損などの心疾患

腹部単純X線撮影
　イレウス（腸閉塞）、腸管穿孔、膵石、腎・尿管結石、胆石などの結石

検査結果の見方

　X線は、空気を素通り（透過）してネガを感光させるため、肺や気道などは黒く写る一方、骨や筋肉のように密度の濃いものには吸収されやすく、白い陰影となって写る。

　胸部単純X線撮影では、肺炎や肺結核、肺がんなどの異常があると白い影として写り、がんではいびつな円形の影に、肺炎では炎症部分が白く、境界が不明瞭な影となる。

　腹部単純X線撮影の場合、腸が詰まるイレウス（腸閉塞）では、腸の狭窄上部に消化液が、さらにその上部に空気がたまり、ニボー像とよばれる特有の腸管ガス像になる。腸管穿孔があると、腸管内の空気が腹腔内に漏れ出し、横隔膜の下に三日月状の黒いガス像を示すなどの特徴がある。

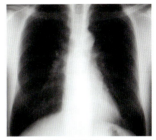

胸部X線画像：正常例

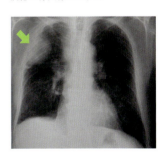

胸部X線画像：肺がんの例（矢印）

検査後の看護ケア

　X線撮影による被曝線量は、年間の自然放射線が2.4であるのに対し、実効線量（mSv）で胸部0.02、腹部1.0とされる。年に複数回検査をしても、身体には影響のない量だが、**被曝に関する不安を抱く被検者も多いので、心配しないようにきちんと伝えることが大切**。集団検診などで異常が疑われる場合は、直接撮影のX線検査や、CT検査などによる詳しい検査が必要となる。

※Å：オングストローム。1Åは0.1nm。

画像検査

マンモグラフィ検査（乳房X線検査）
mammography

検査の目的
乳房内部をX線で撮影し、乳腺疾患の有無を調べる検査。主に乳がんのスクリーニング検査として用いられる。

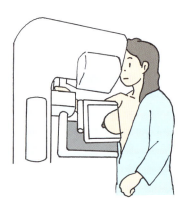

注意
- 妊娠中や妊娠の可能性のある人の場合、医師が超音波検査などに変更することもあるので、検査前に必ず確認が必要。
- この検査でしこりなどの異常所見が確認できた場合は、超音波やCTなどの画像検査、しこり部の穿刺細胞診（マンモトーム生検）などの追加検査を行い、診断を確定させることになる。

Point 検査の方法・ポイント

乳房を撮影台の上にのせて上下から挟み込み、乳房の厚みが4～5cmくらいになるまで押さえて撮影する。1回の検査で上下左右4枚の撮影を行う。乳頭に血性の分泌物があるときは、乳管から造影剤を注入して撮影する。X線単純撮影検査の一種だが、通常より波長の長い「軟X線」が用いられる。

検査後の看護ケア

この検査では、乳房を圧迫するため痛みを感じる被検者が多い。痛みの感じ方には個人差があるが、検査前に**痛みを感じることがあること**、また痛みを感じても**動いたりせず、呼吸を止めること**を説明する。

対応例
痛いと感じる被検者がほとんどです。必要な検査だということをしっかり伝えて、励まします。

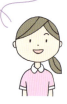

画像検査

サーモグラフィ検査
thermography

検査の目的　皮膚表面から放射される赤外線を感知して皮膚温を測定し、その分布や変化から血管障害や炎症を視覚的にとらえる。

基準値・異常が考えられる原因

高値	●炎症　●脈管のうっ滞　●静脈瘤 ●静脈炎、リンパ管炎　など
基準値	手指▶31.1〜33.7℃　　大腿▶32.6〜35.4℃ 足首▶32.0〜35.4℃　　下腿▶32.6〜35.8℃
低値	●血流の低下　●閉塞性動脈硬化症 ●動脈系の狭窄・閉塞・けいれん　●静脈炎、リンパ管炎　など

Point 検査の方法・ポイント

　目的となる部位を写真撮影のようにして測定し、皮膚の表面温度を段階的に色づけして表示する。一般に、**皮下脂肪が多い部分は温度が低く、筋肉質の部位では温度が高い。また、手足などの末端部は温度変化が大きい。**

　目的によって、冷却、温熱、薬物、運動、反応性充血、交感神経ブロックなどの負荷をかけた「負荷サーモグラフィ」を行うこともある。

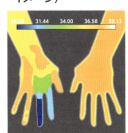
〈サーモグラフィ画像イメージ〉
青や水色の部分は、温度が低いことを示す。

検査後の看護ケア

　検査は室温などによって大きな影響を受けるため、あらかじめ検査部位を露出したまま20分ほど過ごして室温に順応させるが、**被検者が患部に触れたり、手足をこすったりしないように説明する**。検査にはだいたい30〜45分ほどかかるが、検査後はすみやかに身じたくを整えるように促す。

2章　マンモグラフィ検査（乳房X線検査）／サーモグラフィ検査

画像検査

上部消化管X線造影検査
upper gastrointestinal contrast radiography

検査の目的　造影剤を用いてX線で食道から十二指腸までの上部消化管を撮影し、がんやポリープ、潰瘍などの異常を調べる検査。

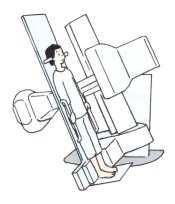

事前準備
前日の夕食は夜8時頃までに済ませ、当日の朝食は禁止する。

注意
- 検査前に行う筋肉注射は眼圧を上げたり、動悸や一時的な排尿困難の原因となることがあるため、緑内障、心臓病、前立腺肥大症がある人は事前に申し出てもらう。
- 重症の便秘があるとバリウムの流れが妨げられるため、事前の確認と処置で確実に解消しておく。

Point 検査の方法・ポイント

造影剤のバリウムと発泡剤を飲んだ被検者に、透視台の上で体の向きを変えてもらいながら撮影をする。**X線写真では胃の内壁についたバリウムの部分は白く、腫瘍部分はバリウムをはじいて黒く写るため、そのコントラストによって腫瘍や潰瘍の有無を調べる。**

POINT 対象となる主な病気
食道潰瘍、食道がん、食道静脈瘤、胃ポリープ、胃潰瘍、胃がん、胃リンパ腫、十二指腸潰瘍、十二指腸がん、小腸腫瘍など

検査後の看護ケア

鎮痙薬の筋肉注射後、数時間は尿が出にくいことがあるが自然に出るようになるため、**検査後は水分を多めにとるようにアドバイスする。**処方された下剤を飲んでも2〜3日のうちに白い便（バリウム）が排泄されない場合は、遠慮なく医師に相談するよう伝える。

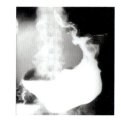

胃がん（胃の形が不整）

下部消化管X線造影検査
lower gastrointestinal contrast radiography

検査の目的
造影剤を用いて大腸（結腸・直腸）をX線撮影して、異常を調べる検査。注腸X線検査ともよばれる。

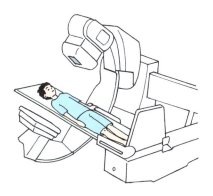

事前準備
検査前日は、腸内を空にするため被検者に丸一日流動食などの食事制限を行い、夜9時までに下剤を服用してもらう。以後、検査終了までは絶飲食とし、排便が不十分な場合は、検査前に浣腸を行う。

注意
- 重症の便秘があるとバリウムの流れが妨げられるため、事前の確認と処置で確実に解消しておく。

Point 検査の方法・ポイント

当日、検査前に腸の動きを抑える鎮痙薬（抗コリン薬）を注入する。被検者には透視台で左側を下にして横になってもらい、肛門に麻酔入りのゼリーを塗り、バリウム（200mℓ）と空気を注入して大腸を膨らませ、体位を変えて大腸全体の撮影を行う。

POINT 対象となる主な病気
大腸ポリープ、大腸がん、結腸がん、直腸がん、クローン病、潰瘍性大腸炎、大腸結核、虚血性大腸炎、大腸狭窄、痔核など

検査後の看護ケア

鎮痙薬の副作用で視覚異常（まぶしい感じ）が起こることがあるが、一過性のもので心配ないことを伝える。**検査後はバリウムの排泄を促すため下剤を服用し、便秘やイレウスを起こさないように移行便（普通便）の確認を行う。**

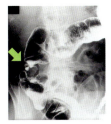
大腸がん（矢印の部分に狭窄がある）

画像検査

超音波検査（エコー検査）
ultrasonography (echography)

検査の目的　体に超音波を投射し、臓器から反射した波（エコー）を画像化して異常を調べる検査。妊婦や小児、高齢者にも使用が可能。

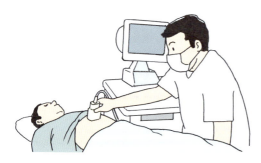

事前準備
腹部超音波検査では、検査前日夜9時以降、水以外は飲食禁止。泌尿器や婦人科の検査では、膀胱に尿をためる必要があるため、事前に説明を行う。同時に、検査前には排便を済ませてもらう。

注意
- 検査部位に消化物や便、ガスがたまっていると、正しい画像を得られないことがあるため、確認しておく。

Point 検査の方法・ポイント

被検者は、検査する部位を出して検査台に横になる。検査部位にジェルを塗り、超音波プローブ（探触子）を使って2万Hz以上の高周波音波を体表に当てる。**体内から戻ってくる反射波をモニターに出力して臓器の形や大きさ、状態などの異常を調べる。**腹部エコー、心エコーなど、検査部位によりよび方が異なるが、基本的な原理は変わらない。

超音波は、軟部組織の伝播性にすぐれる反面、空気を含む部位や骨などの硬い部位の伝播性は低いため、**胃や腸のような管状の臓器や肺、骨などの検査には適していない。**

POINT
対象となる主な病気

心臓（心臓弁膜症、心房・心室中隔欠損症、心臓奇形、心筋梗塞、狭心症、心膜炎、大動脈瘤など）、肝臓・胆道（肝がん、肝硬変、脂肪肝、肝血管腫、肝嚢胞、胆嚢がん、胆管がん、胆石など）、腎臓（腎がん、腎結石など）、膵臓（膵がん、膵炎など）、卵巣・子宮（卵巣がん、卵巣嚢腫、子宮がん、子宮筋腫など）、その他（腹部大動脈瘤、前立腺がんなど）

生体検査　画像検査

超音波とは

人の耳では聞きとれない高い周波数の音波を「超音波」という。超音波には一定の方向に直進する性質があり、超音波検査ではこれを利用して体内に向けて2万Hz以上の超音波を発信し、臓器に当たって反射した波を受信、画像化する。音の反射を利用することからエコーともよばれる。

2章　超音波検査（エコー検査）

検査結果が悪いときの対応

超音波検査はさまざまな部位の検査に用いられるが、腹部の検査では肝・胆・膵・腎・脾臓の診断や腹水の診断に用いられ、とくに胆石の診断や早期肝がんの発見に有効。

心臓検査では、心臓の形や断面の様子だけでなく、心臓の収縮・拡張の様子や血流など、心臓の動きもそのまま観察できる。

甲状腺検査では甲状腺機能亢進症をはじめとして甲状腺が腫れる疾患の識別に、頸動脈検査では動脈硬化の有無を調べる。

超音波検査には、**パルスエコー法**と**ドップラー法**の2種類があり、ドップラー法では心臓の血流の方向と速度を調べることができ、心エコー検査では血流の方向を色で分けたカラードップラー法が用いられている。パルスエコー法にはBモードとMモードがあり、通常の検査ではBモードが用いられる。

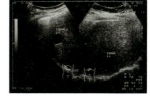
脂肪肝（肝臓のエコー輝度が高く、辺縁が鈍化。肝嚢胞もみられる）

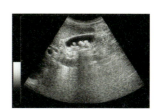
胆石症（胆嚢内に複数の結石がある）

検査後の看護ケア

検査に不安がある被検者には、検査前後の注意や制限もほとんどなく、被曝の心配がないため妊婦や乳幼児、高齢者でも安心して受けることができる検査であることを伝える。 また、痛みや苦痛もなく、およそ20～30分程度で終了すること、ジェルを塗る際にヒヤッとすることがあることを説明する。

検査後は、ジェルを温タオルでよく拭きとり、皮膚の清潔に努める。

画像検査

CT検査（コンピュータ断層撮影）
computed tomography

検査の目的　人体を輪切りにするようにX線を360度の方向から当て、データを解析して画像化し、体内の形態的な異常を調べる。

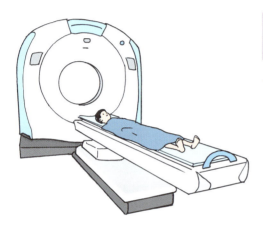

事前準備
検査当日は絶食で、水以外の飲食は禁止。

注意
- 造影剤にはヨード製剤を用いることから、ヨード剤アレルギー、気管支ぜんそくなどがある人は、呼吸困難や意識障害など重い副作用が発生する危険があり、使用できない。

Point 検査の方法・ポイント

検査はスライドするベッドの上に仰向けになり、そのまま丸いトンネル状のガントリー部分まで移動して、回転するX線管球が体の横断面にX線を照射し、撮影する。

CT検査には、造影剤を使わずに撮影する**「単純撮影」**と、造影剤を用いて撮影する**「造影撮影」**があり、腹部CT検査などでは単純撮影の後に造影撮影を行うのが一般的。

また近年は、管球の回転と検査台の移動を同時に行い、らせん状に連続して撮影していろいろな方向からの画像を得られる**「ヘリカルCT」**が主流となっている。

対応例
狭いところが苦手な被検者は、不安に思うことがあるようです。不安がる場合には、事前に短い時間で済むことを伝え、具体的に何分くらいで終わるかを示すこともあります。具合が悪くなった場合の申告方法を伝えるなど、少しでも不安を取り除くことが大切です。

CTとは

X線管球を被検者の周囲に回転させ、体を通過したX線の透過度を検出し、コンピュータで解析・処理して断層画像にする方法。

検査結果の見方

検査名	注目点	疑われる病気
頭部CT	脳に腫瘍があるとその部分が白く写る	脳腫瘍
	出血直後から数日間は破裂部近くのくも膜下腔や脳実質に白い像が写る（単純撮影）	くも膜下出血、脳出血
	梗塞部位の周辺に、不規則なリング状の増強効果が認められる（造影撮影）	脳梗塞
冠動脈CT	脂肪成分を主体とした粥状の塊（プラーク）の有無と性状、冠動脈の狭窄の位置とその程度	冠動脈の狭窄・閉塞
頸部CT	暗い（低吸収域）円形の腫瘍像	甲状腺腫瘍
胸部CT	がんの部分は白く写る	肺がん
	肺胞の異常、気管支や肺血管が細く写る	肺気腫
	空洞と微細結節影	肺結核
	小さな淡い変化	肺炎
	気管支壁の不整・拡張・こぶ状・嚢胞状の内腔	気管支拡張症
腹部CT	臓器の形態の変化	肝硬変、急性膵炎
	やや黒っぽい腫瘍像（単純撮影）、腫瘍部分が白く写る（造影撮影）	肝がん
	やや黒っぽい腫瘍像（単純・造影撮影）	膵がん

検査後の看護ケア

検査中は被検者の様子やバイタルサインに注意し、被検者が寒さを感じているようなら適宜、バスタオルなどのかけもので調整する。**ヨード剤アレルギーのある人や、検査部位によっては妊娠している人（可能性を含む）は検査を控える。**

画像検査

MRI検査（磁気共鳴断層撮影）

magnetic resonance imaging

検査の目的

強い磁場の中で、磁気の影響を受けて特定の周波数で振動する水素原子の反応をとらえ、異常部位を画像化する。

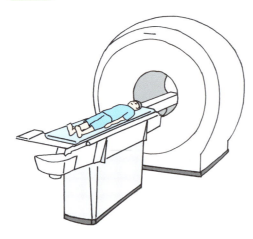

事前準備

検査室に入る前に、アクセサリーやヘアピン、腕時計、眼鏡、補聴器などの金属製品、入れ歯やカイロなどは外しておく。

注意

- ペースメーカーや人工内耳などの生命・健康維持装置や、人工関節やステントなど、体内に金属が埋め込まれていないか再確認する。妊娠中または妊娠の可能性がある場合も、検査は受けられない。

Point 検査の方法・ポイント

スライドするベッドに仰向けになり、そのまま筒状のガントリーへ移動し、強力な磁気を当てて撮影する。この検査は**筋肉や脂肪、血管系などの軟らかい部位の撮影にすぐれている**だけでなく、磁気は骨に邪魔をされないため、**脳や脊髄など、周囲が骨で覆われている部位の検査**ではとくに有効となる。

MRI検査の装置は、形状はCT検査の装置とよく似ているが、CT検査の装置ではX線の被曝をともない体の横断面だけを画像化するのに対し、MRI検査は**被曝の心配がなく、縦横斜め、すべての方向からの断面像も画像化できる**。

対応例

検査機械から大きな音がするため、怖く感じる被検者がいます。また、CT検査よりも検査時間が長いため、検査後は被検者の様子を確認しましょう。気分がすぐれないようなら、近くのベッドなどで休んでもらいます。

生体検査　画像検査

MRIとは

体内にある水素原子の原子核（プロトン）は、特定の周波数の強い磁場の中に入ると共鳴して振動が生じ、ある周波数帯の信号（ラジオ波／MR信号）を発するようになる。この信号をとらえ、コンピュータを使って体内を画像化する方法。

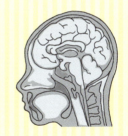

MRI画像イメージ

検査結果の見方

MRI検査は、臓器全般を対象とし、脳梗塞や脳出血、脳腫瘍など頭部の疾患から、子宮がんや脊柱管狭窄症など骨盤内や骨の疾患など、形態的な異常をともなう体内の疾患の診断に広く活用されている。検査でがんが疑われる場合は、腫瘍マーカー（→P.282）やPET-CT検査（→P.57）などでより詳しい検査を行う。とくに、脳梗塞の場合、CTでの検査では発病後2〜3日経たないと変化が認められないが、MRI検査では数時間後に変化が現れるため、早期診断に有効。

ガドリニウム製剤というMRI検査用の造影剤を静注することにより、血管の状態や臓器の血流などを把握することができるほか、脳血管だけを描出するMRA（磁気共鳴血管撮影）という検査もある。

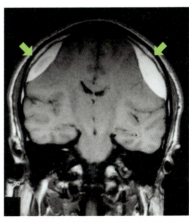

脳画像：硬膜下血腫(両側に血腫がみられる)

検査後の看護ケア

この検査では強い磁場が発生するため、磁気に影響する金属製や金属を含むものの着用、装着（医療器具を含む）に注意する。検査は20〜30分で終わるが、検査中、ガントリー内では工事現場のような大きな音が聞こえる。被検者には、とくに心配はないので、検査終了まで動かないように説明する。

画像検査

心臓カテーテル検査
cardiac catheterization

検査の目的 カテーテルを心臓の冠動脈まで通し、心臓の内圧や酸素濃度、血流の様子を調べる。

〈心臓カテーテル刺入部位〉

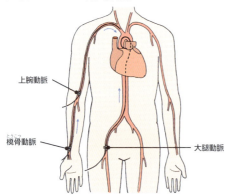

上腕動脈
橈骨動脈
大腿動脈

事前準備
前日に入院し、検査前に血液凝固時間や出血傾向などの血液検査を行う。鼠径部からの検査では、カテーテル挿入部の体毛を剃毛する。検査6時間前からは絶飲食。

注意
- 検査とはいえ入院を必要とし、さまざまな注意事項があるため、それらを被検者に確実に伝えるとともに、被検者の不安をフォローする。

Point 検査の方法・ポイント

鼠径部や肘、手首など、カテーテルの挿入部位に局所麻酔を行い、**穿刺してカテーテルを心臓まで挿入し、心臓の内圧や酸素濃度、血流などを調べる**。その後、造影剤を注入し、X線撮影を行って心臓の内側の形状や内壁・弁の動き方などを観察する。

カテーテルを大腿静脈（または内頸静脈、鎖骨下静脈、尺側皮静脈）から右心房、右心室、肺動脈と進める「右心カテーテル法」と、大腿動脈（または上腕動脈、橈骨動脈）、左心室、左心房、肺動脈と進める「左心カテーテル法」があり、必要に応じて使い分ける。

POINT
対象となる主な疾患
狭心症、心筋梗塞、心臓弁膜症、心筋症、心膜炎、心不全、動脈瘤などの心臓疾患

対応例
心臓カテーテル検査は、被検者の同意書が必要なため、医師から事前に説明します。

心臓カテーテルとは

経皮的穿刺法によって心臓内に直径2mm程度の細い管（カテーテル）を挿入し、心臓の内圧や機能を調べたり、血流状態を調べたりする検査器具。右心カテーテル法ではスワンガンツカテーテル、左心カテーテル法ではピックデールカテーテルが用いられる。

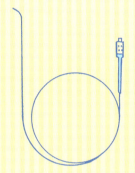

血管に挿入して血流などを調べたり、血管内に造影剤を注入して撮影することができる。

検査結果の見方

この検査は、**ほかの検査では確定できない症例や重篤な心疾患があるときに行われる。**

急性心筋梗塞の場合には、カテーテルの先端から血栓溶解薬を注入して血栓を溶かすPTCAやバルーン療法、ステント挿入術などの治療が行われる。**血栓や塞栓、動脈硬化や狭窄などで血流が途絶えたり減少すると、心筋細胞へのダメージが大きいため、早急な対応が必要**となる。

POINT

心臓カテーテル検査で起こり得る合併症

心臓発作
心筋梗塞、狭心症など

心筋障害・心血管障害
心穿孔、冠動脈乖離、不整脈（心房細動、心室頻拍、期外収縮、洞性徐脈）など

末梢血管障害
動脈血栓、深在静脈血栓、動静脈瘻、仮性動脈瘤など

神経障害
大腿神経障害、正中神経麻痺、脳塞栓など

血圧低下
脱水・迷走神経反射・心タンポナーデによる低血圧

その他
造影剤によるアナフィラキシーショックや腎不全

検査後の看護ケア

基本的には安全な検査だが、**心臓にカテーテルを送るので侵襲性も大きく、まれに合併症を起こすことがあるため、緊急事態にも備えた準備をする。** 患者の不安や苦痛などの訴えに応えられるよう援助し、バイタルサインや吐き気、頭痛、胸痛や胸部の違和感、出血や血腫、ショックなどがないかを確認する。検査後は、約6時間ベッドで安静にして十分なケアを行う。

画像検査

シンチグラフィ検査（RI、核医学検査、アイソトープ検査）
scintigraphy

検査の目的　放射性同位元素（ラジオアイソトープ）を注射し、体内での分布を画像としてとらえ、腫瘍や炎症の把握・判定をする。

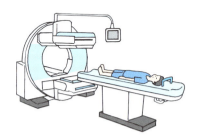

事前準備
検査前には、ネックレスやヘアピンなどの金属製品は外しておく。検査の種類によっては事前に運動負荷を与えたり、食事制限を行ったりすることがある。これらがきちんと行われないと検査結果に影響するため、確認が必要。

シンチグラフィ検査とは

放射性同位元素（RI／radioisotope）を静脈注射し、その動向を専用のカメラ（シンチカメラ）でとらえ、得られるデータを画像化する検査。用いるRIによって体内での動きや分布が異なることを利用して、各臓器の形態や血流・代謝の状況、腫瘍の原発巣、骨や他臓器への転移などを調べる。そのため、検査の部位によっても「心筋シンチ」や「骨シンチ」など、検査の名称が異なる。
RIは、圧力や温度、化学的処理など外部の条件にかかわらず、細胞分裂の盛んな部位に集まる性質（集積）があり、病変部の形状だけでなく、対象臓器の機能や代謝の異常など、さまざまな要素を確認することができる。

放射性同位元素とは

さまざまな元素のうち、陽子数は等しいが、中性子数が異なるものを同位元素または同位体という。このうち、放射線を放出する能力をもつものをとくに放射性同位元素（Radioisotope：RI）、または放射性同位体とよぶ。

放射性同位元素には、自然放射線として天然に存在するものと、加速器や原子炉で人工放射能としてつくられるものがある。

生体検査　画像検査

〈シンチグラフィの主な種類〉

種類	特徴・検査方法
脳血流	使用するRIと解析する機械の異なるSPECT（→P.56）とPET（→P.57）があるが、SPECTが一般的。
肺換気	慢性閉塞性肺疾患患者の呼吸機能を調べるため、キセノンあるいはクリプトンガスを吸引しながら行われる。
肺血流	肺動脈の血流障害をみる検査で、肺の血管が詰まっている部位、血流が低下している範囲がわかる。
心筋血流	脳血流と同じくSPECTとPETのほか、エルゴメーター法や負荷心筋血流シンチグラフィがある。
甲状腺	腫瘍などの形態をみる検査で、塩化タリウムやテクネシウムの注射のほかヨードカプセルを内服する場合も。
骨	骨腫瘍やがんの骨転移、骨の外傷・骨折などの診断で行われるが、RIを注射して約4時間後に撮影する。
腎	血流や腎臓の働きを評価する動態シンチグラフィと、腫瘍などの形態を見る静態シンチグラフィがある。
ガリウム	撮像する2〜3日前にガリウム注射をし、ガンマカメラで撮像して腫瘍や炎症、発熱の原因を調べる検査。

シンチグラフィ検査（RI、核医学検査、アイソトープ検査）

検査結果の見方

単純X線撮影やCTなど、体の構造を調べる検査（形態診断）に対し、シンチグラフィでは脳や肺、心臓、甲状腺、肝臓、腎臓、胆嚢などの各臓器の機能や病気の活動性などを調べることができる（質的診断）。

そのため、**脳血流シンチグラフィは、早期の認知症の診断に有効とされ、認知症の診断に用いられることがある。**

〈肝臓のシンチグラフィ〉

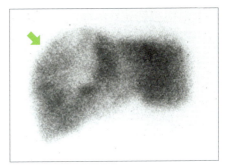

肝硬変・肝がん
肝臓が全体に萎縮。白く写る部分が肝がん

検査後の看護ケア

被検者は被曝の不安をもっていることが多い。**放射性同位元素の半減期は薬剤により異なるが6時間から78時間と短く、副作用は極めて少ないことを説明して、不安を取り除くよう努める。** 乳児がいる女性の場合は、放射線が完全になくなるまでの期間（半減期の倍の期間）は授乳などを控えるように伝える。

画像検査

SPECT検査（単一光子放射線型コンピュータ断層撮影）

single photon emission computed tomography

検査の目的　シンチグラフィを断層撮影し、CTやMRIなどの形態学的検査では診断できない血流量や代謝機能などの情報を得る。

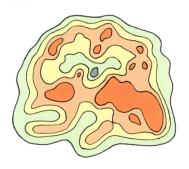

SPECTとは

single photon emission computed tomographyの略で、シンチグラフィを応用し、体の周りをカメラを回転させて撮影し、投与したRIから放出されるγ線を断層画像にしたもの。

Point 検査の方法・ポイント

　検査は、シールドされた核医学検査室で行う。はじめに放射性同位元素（RI）を静脈注射し、薬剤が対象臓器まで到達するのを待って、検査台に仰向けになる。カメラが体の1cmくらいまで近づき、数分から数十分（時間は検査部位によって異なる）撮影する。

　検査中は動かないように注意し、脳の撮影では目隠しをし、頭を固定することもある。

POINT 対象となる主な病気

脳梗塞、脳出血、くも膜下出血、認知症、心筋梗塞、狭心症、心不全、心筋炎、慢性腎不全、腎腫瘍など

検査後の看護ケア

　被曝を心配する被検者には、**体内に入る放射性同位元素は微量で、すみやかに尿中に排泄されるため、体内に貯留する心配のないこと**を伝える。

対応例

自力での移動が困難な被検者の介助をすることがあります。痛む部位を把握し、被検者の負担が最小限で済むように補助をします。

画像検査

PET検査（陽電子放射断層撮影）
positron emission tomography

検査の目的 陽電子（ポジトロン）を放出する検査薬を用いて特殊なカメラで撮影し、細胞の機能を調べて主にがんを探し出す。

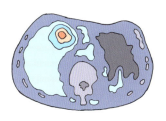

PET検査とは

がん細胞が正常な細胞に比べて多くのブドウ糖を取り込む性質を利用して、ブドウ糖に似た糖と放射性物質を結合させた検査薬がどこに集まるかを調べる検査。PETはpositron emission tomographyの略。

検査の方法・ポイント

検査薬（フルオロデオキシグルコース：FDG）を静脈注射し、約1時間安静にした後、薬が発する放射線を専用の装置で撮影する。**一度の検査で全身を調べることができ、従来発見できなかった小さながんを見つけることができる。**また、PETとCTを組み合わせたPET-CT検査によって、より精度の高い検査が可能となっている。

POINT 対象となる主な病気

脳腫瘍、肺がん、乳がん、大腸がん、子宮がん、卵巣がん、膵がん、転移性肝がん、悪性リンパ腫、悪性黒色腫、てんかん、虚血性心疾患など

検査後の看護ケア

放射性物質であるFDGは、副作用の心配はないものの、検査後2時間ほどは微量の放射線が体内に残っているため、**念のためトイレの後は手をよく洗うよう伝える。**

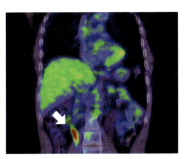

大腸がんの再発

画像検査

血管造影検査 (AG)
angiography

検査の目的　通常のX線単純撮影では判別のつかない血管に、造影剤を注入して撮影し、血管の形態的な異常を発見する。

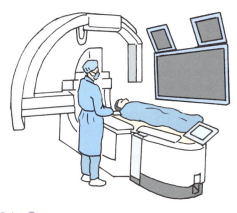

事前準備

検査日は朝から絶食とし、やむを得ない場合でも検査前3時間以上は絶食状態を保つようにする。

被検者が検査着に着替える際は、装身具や入れ歯などをすべて外してもらう。

カテーテルの挿入前に局所麻酔を行うが、それでも穿刺時には多少の痛みをともなう。検査中に強い痛みや不快感があったときは、危険防止のため絶対に動かず、そのままの姿勢で手で合図してもらうように伝えておく。

Point 検査の方法・ポイント

検査部位	検査方法	疑われる病気
頭部 (動脈、静脈、毛細血管)	鼠径部の大腿動脈から椎骨動脈または頸動脈までカテーテルを挿入する「セルジンガー・カテーテル法」と、頸動脈に細い針を刺して直接造影剤を注入する「直接穿刺法」がある。	脳腫瘍、脳出血、くも膜下出血、脳梗塞、脳動脈瘤、脳内血腫、もやもや病、脳血管奇形、大動脈炎症候群　など
冠動脈	前腕部の動脈からカテーテルを挿入する「ソーンズ法」と、鼠径部の大腿動脈からカテーテルを挿入する「ジャドキンス法」がある。	心筋梗塞、狭心症、大動脈瘤、冠動脈狭窄、冠動脈乖離、冠攣縮性狭心症、大動脈弁閉鎖不全症　など
腹部 (各臓器の血管)	鼠径部の大腿動脈からカテーテルを挿入し、腹部大動脈を経由して肝臓や膵臓、胆嚢、腎臓などの検査部位の血管に造影剤を注入して撮影する。	肝がん、胆嚢がん、胆管がん、胆道がん、腎がん、腹部大動脈瘤、膵がん、消化管出血、動脈硬化　など

検査結果の見方

● 頭部

脳腫瘍の有無のほか、**動脈、静脈、毛細血管の異常を観察できる**ため、くも膜下出血の原因となる動脈瘤や、先天的に動・静脈間が毛細血管を経ないでつながっている脳動静脈奇形の診断に有効。

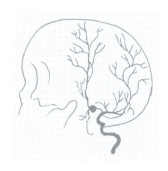

● 冠動脈

狭心症や急性心筋梗塞の際、**冠動脈のどこがどの程度狭窄したり閉塞しているのかを知るのに有効**。狭窄部位が見つかった場合は、PTCR（経皮的冠動脈血栓溶解法）やPTCA（経皮的冠動脈拡張法）を行うことがある。

● 腹部

腹部の後ろ側にあるため**CT検査やMRI検査では発見が難しい膵がんの診断**や、肝がん、胆嚢がんの診断、肝硬変の血流状態（胃・食道静脈瘤）、原因不明の消化管出血の診断などにも用いられる。

検査後の看護ケア

被検者には**造影剤注入時に灼熱感や痛みを感じることがあること、終了後、止血のために数時間は安静が必要なことを伝えておく**。検査後は、穿刺部分を十分に圧迫して止血するが、検査部位によっては、砂袋を乗せて確実な止血を行うこともある。その後、**およそ6時間から半日程度はベッド上での安静を必要とする**（検査部位によっても多少異なる）。

指定の時間が過ぎたら、造影剤の排泄促進のためにも**水分を積極的にとって排尿を促すように伝える**。水分摂取が許可された後、吐き気などがなければ食事をとってもよい。

対応例

検査後は、造影剤が確実に排泄されるよう、点滴や飲水がしっかり行われているかこまめに気を配ります。

画像検査

胆管・胆嚢造影検査／脊髄造影検査

cholangiography, cholecystography / myelography

●胆管・胆嚢造影検査

 検査のポイント

　胆管と胆嚢に造影剤を入れ、体外からX線撮影して病変を確認する検査。点滴や注射で造影剤を静脈に注入する**「経静脈性胆管造影法」**、エコーで確認しながら穿刺針を皮膚、肝臓を通して胆管に刺入し造影剤を注入する**「経皮経肝胆嚢造影法」**のほか、造影剤をカテーテルで送る**「内視鏡的逆行性胆管膵管造影法」**がある。

 検査後の看護ケア

　一般的な「経静脈性胆管造影法」では、造影剤を30～40分かけて点滴静注後、30分ごとに複数の体位で撮影し、胆嚢収縮剤を飲んでさらに撮影するため、検査には約2時間半かかるが、苦痛はない。そのため、**当日はなるべく排便を済ませておくこと、検査後に薬の影響で軟便や下痢便になることがあるが、1、2回で正常に戻ることを説明しておく。**

●脊髄造影検査

 検査のポイント

　脊椎脊髄疾患における骨の変形や神経の圧迫、狭窄の位置、程度を把握し、今後の治療方針を決定するために行われる検査。腰椎穿刺により脊髄腔内に造影剤を注入し、体位を変えながら造影剤を脊髄腔内で移動させ、頸椎から仙椎まで観察する検査で、頸椎部の検査ではベッドを傾けて頸椎に造影剤を流して行う。「ミエログラフィ」ともよばれる。

 検査後の看護ケア

　検査終了後は、造影剤が頭蓋内に入らないように頭部を10～15度挙上し、8時間はベッド上での安静を守る。

　バイタルサインを確認し、穿刺部位の出血や血腫、疼痛の有無、頭痛、嘔吐、けいれんの有無や意識状態などを確認する。異常がなければ食事を再開する。**かゆみや発疹などの造影剤による副作用が出た場合は、医師に報告するよう伝える。**

画像検査

腎盂造影検査／膀胱尿道造影検査

pyelography / cystourethrography

●腎盂造影検査

検査のポイント

造影剤を静脈に注射する「静脈性腎盂造影（IVP）」と、尿道からカテーテルを入れて造影剤を注入する「逆行性腎盂造影（RP）」がある。IVPでは、はじめに造影剤を使わない尿管の単純撮影を行い、造影剤を注射し5、10、15分後に腎臓・尿管を撮影。その後排尿して立位で膀胱を撮影する。RPでは、IVPでは観察できなかった部位や、その他の異常も発見できる。

検査後の看護ケア

IVPでは、ヨード剤アレルギーがある人や妊娠中の人は検査を行えないため、事前に確認し、ぜんそくや腎機能が悪い人も申し出てもらう。検査後は、**ヨード剤を排出するために水分を多めにとるように説明する**。

RPでは、検査後1～2時間の安静が必要になるほか、少量の血尿が半日くらい続くこと、それ以上続くような場合は病院に連絡することを伝える。

●膀胱尿道造影検査

検査のポイント

膀胱尿道造影（CUG）は膀胱を造影剤でふくらませ、膀胱の変形や尿道・膀胱の異常を確認する検査。

検査は単純撮影の後、外尿道口からカテーテルを通して造影剤を注入し、撮影するが、体位を変えて撮影することもある。

同時に膀胱尿道逆流の有無や下部尿路の異常を調べる「排尿時膀胱尿道造影（VUG）」を行う場合もある。

検査後の看護ケア

検査後は安静にする必要はないが、**水分を多めにとって造影剤を早めに排出するように説明する**。検査後に少量の出血が見られることがあるが、じきに戻るので心配ないこと、出血が多い場合は病院に連絡することを伝える。

なお、女性の場合はチェーンのついた細い管（ブジー）を膀胱まで挿入し、造影剤を注入し撮影するチェーン膀胱尿道造影検査を行う。

骨密度検査

骨密度検査（BMD）
bone mineral density

検査の目的：骨の強度の指標となる骨密度（骨塩量／骨量）の状態について調べる。主に骨粗鬆症の予防・診断に用いられる。

基準値・異常が考えられる原因

基準値 YAM（若年成人の平均値：20〜44歳）の **80%** 以上

低値
- 骨粗鬆症、カルシウム代謝異常 など

検査の方法・ポイント

検査には、測定器の上に踵をのせて超音波で骨量を測定する「超音波法」や、アルミニウム板と手のひらをX線撮影して、画像の濃淡で骨密度を算出する「MD法」などの手軽な検査法のほか、X線CT装置を用いて腰椎体の海綿骨を撮影し、スケールとの比較で骨量を測定する「QCT法」など、**いくつかの検査法があるが、いずれも長短がある**。超音波法やMD法で骨量の低下が認められた場合や、精密な検査が必要な場合は、高低2種類のエネルギーのX線を照射し、透過度が異なることを利用して測定する「DEXA法」などで、より詳しい検査を行う。

〈骨密度検査の種類〉

検査名	検査部位	特徴
超音波法	踵、膝	X線を使用しないため誰でも受診でき、何度でも検査できる。精度はやや劣る。
DEXA法	主に腰椎（全身可能）	2種類のX線を使用し、精度は高い。検査時間はやや長め。
MD法	手の指	X線を使用し、手を検査台に乗せるだけで手軽に検査できる。精度は高くない。
QCT法	主に脊椎、橈骨	X線CT装置を使用した検査で、コンピュータ解析するため検査精度は高い。

（『看護師のための早引き検査値の読み方辞典』ナツメ社）

骨粗鬆症とは

骨密度が低下して骨が弱くなり、骨折しやすくなる病気。加齢や閉経など複数の原因が重なって起こる「原発性」と、特定の病気や薬剤によって起こる「続発性」がある。

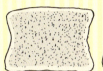
健康な骨の断面

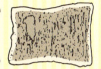
骨粗鬆症の骨の断面

検査結果の見方

検査結果の数値は、検査法や検査機関によって多少ばらつくことがある。そのため、**被検者にはできるだけ同じ検査機関で定期的に検査し、1回の検査結果に一喜一憂せず、大きな流れを見ていくことが大切**と伝える。

〈原発性骨粗鬆症の判断基準〉

判定	骨密度値	脊椎X線像での骨粗鬆化
正常	YAMの80％以上	なし
骨量減少	YAMの70％以上80％未満	疑いあり
骨粗鬆症	YAMの70％未満	あり

（日本骨代謝学会による）

検査後の看護ケア

骨は、骨をつくる骨形成と骨を壊す骨吸収をくり返しながら、常に新陳代謝を行っている。しかし、骨量（骨塩量）は20歳前をピークに年齢とともに減少し、とくに女性は、閉経によってエストロゲン（→P.207）が減少すると骨形成が骨吸収に追いつかなくなり、骨粗鬆症になりやすい。そのため、**骨形成に必要なカルシウムやビタミンDの豊富な食事と適度な運動、十分な睡眠を心がける**など、生活習慣の改善を指導する。

対応例

手足の動きが不自由な方の検査の介助をすることがあります。手指の動きがうまくいかないときは、他の指を少しずつ動かすなどして手伝います。

内視鏡検査

上部消化管内視鏡検査 (UGI)

upper gastrointestinal endoscopy

検査の目的

ファイバースコープを用いて食道から胃、十二指腸までの上部消化管内部の病態を調べる。いわゆる「胃カメラ」のこと。

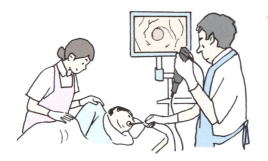

注意

● 検査前夜は、夜8時以降は絶食、当日の朝も絶食する。常用薬の服用は医師と相談する。緑内障や心臓病、前立腺肥大がある人は検査前に申し出てもらい、検査後1時間くらいは安静が必要になることを検査前に説明しておく。

Point 検査の方法・ポイント

　検査前に、唾液や胃液の分泌を抑える薬と胃の運動を抑える薬を筋肉注射し、さらに咽頭麻酔を行う。検査台の上に側臥位になり、マウスピースをかませ、そこから内視鏡を挿入する。近年はより細いファイバースコープを鼻から入れる経鼻内視鏡検査もある。

POINT 対象となる主な病気

食道がん、食道静脈瘤、食道潰瘍、食道炎、逆流性食道炎、アカラシア、バレット食道、胃がん、胃ポリープ、胃炎、胃潰瘍、アニサキス症、十二指腸がん、十二指腸潰瘍、リンパ腫など

検査後の看護ケア

　検査中は、声かけをしたり、体に触れるなどして、被検者の緊張や不安をやわらげるよう心がける。また、ごくまれに気道閉塞やめまい、嘔吐、血圧低下、顔面蒼白などのショック症状を起こす場合があるので、**つねに被検者の様子をよく観察する**。

対応例

内部の様子をみただけの場合と生検組織をとった場合では、検査後の食事の時間が異なります。

生体検査　内視鏡検査

内視鏡検査

下部消化管内視鏡検査（CF）

colonofiberscopy

検査の目的

ファイバースコープを用いて直腸から盲腸までの下部消化管内部の病態を調べる。大腸内視鏡検査ともいう。

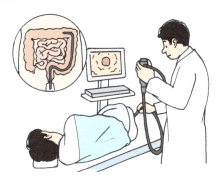

注意

- 腸管内の便を排泄させるための前処置は、クエン酸マグネシウム希釈液を用いる方法とPEG液（ポリエチレン含有非吸収性非分泌性電解質配合剤）を使用する方法がある。前日の食事制限や下剤の服用法などが異なるため、必ず確認したうえで被検者に注意事項を伝える。

Point 検査の方法・ポイント

検査前に下剤2ℓを約1時間かけて飲み、大腸の中をきれいにした後、痛み止めの筋肉注射をし、検査台に側臥位になる。肛門に麻酔薬のゼリーを塗りながらファイバースコープを挿入し、ときどき空気を入れながら直腸から下行結腸へと進め、観察する。

POINT 対象となる主な病気

大腸ポリープ、大腸がんなど大腸の疾患

検査後の看護ケア

検査後は、30〜60分は安静にすること、しっかり排便すること、空気でおなかが張っていてもじきに治ることを説明する。また、腫瘍やポリープが発見され、その場で生検が行われた場合、まれに出血することもあるため、血便が続くようなら受診するように伝える。

対応例

下剤を飲んでいる高齢者は、急な便意に焦って転倒することがあります。ベッドをトイレの近くに移動したり、歩行に配慮したりします。また、排便の状態をしっかり観察しましょう。

2章　上部消化管内視鏡検査（UGI）／下部消化管内視鏡検査（CF）

内視鏡検査

気管支内視鏡検査 (BF)

bronchofiberscopy

検査の目的
気管支用のファイバースコープを用いて呼吸器疾患の観察・診断を行う。場合によっては治療に用いることもある。

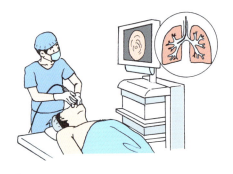

注意
- 嘔吐防止のため、直前の3時間程度は絶飲食とする。検査後も、1～2時間は喉が麻痺しているので飲食物はとらないようにし、車の運転も控えるように説明する。
- 気管支ぜんそくおよび麻酔薬に対してアレルギーがないか、確認する。

Point 検査の方法・ポイント

検査台に仰向けになり、直径6mmくらいのファイバースコープを口から気管支最奥部まで挿入し、気管支の観察や肺の疾患を診断する。必要に応じて病変部の細胞の採取（生検）や、生理食塩液で肺を洗浄する気管支肺胞洗浄、X線造影撮影検査を行う。

POINT
対象となる主な病気

肺がん、間質性肺炎、感染症、痰に血が混じる、痰が詰まって息ができない場合、異物を誤飲した場合など

検査後の看護ケア

血圧低下や意識混濁、けいれんなど麻酔による副作用を起こすことがあるので注意する。

経気管支肺生検を行った際に肺を覆っている胸膜に孔が開き、胸腔内に空気が入って肺が縮む気胸を起こすことがある。**咳や呼吸困難がひどい場合は、知らせるように伝える。**

対応例

咽頭麻酔をするため、食事の際の嚥下に問題がないか、確認します。

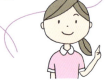

内視鏡検査

腹腔鏡検査／膀胱尿道鏡検査
laparoscopy / cystourethroscopy

●腹腔鏡検査

検査の方法・ポイント

あらかじめ腹壁に針を刺して空気を入れ、密着している臓器を離す（気腹）。別の場所（左下腹部）に小さい穴を開けて腹腔鏡を挿入し、肝臓、胆嚢、腹膜、胃、腸、子宮・卵巣などの病変部を観察する。疑わしい病変があれば組織を採取したり（腹腔鏡下肝生検）、胆嚢摘出術などの手術（腹腔鏡下手術）にも用いられることがある。

POINT 対象となる主な病気
肝疾患、胆嚢がん、結核性腹膜炎、卵巣・子宮疾患、胃腸疾患、脾疾患など

検査後の看護ケア

検査後は原則として24時間は安静が必要となるため、排便排尿もベッド上で行うことを事前に伝えておく。また、腹腔鏡挿入部は縫合してあるので数日後に抜糸を行うことを説明する。

●膀胱尿道鏡検査

検査の方法・ポイント

検査台に仰向けになり、男性はそのまま、女性は脚を少し開いて尿道口を消毒する。潤滑剤を使用しながら外尿道口から膀胱尿道鏡（金属製と軟らかいファイバースコープがある）を挿入し、膀胱内に生理食塩水を充満させて観察する。男性では膀胱の手前の尿道外側に前立腺が取り巻いており、前立腺疾患の診断にも活用できる。

POINT 対象となる主な病気
膀胱がんや膀胱炎などの膀胱疾患、前立腺がん、前立腺肥大症など

検査後の看護ケア

不安をもつ被検者には、痛みは少ないことを伝える。検査終了後は、血尿や疼痛、炎症などが起こることが多いため、**予防のために水分補給を心がけて排尿を促進するよう指導する**。

内視鏡検査

関節鏡検査

arthroscopy

検査の目的 関節の中に内視鏡を挿入し、内部の状態を直接観察する。CT検査やMRI検査などで確定診断に至らない場合に実施。

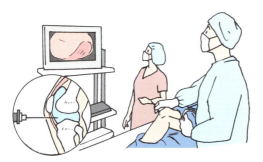

注意
- 基本的に、検査前の飲食に制限はない。検査中に痛みが出たり、そのまま手術を行う場合は麻酔を追加することがあるため、術前の4～5時間前はなるべく飲食を控えるよう説明する。当初から、手術を目的に使用されることも多い。

Point 検査の方法・ポイント

局所麻酔の後、関節部を2、3か所切開し、そこから直径2.7～5mm程度の細い内視鏡を挿入する。内視鏡から生理食塩水を注入して内腔を拡げ、検査する。主に膝関節、肩関節、股関節の検査に用いられ、そのまま関節鏡を使って手術を行うことも多い。

POINT
対象となる主な病気

靱帯断裂、前十字靱帯損傷、後十字靱帯損傷、半月板損傷、膝軟骨損傷、膝蓋大腿関節症、関節遊離体、肩腱板損傷、変形性関節症、習慣性脱臼、手関節・足関節の病変など

検査後の看護ケア

検査後は切開部の縫合を行い、1週間後に抜糸するが、**傷口が安定するまで傷を濡らさないよう、清潔を徹底してもらう**ようにする。傷口からの滲出液などが多量に認められる場合や痛みが強い場合は、医師の診察を受けるよう伝える。

生体電位計測検査

筋電図検査 (EMG)

electromyography

検査の目的　筋肉に異常がある場合に、その原因が筋肉自体の異常（筋肉疾患）か、神経に由来するもの（神経疾患）なのかを調べる。

検査の方法・ポイント

検査で得られる波形や症状出現時の様子を観察して診断する筋電図検査には、「針筋電図検査」と「神経伝導速度検査」がある。

針筋電図検査では麻酔をすると筋肉の正確な動きがわからなくなるため、麻酔なしで針を刺す。 神経伝導検査では、筋肉異常の原因が末梢神経の異常にあるかどうかがわかる。

POINT
針筋電図検査
異常が起きていると想定される筋肉に電極針を刺し、筋肉の活動時に生じる微弱な電気（活動電位）を波形グラフとして記録する。
神経伝導速度検査
神経の走行に合わせて体幹に近い点と離れた先端部2点に電極を貼りつけ、一方から微弱な電気刺激を与えて、2点間の刺激の伝導速度を測る。

〈針筋電図〉

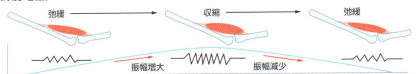

検査後の看護ケア

筋電図検査では、針を刺したり、電気刺激を与えることによって軽い痛みや不快感を生じることがあるため、事前にそのことを説明する。**検査後は、刺入部からの出血の有無を確認して感染症に注意し、検査による運動麻痺や感覚障害がないかを確認する。**

対応例
緊張すると筋肉が収縮するので、力を抜いてリラックスよう声かけをします。

生体電位計測検査

心電図検査 (ECG、EKG)

electrocardiogram（英）, *elektrokardiogramm*（独）

検査の目的：心臓の筋肉が拡張と収縮をくり返すときに発する微弱な電気信号をとらえて波形として記録し、心臓の機能を調べる。

〈電極の位置〉

胸部誘導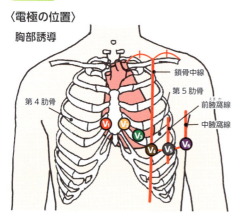

四肢誘導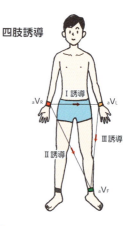

Point! 誘導心電図検査の方法・ポイント

　安静時に胸部に6か所、両手首と両足首に1か所ずつ、計10か所に電極を取りつけて12タイプの波形を得る「12誘導心電図検査」が一般的。波形を見ることで心臓の収縮・拡張や冠動脈の血流の様子、心筋の異常などがわかり、**不整脈や狭心症、心筋梗塞などの心疾患発見の重要な手がかりとなる**。

〈その他の心電図〉

モニター心電図	3点誘導法ともよばれ、赤、青、緑の3つのシール型電極を体に貼り、1方向からの心臓の波形をとらえる検査。患者から離れた場所でも観察でき、長時間にわたり連続的、継続的な測定が可能。
ホルター心電図	胸の5か所にシール型の電極を貼りつけ、小型のレコーダーを24時間身につけて記録する検査。
負荷心電図	運動によって心臓に一定の負荷をかけ、心臓の筋肉の変化を観察する検査。負荷の方法には、ベルトコンベアの上を歩く（走る）トレッドミル法、自転車のようにペダルを漕ぐエルゴメーター法がある。

検査結果の見方

〈心電図の基本波形〉

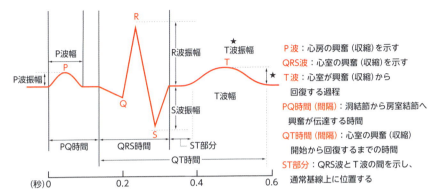

- P波：心房の興奮（収縮）を示す
- QRS波：心室の興奮（収縮）を示す
- T波：心室が興奮（収縮）から回復する過程
- PQ時間（間隔）：洞結節から房室結節へ興奮が伝達する時間
- QT時間（間隔）：心室の興奮（収縮）開始から回復するまでの時間
- ST部分：QRS波とT波の間を示し、通常基線上に位置する

〈主な異常波形〉

	波形の状態	予想できる原因
ST上昇	ST部分が上昇している	心筋梗塞
異常Q波	深いQ波がみられる	心筋梗塞
冠性T波	深い下向きのT波	心筋梗塞
徐脈	P-P（R-R）の間隔が長い	甲状腺機能低下症、副交感神経緊張亢進
頻脈	P-P（R-R）の間隔が短い	甲状腺機能亢進症、交感神経緊張亢進
心房細動	P波がなく、QRS波が不規則に出現	心疾患
心室頻拍	幅広いQRS波が規則的に出現	高カリウム血症
心室細動	P波、T波、QRS波が消失。不規則な波形が出現	死亡直前

検査後の看護ケア

　12誘導心電図検査では、**安静時のデータがとれるよう、被検者がリラックスして受検できるよう心がける**。負荷心電図では、検査中に狭心痛発作や呼吸困難、重篤な不整脈の出現や転倒事故を起こす危険性があるため、観察を十分に行う。

生体電位計測検査

心音図検査 (PCG)

phonocardiogram

検査の目的　心拍音をマイクでとらえて波形で表し、心機能の異常を調べる。現在は画像検査が普及したため、あまり行われない。

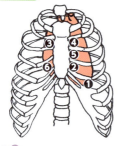

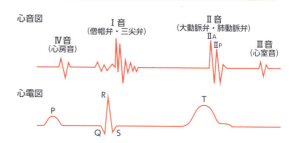

検査の方法・ポイント

　検査では、心臓から血液が送られる際に心臓の弁が閉じるときの心音を、心音計を用いてマイクで拾い、電気信号に変えて波形として記録する。正常心音はⅠ～Ⅳ音に分類されるが、**健康な成人ではⅠ音とⅡ音しか確認できないことが多い**。心電図や心エコーの検査と並行して行い、診断に役立てることがある。

検査後の看護ケア

　心音や心雑音が被検者自身に聞こえることで、不安をあおってしまうことがあるので、**必要に応じて言葉をかけ、被検者の不安の軽減を図る**ように心がける。

POINT

異常心音
- Ⅰ音…心室収縮時に起こる音：主に僧帽弁閉鎖音、大動脈弁解放音
- Ⅱ音…心室拡張の始まりに起こる音：主に大動脈弁閉鎖音（Ⅱ$_A$）、肺動脈弁閉鎖音（Ⅱ$_P$）
- Ⅲ音…心室拡張期の終わり：心室筋の伸展による音
- Ⅳ音…心房収縮音：Ⅰ音の直前

心雑音
- 収縮期雑音…僧帽弁閉鎖不全症、大動脈弁狭窄症、肺動脈弁狭窄症、心房中隔欠損症、ファロー四徴症など
- 拡張期雑音…僧帽弁狭窄症、大動脈弁閉鎖不全症、肺動脈弁閉鎖不全症など

生体検査　生体電位計測検査

生体電位計測検査

脳波検査（EEG）

electroencephalogram

検査の目的

頭皮上に現れる微弱な電位を2つの電極の間の電位差として増幅して記録し、脳の活動の変化や機能的異常を調べる。

〈電極の位置〉

〈脳波の種類〉

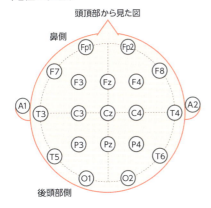

脳波	周波数（毎秒）	脳の状態
δ波	0.5〜3Hz	とても眠い
θ波	4〜7Hz	眠い
α波	8〜13Hz	ゆったり
β波	13〜30Hz	イライラ

検査の方法・ポイント

　検査は外部から電気的に隔離されたシールドルームで行われる。検査台に仰向けになり、頭皮に十数個の電極をつけて固定する。脳波検査の種類には、安静時のほか、過呼吸や閃光刺激、睡眠時などの脳波を調べる「脳波賦活法」などがある。

　検査前日は洗髪をすることと、検査が終わるまでは整髪剤の使用を控えるよう伝える。また、検査後は電極を固定するために使用したのりを洗い流すよう指導する。

　てんかん患者の場合は、過呼吸や閃光刺激によって発作が起こる可能性があるため、発作の際に必要な器具や薬剤を準備しておく。

POINT

対象となる主な病気

脳腫瘍、てんかん、脳血管障害、脳梗塞、脳炎、肝性昏睡、認知症、不眠症、頭部外傷による頭蓋内疾患、脳死（判定）など

心音図検査（PCG）／脳波検査（EEG）

肺機能検査

肺活量測定／努力性肺活量測定
vital capacity

検査の目的 スパイロメーターを用いて肺活量や％肺活量、1秒率などの肺機能検査を行い、呼吸器疾患の有無やその重症度を調べる。

基準値・異常が考えられる原因

基準値
- 肺活量 ▶ 男性 3,000〜4,000㎖ / 女性 2,000〜3,000㎖
- ％肺活量 ▶ 80％以上
- 1秒率 ▶ 70％以上
- 残気量 ▶ 1,000〜1,500㎖

低値
- ％肺活量 ▶ 拘束性換気障害
- 1秒率 ▶ 慢性閉塞性肺疾患

肺活量測定

検査は、スパイロメーターを使って肺を出入りする空気量を調べる。自然に呼吸して出入りする空気量を「1回換気量」、息を最大限に吸い込んだとき（最大吸気）と吐き出したとき（最大呼気）の空気量の差を「肺活量」という。肺活量は性別・年齢・身長により異なるため、予測式によって基準値を出すが、**予測肺活量に対する実際の肺活量の割合を「％肺活量」といい、検査ではこの％肺活量が肺活量として評価される。**

〈肺気量分画〉

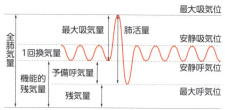

〈肺活量の標準値の予測式〉

男性　（27.63 − 0.112 × 年齢）× 身長（cm）

女性　（21.78 − 0.101 × 年齢）× 身長（cm）

- ％肺活量
  〈実際に測定した肺活量 ÷ 標準値（予測値）〉
- 努力性肺活量
  最大吸気位からできるだけすみやかに空気を吐き出したときの肺活量

Point! 努力性肺活量測定

　可能な限り息を吸い込み（最大吸気位）約1秒息を止めてできるだけすみやかに吐き出したときの肺活量を「**努力性肺活量**」という。努力性肺活量は、健康な人の場合は肺活量と同じかやや多いくらいだが、気道の狭窄や閉塞があると小さくなる。

　また、1秒量（1秒間で最大に吐き出せる呼吸量）÷努力性肺活量を「**1秒率**」という。

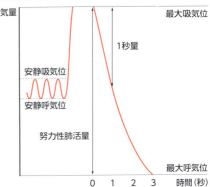

〈努力性呼気曲線〉

検査結果の見方

　検査ではまず静かな呼吸を数回くり返したのち、いったん大きく息を吐いて思いきり息を吸い、再び吐いて肺活量を測る。次に努力性肺活量、1秒量を測り、1秒間の呼気量と呼気率、残気量を計算する。

　％肺活量が80％以下の場合は拘束性肺機能障害が、1秒率が70％以下になると閉塞性肺機能障害があるとされ、詳しい検査が行われる。

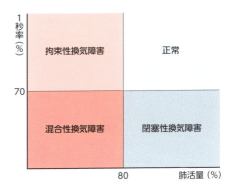

〈呼気機能障害の分類〉

検査後の看護ケア

　慢性閉塞性肺疾患などで一度壊れた肺胞の機能は、治療をしても元には戻らず、咳や息切れ、呼吸困難が持続する。そのため、治療によって進行を遅らせ症状の軽減を図るためにも**禁煙を奨励し、栄養指導や運動療法を含めた呼吸リハビリテーションで支援する**。

　ぜんそく発作で呼吸が苦しいときは、検査は中止となる。また、**検査でぜんそく発作を誘発することもあるため、注意が必要となる**。

血液ガス分析

動脈血ガス分析 (ABG)

arterial blood gas analysis

※この検査は動脈血を使う検体検査だが、生体（生理）機能が強く反映されるため、生体検査の項目に分類している。

検査の目的　血液に溶け込んでいる酸素やイオンの状態を調べ、肺や腎臓の異常を示す各種疾患の指標とする。

基準値・異常が考えられる原因

上昇
- HCO_3^- 上昇 ▶ 代謝性アルカローシス（アルドステロン症、クッシング症候群、低カリウム血症など）
- $PaCO_2$ 上昇 ▶ 呼吸性アシドーシス（肺梗塞、慢性閉塞性肺疾患、肺炎、気管支ぜんそく、重症筋無力症など）

基準値
- 動脈血酸素分圧（PaO_2）▶ 75～100 Torr (mmHg)
- 動脈血二酸化炭素分圧（$PaCO_2$）▶ 35～45 Torr (mmHg)
- 水素イオン濃度（pH）▶ 7.35～7.45
- 動脈血酸素飽和度（SaO_2 または SpO_2）▶ 96～100％
- 血漿重炭酸イオン（HCO_3^-）▶ 22～26 mEq/ℓ
- 塩基余剰（BE）▶ －2～＋2 mEq/ℓ

低下
- HCO_3^- 低下 ▶ 代謝性アシドーシス（糖尿病、腎不全、ショック、下痢など）
- $PaCO_2$ 低下 ▶ 呼吸性アルカローシス（過換気症候群、脳血管障害、脳炎など）

〈動脈血pHが異常値を示す病気〉

pH	酸塩基平衡異常	一次性病変	代償反応	疑われる病気
7.35以下	代謝性アシドーシス	HCO_3^- ↓	$PaCO_2$ ↓	糖尿病、腎不全、急性膵炎、下痢、嘔吐　など
	呼吸性アシドーシス	$PaCO_2$ ↑	HCO_3^- ↑	慢性閉塞性肺疾患、肺炎、肺気腫、肺水腫、気管支ぜんそく　など
7.45以上	代謝性アルカローシス	HCO_3^- ↑	$PaCO_2$ ↑	嘔吐、低カリウム血症、利尿薬使用、アルドステロン症、クッシング症候群　など
	呼吸性アルカローシス	$PaCO_2$ ↓	HCO_3^- ↓	過換気症候群、発熱、酸素欠乏、肺塞栓、脳炎　など

検査の方法・ポイント

動脈血の採血は医師が行い、橈骨動脈あるいは上腕動脈、大腿動脈から無菌操作で採取する。採血後は、10分以内に分析器にかけて分析する。

血液ガス値は、動脈血の酸素化、換気、酸塩基平衡の状態を示し、これらの状態から**呼吸器や循環器機能、腎機能、代謝機能などの異常を知る**重要な指標となる。

血液ガス分析とは

動脈血を採血し、血液ガス分析器を使って動脈血酸素分圧（PaO_2）、動脈血二酸化炭素分圧（$PaCO_2$）、pHを測定し、計算によって動脈血酸素飽和度（SaO_2）、重炭酸イオン濃度（HCO_3^-）、塩基余剰（BE）などを求める。低酸素状態の観察には、パルスオキシメーターを使うと指先で簡単にSpO_2を測ることができる。

● 分析のポイント

- PaO_2：動脈血酸素分圧は、環境、肺胞換気量、肺胞気動脈血酸素分圧較差（$AaDO_2$）の影響を受けるため、これらの状態を把握することができる。
- $PaCO_2$：動脈血二酸化炭素分圧は、肺胞換気量と逆比例し、呼吸障害の存在と程度がわかる。
- pH：動脈血pHを調べることで、酸塩基平衡の状態を総合的に把握する。
- SaO_2（SpO_2）：観血的動脈血酸素飽和度（SaO_2）や経皮的動脈血酸素飽和度（SpO_2）を調べることで、動脈血の酸素化状態を把握する。
- HCO_3^-：血漿重炭酸イオンは、酸塩基平衡の状態を評価するのに重要。
- BE：代謝性アシドーシスを補正するときに次式で補正量を計算する際に用いる。補正量（mEq）＝（－BE）×体重×0.3

● 分析手順（酸塩基平衡の評価）

❶pHからアシドーシスかアルカローシスかを判断　❷$PaCO_2$とHCO_3^-から呼吸性か代謝性かを判断　❸代償反応をみる　❹病態の原因を推測する

検査後の看護ケア

動脈血を採取するため、静脈血より強めに圧迫して、**完全に止血するまで被検者の安静を保つ**。また、肺の換気機能に異常がある場合は、呼吸や脈拍、血圧の異常、チアノーゼ、冷汗などの症状に気をつけて観察を行う。

アレルギー検査

アレルギーテスト（皮膚テスト）
allergy test

検査の目的　アレルゲン（抗原）に接触すると症状が現れるアトピー性疾患の、アレルゲンとなる物質を具体的に調べる。

Point! アレルギーとは

私たちの体は、体の外から侵入してくる外敵（抗原、アレルゲン）に対して、それに抵抗する物質（抗体）をつくって自らを防御し、病気を未然に防ぐ免疫システムを備えている。しかし、**ある特定のアレルゲンに対してのみ過剰に防御反応を示すことがあり、この現象をアレルギー（反応）という**。

アレルゲンを特定あるいは検出するアレルギーテストには、以下に示すようにいくつかの種類があるが、副作用も起こりうるので、**副作用の少ないアレルゲン特異IgE抗体（→P.252）を測定する**ことが一般的に行われる。

〈主なアレルゲン〉

食物	乳・卵・小麦・そば・落花生・エビ・カニ・アワビ・イカ・イクラ・オレンジ・キウイフルーツ・牛肉・クルミ・サケ・マツタケ・モモ・ヤマイモ・リンゴ・ゼラチン・バナナ・ごま・カシューナッツ　など
吸入	ハウスダスト・ダニ・ガの鱗粉・ゴキブリの粉砕物・花粉・カビ・動物の表皮・そばがら・真菌　など
薬剤	ペニシリン　など
接触	色素　など
昆虫	ハチ・カ　など

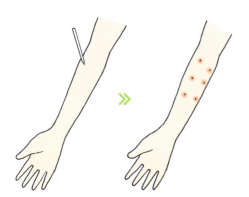

●プリックテスト

前腕屈側の皮膚を針で出血しない程度に刺し、その上に抗原液を接触させ、15～20分後に発赤や膨疹の大きさを見て判定する。過去にアナフィラキシーショックの既往歴がある場合は、抗原液の希釈系列を作成して試みる。

生体検査　アレルギー検査

●皮内テスト

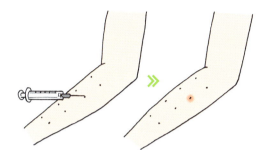

ごく少量のアレルゲン液を皮内に注射し、15〜20分後に発赤や膨疹の大きさを見て判定する。アナフィラキシーショックを引き起こす可能性があるため、既往歴がある場合はスクラッチテストなどで反応の強さを確認してから実施するのが望ましい。

●パッチテスト

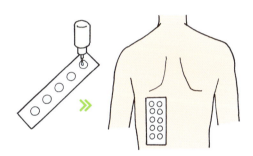

ガーゼやパッチテスト用絆創膏にアレルゲンと疑われる薬剤や物質を数種類しみ込ませ、これを上腕や背中の皮膚に貼りつけ、一定期間（24〜72時間）後にはがして皮膚の状態を観察、判定する。赤くなったり、腫れた場合は陽性と判断する。

●スクラッチテスト

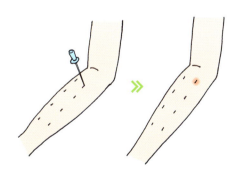

皮膚に針で5mm程度のひっかき傷をつくり、各種のアレルゲンを滴下して、その15〜20分後に発赤や膨疹の有無、大きさを見て判定する。

いずれのテストの場合も、陽性となったアレルゲンがあれば適切な処置・治療を行う。

注意
- アナフィラキシーショックに注意し、皮膚紅潮、搔痒感、じんましん、腹痛、嘔吐、呼吸困難などの症状がわずかでも現れた場合は、ただちに医師に報告し、すみやかに対処する。

神経・運動系検査

反射テスト
reflex test

検査の目的　皮膚・粘膜、腱などにさまざまな刺激を与えて、各機能を調べる。

●表在反射テスト

　皮膚や粘膜に刺激を与えて感覚（触覚、痛覚、温度覚、振動覚、位置覚）の異常を調べる検査。筆の毛先で皮膚に軽く触れたり（触覚）、針で軽くつついたり（痛覚）、試験管に温水と冷水を入れて皮膚に触れたり（温度覚）して、過敏、鈍麻、消失で異常を判断する。

> **POINT**
> **テストの種類**
> **角膜反射**：角膜を綿棒で刺激する
> **鼻粘膜反射**：鼻粘膜をこよりで刺激する
> **咽頭反射**：舌圧子で咽頭を刺激する
> **腹壁反射**：針などで刺激を与える
> **挙睾筋反射**：大腿内側を下に向かってこする
> **肛門反射**：肛門を指で刺激する

> **注意**
> ● 角膜反射検査の際は、乾燥防止のために点眼を行う。
> ● 痛覚検査の際は、敏感な部位からつつくとその後の部位の痛みが修飾されるので、痛覚が鈍麻している部位から始める。

●腱反射テスト

　上腕二頭筋や上腕三頭筋、腕橈骨筋、アキレス腱などの腱（筋肉が肉に密着する部分）を打診器などで叩き、反射的に筋肉が収縮して起きる反射（深部反射）をみる検査。脳や脊髄などの神経疾患の場合は反応が亢進し、神経根や末梢神経の疾患では低下する。

> **POINT**
> **テストの種類**
> 下顎反射・後頭屈反射・上腕二頭筋反射・上腕三頭筋反射・腕橈骨反射・回内筋反射・胸筋反射・膝蓋腱反射・アキレス腱反射・下肢内転筋反射などに関係する骨格筋を、ゴムのハンマーなどの打診器で叩打する。

平衡機能検査 (EFT)

equilibrium function test

検査の目的　めまいの原因となる疾患とその重症度を調べる。眼振検査、体平衡機能検査、視刺激検査、迷路刺激検査を続けて行う。

〈主な検査の種類〉

検査	内容
偏倚検査 （遮眼書字検査、指示検査、上肢緊張検査、歩行検査、足踏み検査　など）	眼をつむって姓名やアイウエオなど4〜5字を何回か縦書きし（遮眼書字検査）、文字の偏りや文字の震え（脳幹障害）や乱れ（小脳障害）をみたり、眼を閉じて50歩ないし100歩その場で足踏みをして（足踏み検査）、体の動きの偏りをみる。
立ち直り反射検査 （斜面台検査、単脚起立検査、両脚起立検査、重心動揺検査、Mann検査　など）	足を前後につけて立ち、開眼時と閉眼時の体の動揺と立ち直りをみたり（体平衡機能検査）、イスに座らせて回転させ、めまいや眼振が起こるか（回転検査）などの検査を行い、姿勢の変化を元に戻す働きをみる。
眼振検査 （自発眼振検査、頭位眼振検査、注視眼振検査、温度眼振検査、回転眼振検査　など）	50cm離れた位置で指が正面、上下、左右に動くのを注視したり（注視眼振検査）、座位や仰向けに寝て首を左右・前後に動かしたりして（頭位眼振検査）、眼振が出るかどうかを調べ、眼の動きや三半規管などの働き、脳の障害をみる。
視刺激検査 （迷路刺激検査、視刺激検査、急速眼球運動検査　など）	額、左右の目尻、左目の上下に電極をつけ、眼振をグラフに描く検査や（視刺激検査）、眼神経のひとつの光を追う視標追跡検査、3点の光の流れを追う視運動性眼振検査などを行う。

 注意
- 検査中の転倒や転落などに十分注意する。

 検査後の看護ケア

　この検査には、めまいを誘発する検査も含まれているため、転倒に注意し、検査中に症状が出た場合はがまんせずに申し出るように伝える。また、**姿勢が左右に不安定なときは、転倒に注意して被検者ができる範囲で検査を行う**。閉眼での検査は開眼で検査の姿勢をとらせ、ふらつきが安定してから閉眼させて行う。

神経・運動系検査

運動機能検査

motor function test

検査の目的　さまざまな運動にかかわる機能や反射を検査して、運動機能の障害の有無を調べる。

検査の方法・ポイント

検査にはさまざまな種類・内容のものがあるため、検査法によってどのような検査があり、どういった障害を調べるものなのかを把握しておく。

筋力テスト	徒手（素手）で体の主要な筋肉の筋力を6段階に分けて評価する「徒手筋力テスト」と、四肢の軽い麻痺の有無をみる「（上肢または下肢の）バレー徴候」がある。徒手筋力テストは、筋力の回復経過を判断するために行われることが多い。
筋肉量	筋肉には骨格筋のほか、内臓の平滑筋や心筋などがあり、正確な量を計るのは難しい。MRIや超音波を使う方法もあるが、一般的には視診や触診で行う。
筋トーヌス（緊張）	安静時に不随意に起こる骨格筋の緊張を筋トーヌスという。検査では、反射の消失・減弱、正常、亢進、病的亢進、左右差の亢進、低下などを判断する。
病的反射テスト	皮膚の表面に刺激を与えて、指や足趾の反射をみる検査。錐体路障害があると、正常な場合には認められない病的反射が現れる。
協調運動	手と手、目と手、手と足などの別々の動きを一緒に行う協調運動が正確にできるかどうかをみる検査。脳、とくに小脳に異常があると、協調運動障害が現れる。
不随意運動	振戦やミオクローヌス、バリスムなどがある。不随意運動には、出現する部位、運動のパターン、出現するタイミングによってさまざまな種類があり、原因となる疾患も異なるため、検査では被検者を「よく観察する」。

検査後の看護ケア

病的反射テストで異常が認められる場合、協調運動や反射動作が失われ、場合によってはすべての日常動作の援助や見守りが必要になることもある。**障害による、生活や体への影響を把握することが重要**となる。

第3章
検体検査
一般検査

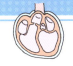

被検者の体から採取した検体を調べて、
疾患やその他の異常がないかをみるのが検体検査。
そのうち、尿、便、体液などを
検体として検査するものを一般検査という。

- 検体検査の概要……84
- 一般検査の概要……85
- 尿検査の概要……86
- 尿検査……88
- 便検査の概要……106
- 便検査……108
- 穿刺液・採取液検査の概要……114
- 穿刺液・採取液検査……116

検体検査の概要

 検体検査とは

　被検者から得られた物質を「検体」といい、検体の成分分析や微生物の有無などを調べる検査を「検体検査」という。検体には血液、尿、便、髄液（脳脊髄液）、骨髄液、消化液、精液、体腔液、喀痰、膿、組織片などさまざまなものがあるが、**性差や生活習慣、同一被検者でも変動があるため注意する**。採血では、うっ血時間が長くなったり吸引に時間がかかると、血液成分が変化したり凝固しやすくなるため、**駆血帯を装着したら2～3分以内に採血する**。

〈検体検査の主な種類〉

一般検査 （⇒3章）	尿や便、分泌液の成分を調べる検査。検尿や検便では、消化器官の異常や腎臓・肝臓の異常を調べたり、寄生虫や寄生虫卵の有無を調べる。
血液一般検査 （⇒4章）	血液中の有形成分である血球の数や血色素から、貧血の程度や止血にかかわる凝固能などを調べる検査。
血液生化学検査 （⇒5章）	血液の中に含まれる糖質、たんぱく質、ビタミン、ホルモンなどを分析して、臓器の異常を調べる検査。調べたい臓器によっては複数の検査を組み合わせる。
免疫血清学的検査 （⇒6章）	血清中の抗体の有無と量を調べることで、身体に侵入した細菌やウイルスを特定する検査。感染症の診断や腫瘍マーカー検査、アレルギーを調べる検査などがある。
病理検査 （⇒7章）	手術や生検によって採取された臓器やその組織、細胞を顕微鏡によって観察し、疾患の診断や病態の把握を行うための検査。がんの診断などに用いられる。

一般検査の概要

 一般検査とは

　検体検査のうち、尿検査や便検査、胸水・腹水検査、脳脊髄液検査など、排泄液や排泄物、分泌液、あるいは穿刺液などを検体とする検査。

- **尿検査**（→P.86～）…検体の中でも、もっとも簡単かつ被検者に苦痛を強いることなく採取できる。腎疾患や尿路系の腫瘍、肝機能の異常などをはじめ、さまざまな疾患の検査に用いられる。**健康診断や人間ドックでのスクリーニング検査でも必ず行われる、基本的な検査**。
- **便検査**（→P.106～）…尿検査と同様、**被検者に負担をかけずに採取できる便を検体とする検査**。一般的には便の性状、潜血検査、寄生虫・寄生虫卵の検査が行われ、消化管での出血の有無や炎症、寄生虫症の有無が調べられる。
- **穿刺液・採取液検査**（→P.114～）…腹水や胸水、心嚢液、関節液など、生体内の腔内にたまった液や膿瘍などを穿刺して採取し、**穿刺液の外観、pH、比重、たんぱく、糖、細菌、微生物、細胞などを調べることで、病気の確定をするための検査**。

 一般検査時の注意点

　一般検査では、正確な検査結果を得るためにも、正しい方法によって検体を採取することが大切。

- 採尿では、最初と最後の尿を捨てた**中間尿を採取する**。時間の経過とともに尿の成分が変化するため、**採尿後はすみやかに検査を行う**。
- 穿刺液・採取液検査でも、採取液を放置すると細菌の増殖や細胞の変性が起こるため、**すみやかに検査を行う**。やむを得ない場合はクエン酸ナトリウムやヘパリンなどの**抗凝固剤を加えて冷所保存する**。
- 被検者が自分で採尿・採便する場合は、**正しい採取法をしっかり説明する**。

尿検査の概要

尿検査とは

　尿は、腎臓で血液中の老廃物などの不要物が濾過され、排泄されたもの。尿素やクレアチニンなど老廃物のほか、グルコース（ブドウ糖）やたんぱくなどさまざまな物質が、ほぼ一定範囲内（基準値内）の量や濃度で含まれる。これらの成分は**腎・尿路系の疾患、糖尿病、高血圧症、膠原病、血液疾患などで変化したり、あるいは腫瘍細胞のように本来尿に含まれるはずのない物質が含まれたりすることがあるため、さまざまな疾患の検査に用いられている。**

　尿検査には、尿に含まれている成分の有無を調べる定性検査と、成分の量を測定する定量検査、成分を顕微鏡で観察する検査などがあり、定性検査には試験紙を用いるものと、器械化した自動分析装置によるものがある。**試験紙法は、検査が簡単で、短時間で結果がわかることが利点。**

●試験紙法を使う尿検査

　尿に試薬を含ませた試験紙を浸し、色調変化を見る検査。**簡単な操作かつ短時間で結果がわかり、多項目の検査が同時にできる**ため、広く普及している。10項目の同時検査も可能だが、検査内容の特異性（感度の設定）には微妙な差があるため、検査目的に合った試験紙を選択する。

> **POINT**
> **同時検査が可能な10項目**
> ● ウロビリノゲン
> ● 亜硝酸塩　● ビリルビン
> ● ケトン体　● たんぱく質
> ● ブドウ糖　● pH
> ● 潜血　● 白血球　● 比重

〈基本的な検査手順〉

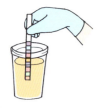

❶採取した新鮮な尿を攪拌し、試験紙を2秒ほど尿に浸す。

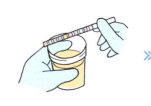

❷容器の縁で試験紙に付着した余分な尿を取り除く。

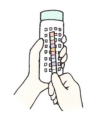

❸所定の時間を待ち、試験部を色調表と照合して判定する。

尿の採取方法

採尿には、採尿時間と採尿方法によって、**随時尿**や**早朝尿**と**24時間蓄尿**がある。一般的に、採尿は被検者自身が行うが、**検体の取りちがいミスを防ぐために、必ず「本人確認」**を行い、採取時の注意点を説明する。

●24時間蓄尿

❶朝一番の定刻の尿は採取しない。
❷2番目からの尿をすべて採取し、蓄尿容器に移して蓄尿する。排便時の尿もすべて採取する。
❸翌朝の定刻に排尿したものを蓄尿容器に入れて、蓄尿が終了する。

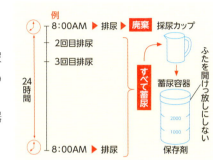

注意
- 蓄尿中の24時間は、必ず蓄尿容器にフタをして、冷暗所に置く。
- 採尿容器の内側に触れないように注意する。
- 検査目的を確認し、蓄尿容器に入れる保存剤をまちがえないように注意する。

●早朝尿・随時尿

❶排尿開始直後の尿は採取しない。
❷採尿カップの内側やふちに触れないように注意しながら、50〜100mℓ（最低20mℓ）を採取する。
❸必要量以上の尿は採取せずに放尿する。
❹採尿カップに、すぐフタをする。

全尿	24時間蓄尿で得られた尿
初尿	排泄し始めの尿。尿の出始めは、尿道口の分泌物や雑菌などが混入することが多い。
中間尿	初尿を除いた尿
分杯尿	排泄の前半と後半に分けて、別々の容器に採尿すること

 ## 事前準備と注意事項

尿の採取では、被検者には事前に以下のような注意を伝えておく。
- 検査前日には必ず入浴して、**陰部を清潔にしておく**。
- 血液が混入する可能性があるため、**月経中の女性は事前に申し出てもらう**。
- 精子などの混入を防ぐため、**前日の性交渉は控える**。

一般検査

尿検査　　　　　　　　　　　　　　　　　検体材料　尿

尿量
urine volume

検査の目的　1日（24時間）の尿量を測定し、排尿回数や尿の色、浮遊物、沈殿物などを確認して、腎機能に異常がないかを調べる。

🔍 基準値・異常が考えられる原因

高値
多尿（2,500mℓ/日以上）
- 糖尿病　● 慢性腎不全の多尿期　● 尿崩症
- 急性腎不全の利尿期　● 心不全

基準値　**1,000〜1,500 mℓ/日**

低値
乏尿（500mℓ/日以下）
- 急性腎炎　● 急性腎不全　● 慢性腎不全の末期　● 高熱　● 脱水
- 嘔吐　● 発汗

無尿（100mℓ/日以下）
- 重症の腎炎　● ネフローゼ症候群　● ショック

尿閉（尿路通過障害による尿排泄停止）
- 前立腺肥大症　● 膀胱/尿管腫瘍　● 神経因性膀胱　● 尿路結石

 検査方法と注意点

　検査は、1日に排尿された尿をすべて蓄尿容器にためてその量を調べる。蓄尿は通常、被検者が行うが、**高齢者では尿をためるのを忘れてしまうことがあるので、尿を捨てないように指導**する。水分摂取量と排尿量のバランス、膀胱の膨満感、排尿回数、尿意・残尿感の有無を確認し、血圧、脈拍、体重の増減などを把握する。

 検査後の看護ケア

　尿量は年齢、季節、生活内容などによっても大きく変化するが、成人の場合、一般的には1日に摂取した水分の約半分が尿として排泄される。

　多尿の場合は、症状に応じて水・電解質を補給し、口渇や口腔乾燥に注意する。乏尿や無尿の場合は、腎への血流を保つために安静に努め、全身の浮腫の状態（とくに下肢）の観察を行う。

※1時間あたりの排尿量の目安：0.5〜2.0（mℓ）×体重（kg）

一般検査

尿検査　　　　　　　　　　　　　　　　検体材料　尿

尿色
urine color

検査の目的　血尿や褐色、白濁など、尿の色から疾患の有無を推測する。ただし、尿の色の変化＝疾病とは限らない。

基準値・異常が考えられる原因

薄い
- **無色透明** ●尿崩症　●糖尿病　●心因性多尿症　●急性腎不全
- **白濁** ●膿尿（尿路感染症）　●リンパ液混入尿（転移がんなど）

基準値　淡黄色から黄褐色

濃い
- **赤(褐)色＝血尿**（腎炎、尿路結石症、尿路感染症、腎・膀胱がんなど）
  ミオグロビン尿（筋炎、筋ジストロフィー、心筋梗塞など）
  ヘモグロビン尿（溶血性貧血）
- **茶褐色＝ビリルビン尿**（肝炎、肝硬変、胆道閉塞）
- **褐色＝乏尿**（脱水状態、ネフローゼ症候群、心不全、ショックなど）

検査方法と注意点

採取した尿を肉眼で観察する。**尿は時間が経つと変色して濃さが増すため、採取後、できるだけすみやかに検査する。**血尿などのように色の濃い場合だけでなく、色が薄くて透明な尿でも糖尿病や腎不全の場合もあり、白濁している場合は尿路感染症が疑われる。尿に泡が多い場合は、尿にたんぱくが多く出ている可能性がある。

検査後の看護ケア

尿色に異常があっても、半日から2日ほどで正常に戻る場合はとくに問題はない。**正常に戻らなかったり、程度が強まった場合は、さらに詳しい検査が必要となる。**

頻尿や排尿痛があり、膀胱炎や尿道炎などの尿路感染症の場合は、適切な抗菌薬を投与し、水分を多めにとる（1日1.5〜2ℓ）。また、**尿の回数やにおいの観察も必要。**

一般検査

尿検査　　　　　　　　　　　　　　　　　検体材料　尿

尿比重
urine specific gravity

検査の目的：尿の比重は、尿に溶けている固形成分の量を反映して変化するため、比重を調べることで腎疾患の有無を探る。

基準値・異常が考えられる原因

- **高値**：●糖尿病　●発熱、下痢、嘔吐などによる脱水
- **基準値**：1.002〜1.030
- **低値**：●水分過剰摂取　●尿崩症　●慢性腎不全　●腎盂腎炎

Point 検査方法と注意点

検査は、電解質に反応する試薬をつけた試験紙に採取した尿をつけ、色の変化で判定する。随時尿だと水分摂取量、食事の内容、運動量、気候などの影響を受けて数値が変動するため、**起床時の早朝第一尿で検査する**。

異常値が出た場合は、尿量の増加や尿色の変化に注意して、尿沈渣や血液検査など、さらに詳しい腎臓機能や代謝機能の検査を行う。

検査後の看護ケア

1日の水分摂取量と排泄量を確認して、適切な水分と塩分のバランスを維持する。

発熱、下痢、嘔吐などによる脱水がみられるときは、適切な水分補給や冷罨法、場合によっては輸液を行う。発熱による代謝亢進やたんぱくの喪失、栄養吸収障害などがみられる場合は、栄養摂取状況の確認と効率のよい栄養摂取の指導を行う。

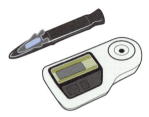

尿比重を見る際に、試験紙のほか尿屈折計が用いられることもある。
（上）メモリを読む手持ちタイプ
（下）デジタル式

一般検査

尿検査　　　　　　　　　　　検体材料　尿

尿pH
pH of urine

検査の目的　本来は弱酸性である尿の水素イオン濃度（pH）を調べることで、腎臓や尿路、酸塩基平衡の障害を推測する。

🔍 基準値・異常が考えられる原因

高値　アルカリ尿
- アルカローシス
- 原発性アルドステロン症
- 腎不全
- 腎結石（リン酸塩、炭酸塩）
- 尿路感染症

基準値　5.0～7.5（6.0付近が多い）

低値　酸性尿
- アシドーシス
- 糖尿病
- 痛風
- 結石症（尿酸、シスチン、シュウ酸塩）
- アルコール中毒

 検査方法と注意点　　 **検査後の看護ケア**

　試験紙を尿に浸し、変色した試験紙を判定表で照合して判定する。尿のpHは、肉類を多くとると酸性に、野菜や果物をとるとアルカリ性になるなど、**食事の影響を受けやすいのが特徴**。また、食後1時間以内はアルカリ性に、睡眠中は肺呼吸が低下して二酸化炭素が蓄積されて酸性となるなど変動が大きく、**この検査だけで疾患を判断するのは困難**。

　アルカリ尿の場合は、尿路感染の有無を確認し、水分制限の指示がなければ**水分摂取を多めにして尿路の洗浄を図る**。呼吸に異常がある場合は気道の確保や体位などを整え、**低酸素状態を改善するよう努める**。
　酸性尿の場合は、安静の保持や寒冷環境の改善によって乳酸の産生や二酸化炭素の産生・蓄積を抑える。

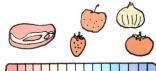

肉類を多くとると酸性に、野菜や果物を多くとるとアルカリ性に傾きやすい。

一般検査	
尿検査	検体材料　尿

尿たんぱく
urinary protein

検査の目的　腎糸球体を通過できないはずのたんぱく質が尿に含まれている場合、腎機能の異常が疑われる。

基準値・異常が考えられる原因

陽性（＋）

腎前性たんぱく尿陽性
- 多発性骨髄腫（ベンス-ジョーンズたんぱくが陽性のとき）　など

腎性たんぱく尿陽性
- 急性腎炎　● 慢性腎臓病　● 慢性腎盂腎炎　● ネフローゼ症候群
- 糖尿病性腎症　● 全身性エリテマトーデス　● 尿細管障害　など

腎後性たんぱく尿陽性
- 尿路感染症　● 尿路結石症　● 尿路腫瘍　● 膀胱炎　など

基準値　試験紙法▶**陰性（ー）～偽陽性（±）**　定量法▶**150**mg/日以下

検査の方法と注意点

　検査は試験紙を尿に浸し、試験紙の色の変化からたんぱくの有無を判定する。

　試験紙の色が変化しなければ陰性だが、黄緑色～青色に変化した場合は陽性となり、腎臓や尿路系の疾患が疑われる。

　健康な人でもきつい運動のあとや強い興奮、ストレス、発熱などが原因で陽性となることがあるが、一時的なもので、状態が落ち着けば正常化する。

尿たんぱくとは

本来ならば腎臓で処理され、尿に含まれているはずのないたんぱくが出ている状態。通常、たんぱくは腎臓で老廃物を濾過する際には濾過されない。一部濾過されたものも、ブドウ糖などと一緒に尿細管で再吸収されるため、尿たんぱくが出た場合は、腎臓の機能低下や障害が考えられる。

検査結果の見方

尿たんぱくは、腎臓の疾患だけでなく、**腎臓以外の障害や感染症、悪性腫瘍など**による血液中のたんぱくの増加によって、尿細管での再吸収が追いつかずに発生する場合もある。

また、健康でも横になっているときは陰性なのに、立ち上がると陽性になる起立性たんぱく尿や、運動後や肉類を食べた後などに陽性になることもあり、これを生理的たんぱく尿という。

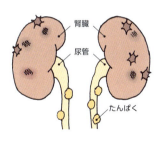

腎臓や尿路に障害があると尿中に尿たんぱくが排出される。

検査結果が悪いときの対応

試験紙法で陽性となった場合は、再検査を行って偽陽性の可能性を検討する。

尿たんぱくの排泄量と疾患の重大性とは必ずしも比例しないため、再検査で再び尿たんぱくが検出された場合は、尿中のたんぱくの量を測定する定量検査など、さらに詳しい検査で原因を確認し、適切な処置、治療を行う必要がある。

とくに、**妊娠中に陽性となった場合は、妊娠高血圧症候群の可能性があるため、要注意**。

> **MEMO**
> **再検査でも陽性の場合**
> 精密検査では、24時間蓄尿して測定する定量検査を用いる。起立性たんぱく尿が疑われる場合は、早朝起床時に採尿して、検査する。

検査後の看護ケア

慢性腎臓病（CKD）の初期は自覚症状がないため、陽性の場合は尿たんぱく発生の時期と経過について情報収集を行い、全身状態と随伴症状について観察する。状態によっては、医師や管理栄養士と連携して、たんぱく質や塩分の制限、高エネルギー食などの食事療法が必要。

尿たんぱくが150mg/日を超えた場合を病的たんぱく尿とし、1g/日以上の場合は活動を最低限にして、安静を保つようにする。

対応例

> 24時間蓄尿は、被検者自身でためてもらうことが多いですが、看護師が管理する場合は、ほかの人の尿と混ぜないように注意します。

一般検査

尿検査 | 検体材料　尿

尿糖
urinary glucose (urinary sugar)

検査の目的　尿中の糖（尿糖）の量を調べ、腎臓の働きの異常を知るための検査。糖尿病のスクリーニング検査として用いられる。

🔍 基準値・異常が考えられる原因

陽性（＋）
- ●糖尿病　●クッシング症候群　●甲状腺機能亢進症
- ●下垂体機能亢進症　●副腎機能亢進症
- ●慢性膵炎による血糖高値
- ●腎性糖尿、慢性腎炎などによる糖排泄閾値の低下

基準値
試験紙法▶**陰性（−）**
定量法▶**10〜30mg/dL、30〜130mg/日**

Point! 検査の方法と注意点

　検査は、試験紙を尿に浸し、試験紙の色の変化からおおよその尿糖濃度を判定する。糖尿病のスクリーニング検査として用いられているが、**尿糖が出たからといってただちに糖尿病と判定できるわけではない**。

　食事で大量の糖をとった後の尿では偽陽性（±）になることがある。そのため、採尿の際は、**早朝空腹時の尿を用いる**。尿中に細菌が混入すると糖を消費して尿糖が低下することがあるため、**中間尿を採取し、できるだけすみやかに検査する**。

尿糖とは

血液中のブドウ糖（グルコース）は、糸球体で濾過された後、95％程度が尿細管から血液中に再吸収され、健康な人ではわずかな量の糖しか尿には漏出しない。しかし、血糖が異常に増加したり、腎機能が低下したりすると尿糖が検出されるようになる。一般的に、血糖値が160〜180mg/dLを超えると、尿に糖が出てくるといわれている。

検査結果の見方

尿糖は、糖の代謝異常によって血液中のブドウ糖濃度（血糖値）が高くなった場合や、腎臓の機能低下などによって現れる。血糖値が正常範囲なのに尿糖検査で陽性を示す場合は、腎性糖尿とよばれ、尿細管のブドウ糖再吸収能力の低下が原因である。

また、ビタミンCを多量に摂取している場合は偽陰性になるなど、糖尿病でも尿糖が出ないことがあるため、診断には注意が必要。

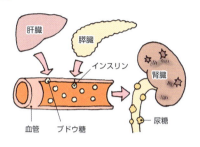

血糖値は、インスリンなどの働きにより一定に保たれるよう調節されているが、異常があると尿中から糖が検出される。

検査結果が悪いときの対応

尿糖が出た場合、まっさきに疑われるのは糖尿病だが、そのほかにもさまざまな疾患が原因となるため、**陽性や偽陽性の場合は血糖やグリコヘモグロビンなどの検査を行い、診断する。**

糖尿病の場合は膵臓からのインスリンの分泌や働きが低下しているため、インスリンやインスリンがつくられる途中にできるC-ペプチドなどの測定も行う。

> **MEMO**
> **再検査になる場合**
> 陽性や偽陽性だった場合は、血液検査やグリコヘモグロビン検査、経口ブドウ糖負荷検査などの再検査を行う。前日は夕食を早めにとって当日の朝は絶食する。

検査後の看護ケア

糖尿病は進行するまで自覚症状がないため、定期的な検査で早期発見に努めることが重要。食事は適正エネルギー量を守って1日3回規則正しく食べ、汗ばむ程度の運動を毎日30分程度行うなど、血糖コントロールの知識や認識を高める指導を行う。

なお、腎性糖尿の場合、多くが先天的なもので血管障害などが起こる可能性はなく、ほとんど心配はない。しかし、将来的に糖尿病に移行することもあるため、予防のためにも上記のようなアドバイスを行う。

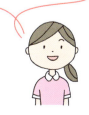

対応例：検体を受け取ったら、検査に必要な量が足りているかどうかチェックしましょう。

一般検査

尿検査　　　　　　　　　　　検体材料　尿

尿潜血
urinary occult blood

検査の目的　尿中の赤血球の有無を調べる。結石や腎・尿路系疾患のスクリーニング検査として行われる。

🔍 基準値・異常が考えられる原因

陽性（＋）

血尿（赤血球・ヘモグロビン尿）
- 腎・尿路系の炎症（急性・慢性腎炎、膀胱炎、尿道炎）
- 尿路結石　● 腫瘍（腎がん、尿管がん、膀胱がん、前立腺がん）

ミオグロビン尿
- 筋ジストロフィー　● 筋炎　● クラッシュ症候群　● 心筋梗塞

ヘモグロビン尿
- 溶血性貧血　● 不適合輸血

基準値　試験紙法 ▶ **陰性（－）**

Point! 検査の方法と注意点

　一般には、試験紙を尿に浸す「試験紙法」で尿中の血液ヘモグロビンを検出する。ただしこの検査法では、血液以外にミオグロビンが混じっていても陽性になるため、注意が必要。検体はできるだけ**起床時の早朝第一尿の中間尿を採取し、採尿後、すみやかに検査**する。

　女性の場合は血液の混入を防ぐため、月経中から月経後１～２日は検査を控える。

尿潜血とは

潜血は文字通り"血が潜んでいる"状態のことで、肉眼では確認できない「顕微鏡的血尿」を調べる。赤血球が20個/μℓ、ヘモグロビンで0.06mg/dℓ以上排泄されると陽性になる。尿中に0.1％以上の血液が混じる「肉眼的血尿」は、肉眼でも確認ができるため、気づいたらすぐに医師に伝える。

検査結果の見方

腎・尿路のどこかに異常が生じると、腎臓で血液が正常に濾過されていれば尿から検出されることのない血液（赤血球）が混入することがある。通常、肉眼で確認することはできないが、陽性の場合は膀胱炎や急性腎炎、腎結石などさまざまな疾病が疑われる。**陽性反応が出たら、必ず原因疾患を確認することが大切。**

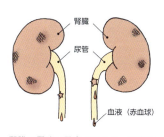

腎臓や尿路に異常があると、尿中に血液（赤血球）が混じることがある。

検査結果が悪いときの対応

過労や激しい運動の後などでは一過性の尿潜血が出ることもあるため、再検査を行う。

試験紙法による尿潜血は、赤血球以外にもヘモグロビン尿、ミオグロビン尿でも陽性になるため、**これらを区別するために尿沈渣検査を行い、尿中の赤血球数を確認する。**このほかクレアチニンや尿たんぱく、電解質などの検査を行って腎機能を調べ、さらに超音波検査や腎盂（尿路）造影で結石や腫瘍の有無を確認して、疾患を診断する。

MEMO
別の検査
- 尿沈渣（P.98〜）
- 尿たんぱく（P.92〜）
- クレアチニン（P.172）
- 血清電解質検査（P.229〜）
- 超音波検査（P.46〜）
- 腎盂（尿路）造影検査（P.61）

検査後の看護ケア

膀胱炎や尿道炎などの炎症症状がある場合は、水分制限の必要がない限り、**水分を多めにとるよう指導する。**尿管・膀胱結石などが原因となっている場合も水分摂取を心がけ、結石の排出を促す。ただし、**コーヒー、紅茶、煎茶などは結石の成分となるシュウ酸が多く、清涼飲料水や甘味飲料は尿中へのカルシウム排泄量を増やし、結石ができやすくなるため、とりすぎないよう注意する。**

また、腎や尿路からの出血が原因となっている場合は、安静や保温に努める。

対応例：女性の被検者には、月経中の場合に必ず申し出てもらうよう伝えることを忘れないようにしましょう。

一般検査

尿検査　　　　　　　　　　　　　検体材料　尿

尿沈渣
urinary sediment

検査の目的　尿の中にある有形成分を顕微鏡で見る検査で、腎臓や尿路系の疾患の種類や部位を推測するために行う。

🔍 基準値・異常が考えられる原因

成分	基準値	異常値	原因など
赤血球	＜2個/毎視野	多数	糸球体腎炎、腎・尿路系の結石・腫瘍・炎症・外傷など
白血球	＜4個/毎視野	多数	腎・尿路系の感染症、糸球体腎炎、間質性腎炎、移植後の拒絶反応など
上皮細胞	扁平上皮が少数みられる	扁平上皮がみられる	正常、腟分泌混入など
上皮細胞	他の上皮細胞はみられない	移行上皮がみられる	腎盂～膀胱までの炎症、腫瘍など
上皮細胞	他の上皮細胞はみられない	尿細管上皮がみられる	腎盂腎炎、急性尿細管壊死、移植拒絶反応、サイトメガロウイルス感染など
円柱	硝子円柱が少数みられることがある	硝子円柱がみられる	正常、糸球体腎炎、腎盂腎炎、ネフローゼ症候群など
円柱	他の円柱はみられない	上皮円柱がみられる	急性尿細管壊死、移植拒絶反応など
円柱	他の円柱はみられない	脂肪円柱がみられる	ネフローゼ症候群、リポイドネフローゼ、糖尿病性腎症など
円柱	他の円柱はみられない	赤血球円柱がみられる	糸球体腎炎、ループス腎炎、腎梗塞など
円柱	他の円柱はみられない	白血球円柱がみられる	糸球体腎炎、ループス腎炎、間質性腎炎など
円柱	他の円柱はみられない	顆粒円柱がみられる	糸球体腎炎、ネフローゼ症候群など
円柱	他の円柱はみられない	蠟様円柱がみられる	慢性腎不全、腎硬化症など
結晶	尿酸、リン酸、シュウ酸などがみられることがある	多数	病的結晶、結石症、シスチン尿症、肝障害など
細菌	＜4個/毎視野	多数	腎・尿路系感染症など

検査の方法・ポイント

　尿を遠心分離器にかけ、沈殿した成分の種類と数を顕微鏡で確認する。自動分析機で検査されることもある。尿のスクリーニング検査で腎臓や尿路系に疾患の疑いがある場合は、必ず尿沈渣を行い、結果を確認する。

　女性の場合、外陰部や腟の分泌成分が混じりやすい。**月経期間中の検査は避け、局所を消毒綿などで清拭後、中間尿を採取する。**

　検査は採尿後、できるだけすみやかに行う。

　異常値がみられた場合には、再検査を行う。

尿沈渣とは

　液体の底にたまった沈殿物を"沈渣"といい、尿を遠心分離器にかけ沈殿した固形物を尿沈渣という。尿沈渣には、赤血球や白血球、上皮細胞、円柱、結晶成分などがある。尿細管でたんぱくがゲル化して円柱状に固まった円柱は、硝子円柱、顆粒円柱、赤血球円柱、白血球円柱などに分かれ、少数の硝子円柱を除いて疾病の識別に重要な意味をもつ。

検査結果の見方・対応

　血球や剥離した腎・尿路系の細胞など、正常な尿にはほとんどみられない成分が混入している場合、混入物の種類によって、左の表のような疾患が疑われる。通常は染色をせずに検査するが、**膀胱がんなどで尿中にがん細胞があると疑われる場合は、パパニコロウ染色などを施して検査する。**

検査後の看護ケア

　尿沈渣で異常がある場合は、超音波検査やCT検査などの画像検査や、腎機能検査、膀胱鏡検査などを行い、原因を診断する。

　尿沈渣の項目には、食事の内容によって変化するものもあるため、直前の食事内容を確認し、検査結果と突き合わせて検討する。薬剤の結晶が尿中にみられることがあるため、服用中の薬を把握しておくことも大切。

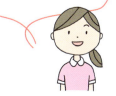

対応例
中間尿を被検者自身でとることが難しい場合は、看護師の介助が必要です。

一般検査

尿検査　　　　　　　　　　　　　　検体材料　尿

尿ビリルビン
urine bilirubin

検査の目的　本来、肝臓から胆道を経て腸に排泄されるビリルビンの尿中量を調べることで、肝臓や胆道の異常を推測する。

基準値・異常が考えられる原因

陽性（＋）
- 急性肝炎　● 慢性肝炎　● 劇症肝炎　● 肝硬変　● 胆石症
- 薬物性肝障害　● アルコール性肝障害　● 閉塞性黄疸　● 肝がん
- Dubin-Johnson症候群　● Rotor症候群

基準値　陰性（−）

Point 検査の方法と注意点

試験紙を尿に浸し、試験紙の色の変化で判定する。陽性の場合は、肝機能検査などを行い、詳しく調べる。陽性の尿は、排尿後に黄色く泡立つ傾向がある。

尿ビリルビンは熱や光、細菌に接するとすぐに変性分解してしまうため、手順に従ってすみやかに検査する。

尿ビリルビンとは

ビリルビンは、古くなった赤血球が脾臓や骨髄で分解されたときにできる成分。胆汁色素の主成分となり、胆汁に混じって十二指腸から腸管を経て便中に排泄される。一部は腸管で吸収されて血液に入る。血中のビリルビンが増加すると、腎臓を経由して尿ビリルビンとして排泄される。

検査後の看護ケア

尿中ビリルビンが陽性の場合は、当然血液中のビリルビン量も増加しており、症状が進行すると皮膚や白目に黄疸が確認できるようになる。肝疾患による全身倦怠感や吐き気、悪心、食欲不振などの症状や、黄疸による皮膚掻痒感などに注意して観察する。

一般検査

尿検査　　　　　　　　　　　　検体材料　尿

尿ウロビリノゲン
urine urobilinogen

検査の目的　尿中のウロビリノゲンの濃度の変化で、肝機能や胆道・胆管の異常、胆汁うっ滞などの異常を推測する。

基準値・異常が考えられる原因

強陽性（2＋）
- 急性肝炎　● 慢性肝炎　● 肝硬変　● アルコール性肝障害
- 溶血性貧血　● 紫斑病　● 熱性疾患　● うっ血性心不全
- 便秘　● 腸閉塞

基準値　擬陽性（±）〜陽性（＋）

陰性
- 肝内胆汁うっ滞　● 閉塞性黄疸　● 腎不全　● 抗菌薬投与

検査の方法と注意点

試験紙法で検査するが、ウロビリノゲンは健康でもわずかに尿中に排泄されるため、擬陽性（±）が基準値となる。また、**酸化するとウロビリンという物質に変化するため、採尿後はすみやかに検査することが重要**。

尿ウロビリノゲンとは

ウロビリノゲンは、ビリルビンが腸内で細菌によって分解されてできる物質。大半は便とともに排泄されるが、一部が再吸収されて1日0.2〜4 mg程度が尿中に排泄される。尿中に出たウロビリノゲンを尿ウロビリノゲンという。

検査後の看護ケア

異常値が出た場合は、その他の肝機能検査と照合し、腹部超音波検査やCT検査などの追加の検査を受けて診断を確定する。**急性肝炎の場合は安静を保ち、たんぱく質を多めに摂取するようにする**。肝臓障害が原因の場合は、肝臓の負担を軽減するためにも禁酒を指導する。

一般検査

尿検査 　　　　　　　　　　　　　　　　　　検体材料　尿

尿ケトン体
urine ketone bodies

検査の目的 血糖が不足したときの代替エネルギーであるケトン体の有無により、糖尿病など糖代謝の異常を調べる。

基準値・異常が考えられる原因

陽性（＋）
- 糖尿病　●飢餓、摂食障害　●発熱　●アルコール多飲
- 過脂肪食

基準値 **陰性（－）**

検査の方法・ポイント

　試験紙法で判定する。陽性の場合は糖尿病、脱水症、内分泌疾患（甲状腺・下垂体・副腎などの機能亢進症）など糖質の供給不足や糖代謝の異常などが疑われる。

　陽性の場合は、ケトン体の蓄積により体液が酸性に傾く**ケトアシドーシス**を起こしていないかを確認するために、動脈血ガス分析（→P.76）を行う。

尿ケトン体とは

体内で必要なブドウ糖（グルコース）が不足したり、何らかの理由でエネルギーへの転換に支障が生じたりした場合、肝臓で脂肪が分解されてケトン体がつくられ、エネルギー源となる。ケトン体は、肝臓でつくられるアセトン体（アセト酢酸、β-ヒドロキシ酪酸、アセトン）の総称。

検査後の看護ケア

　尿ケトン体が陽性の場合には、糖尿病のコントロール不良や発熱など、**危険な状態を示す。すみやかに原因を調べ、治療する必要がある。**

　なお、ケトン体を多く含む尿には、甘酸っぱいにおいがある。

一般検査

尿検査

検体材料 尿、血清

α1-ミクログロブリン（α1-MG）
β2-ミクログロブリン（β2-MG）

alpha1-microglobulin / beta2-microglobulin

検査の目的　通常は腎尿細管で再吸収されるα1-ミクログロブリンとβ2-ミクログロブリンの有無を検査して、尿細管の異常を調べる。

🔍 基準値・異常が考えられる原因

高値　糸球体または尿細管の障害が疑われる。

基準値　α1-MG：0.9〜2.7 mg/ℓ

陰性　肝機能低下が疑われる。

高値

尿中のみ高値（血中低値）
- 間質性腎炎 ● 急性尿細管壊死（え） ● 尿細管アシドーシス ● 先天性腎障害
- 薬剤や重金属による腎障害

尿中と血清ともに高値
- 慢性腎炎 ● 尿毒症 ● 糖尿病性腎症 ● 自己免疫疾患 ● 肝疾患 ● 悪性腫瘍

基準値　β2-MG：蓄尿▶30〜370 μg/日　随時尿▶5〜250 μg/ℓ　血清▶1〜2.3 mg/ℓ

Point!　検査の方法・ポイント

α1-MGはEIA法など、β2-MGはラテックス凝集法などで検査する。尿細管障害の判断には、β2-MGよりも尿中α1-MGの数値のほうがすぐれている。尿中N-アセチル-β-D-グルコサミニダーゼ（→P.104）の検査結果と組み合わせると、より正確に腎障害の病態を把握することができる。

検査後の看護ケア

腎臓の疾患は主に糸球体、尿細管、血管の障害に分かれるが、**尿細管の病変は血液検査ではわかりにくく、α1-MG、β2-MGの尿中への排出から確認される**。とくに、尿中アルブミンの排出が正常もしくは軽度の増加にもかかわらず、尿中α1-MGが高値の場合は、尿細管障害を疑う。

一般検査

尿検査　　　　　　　　　　　　　　　　　　検体材料　尿

尿中N-アセチル-β-D-グルコサミニダーゼ（NAG）
N-acetyl-β-D-glucosaminidase

検査の目的　ふだんはほとんど尿に排出されない酵素のNAGが尿に逸脱した場合、腎疾患の有無がわかる。

基準値・異常が考えられる原因

高値
- 急性尿細管壊死（えし）
- 糸球体腎炎（活動性）
- 間質性腎炎（活動性）
- ネフローゼ症候群

基準値　蓄尿▶1.8～6.8U/日　　随時尿▶1～4.2U/ℓ

低値
- 慢性腎不全
- 腎実質細胞の減少をきたす病態

尿中N-アセチル-β-D-グルコサミニダーゼとは

尿中N-アセチル-β-D-グルコサミニダーゼは、腎臓の近位尿細管に含まれる糖の分解酵素の一種。通常、尿中には出ないが、尿細管上皮が障害を受けると尿細管からもれて尿に排出される。

検査の方法・ポイント

NAG活性は朝高く、日中から夜にかけて低くなるうえ、尿量に大きく左右される。そのため、できるだけ**24時間蓄尿したもので検査する**。24時間蓄尿での検査が難しい場合は、**早朝起床時尿を用いる**。

検査後の看護ケア

NAGは、細菌などの増殖によって尿のpHがアルカリ性に傾くと、活性が低下して低値となることがある。急性腎炎やネフローゼ症候群など、腎や尿細管に異常がある場合は高値を示すが、**腎障害があるにもかかわらず低値を示す場合は、高度の障害がある可能性が高いため注意が必要**。

一般検査

尿中微量アルブミン
urinary albumin

検体材料 尿

尿検査

検査の目的
尿中に含まれた微量のアルブミンを測定することで、糖尿病による腎障害の早期発見、腎糸球体障害の指標とする。

基準値・異常が考えられる原因

高値
- 糖尿病性腎症
- 糸球体腎炎
- ループス腎炎
- ネフローゼ症候群

基準値
- 分時排泄量 ▶ 20μg/分以下
- 随時濃度 ▶ 25μg/mL以下
- 1日排泄量 ▶ 30mg/日以下
- アルブミン指数 ▶ 11mg/gクレアチニン以下

検査の方法・ポイント

尿中微量アルブミンの検査法には定量法と定性法がある。**定性法（尿試験紙法）は感度が低いため、スクリーニングの場合に限って用い、後日必ず定量法の検査を行う。**

月経中の女性の検査は控える。また、疲労、感冒、過度な運動などが認められる場合も検査は行わない。

糖尿病性腎症の検出を目的とする場合は、血糖、HbA1c（→P.182）などで血糖コントロールの状態を確認し、血糖や血圧のコントロールが不良な場合は検査を控える。

検査はできるだけ蓄尿で行うが、随時尿の場合はなるべく午前中に採った尿で行うようにする。

アルブミンとは

アルブミンは、体液の浸透圧を維持したり、いろいろな物質の運搬を行ったりする物質。分子量が比較的小さく、腎臓の機能が低下すると、比較的早期に尿中に排出される。

便検査の概要

 便検査とは

　飲食物が消化器で消化・吸収された後の残りかすの排泄物である便は、消化管の状態を反映するため、消化器疾患の検査として用いられる。

　検査では、色・形状・硬さなど外見の観察のほか、1日の排便頻度や便秘・下痢の有無、痔疾の有無などもあわせて確認する。本来便には含まれない血液の有無を調べる**潜血反応検査**と、寄生虫の有無を調べる**寄生虫検査**が中心になる。寄生虫検査では、便の観察のほか、肛門付近の卵の有無を調べることもある。

　潜血反応検査は消化管内の出血を検出するのに有効で、大腸がんのスクリーニング検査として健診や人間ドックにも利用されている。また、食中毒や感染性疾患が疑われる場合には、**細菌検査**（→P.298）も必要となる。

 便ができる過程

　口から入った食物は、口の中で噛み砕かれ、唾液と混ざって食道から胃へと送られる。胃液によって分解され、粥状になった食物は、十二指腸に送られ、ここで胆汁や膵液によってさらに消化され、小腸へと運ばれる。飲食物に含まれる栄養素は、ほとんど小腸で消化吸収される。残りかすが大腸へと運ばれ、ここでさらに水分を吸収して便を適度な硬さにし、直腸を経て肛門から排泄する。1日8〜10ℓの水分が、小腸で6〜8ℓ、大腸で1〜2ℓ吸収されるといわれている。

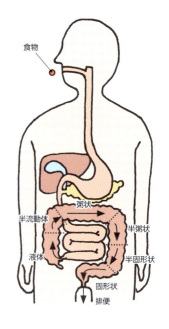

胃や小腸でも消化吸収されなかった食物の残りかすは、大腸を移動する間に徐々に水分を吸収され、固形状の便となって排泄される。

便の採取方法

●事前の準備と注意点

便検査は、一般的に本人に便の採取をしてもらうが、看護師が行う場合は次のような点に注意する。
- 検査前に歯肉出血、鼻血、痔疾などの有無を被検者に確認しておく。
- 尿意があるようなら、先に排尿を済ませてもらい、一度流してから便を採取する。
- 便の、1か所だけからでなく、できるだけ複数箇所から採取する。
- 細菌検査が目的の場合は、事前に便器を洗浄しておく。ポータブル便器を使用してもよい。
- 細菌検査を行う場合は、膿や粘液が混ざっていないかどうかを確認し、あればその部分を採取する。
- 採便容器やフタの内側に手が触れないように注意する。

●採取手順

1. 便が水中に落ちないよう、**便器の中にトイレットペーパーを折りたたんで敷いておき**、被検者には洋式トイレの場合はいつもと逆の向きに座ってもらう。
2. 採便器の本体を持ち、**保存液がこぼれないようにゆっくりキャップを外す。**
3. スティックで便の表面を回転させながら、**こするように適量を採取する。**
4. **スティックを斜め上からキャップに差し込み、パチンと音がするまで押し込む。** 被検者の氏名が書かれたシールを貼り、同じく氏名を記載した袋に入れ、すみやかに提出する。

※洋式トイレで逆向きに座れない場合は、通常の向きで浅く座ってもらう。

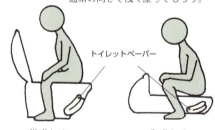

洋式トイレ　　　和式トイレ

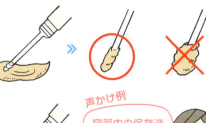

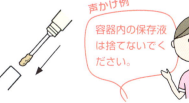

声かけ例：容器内の保存液は捨てないでください。

一般検査

便検査　　　　　　　　　　　　　　　　　検体材料　便

便性状
stool condition

検査の目的　肉眼で便の形や硬さ、色や付着物などから、消化・吸収・運動の状態や腸管の狭窄、出血の有無などを調べる。

基準値・異常が考えられる原因

基準値　色▶黄褐色〜茶褐色　　性状▶固形便

異常

色調

鮮血便	●大腸炎　●痔疾　●大腸がん　●赤痢など
タール便	●胃潰瘍　●十二指腸潰瘍　●胃がん ●食道静脈瘤破裂
黒色便（斑点状）	●鉄剤服用など
黄色便	●下痢
緑色便	●強い酸性便（小児）　●抗菌薬服用 ●緑黄色野菜の多量摂取
灰白色便	●胆道閉塞　●重症膵炎　●バリウム検査後

性状

軟便〜水様便（下痢便）	●腸管の水分吸収不足　●蠕動運動亢進
白色下痢便（乳児）	●ロタウイルスによる胃腸炎
兎糞状便（水分の少ない小塊状）	●宿便やけいれん性便秘
硬く、太い便	●弛緩性便秘　●大腸無力症
鉛筆様便	●大腸にけいれん性収縮や直腸に狭窄がある
粘液便	●潰瘍性大腸炎　●過敏性腸症候群
粘血便	●赤痢　●腸炎ビブリオ感染　●潰瘍性大腸炎 ●日本住血吸虫症

検査の方法・ポイント

　便の採取はP.107を参照して行い、色、硬さ、形状、においのほか、血液や粘液、膿、脂肪、あるいは固形物が混ざっていないかをチェックする。加えて、排便回数、量、食事と水分摂取の内容と量を確認する。健康な便は黄褐色から茶褐色、バナナ状で軟らかい状態である。**腹痛がある場合は、腹痛の部位や性質、程度、腹部膨満感の有無などを観察し、脱水症状や貧血の有無なども確認する。**

検査結果が悪いときの対応

　悪臭が強い場合は、腸内で悪玉菌が生成した腐敗物質が増えている証拠で、このような便は便秘や下痢、発がんなど、体にさまざまな害をおよぼす。便秘や下痢などの排便障害がある場合は、消化管機能や直腸肛門機能の障害や全身性疾患の疑いがあるが、まずは食生活に注意する。

　感染症の疑いがある場合には、便の取り扱い、消毒方法に十分に注意する。

再検査になる場合

腸からの出血がある赤い便（鮮血便）や黒い便（タール便）、白い便が1度でなく2度、3度と続いたり、便が細くなる、泥状便や水様便が2〜3週間続くようであれば、精密検査で原因を明らかにする必要がある。

検査後の看護ケア

●下痢の場合

　下痢の症状があるときは、腹部の圧迫やマッサージ、寒冷刺激などを避けて**保温に努める**。消化器に負担をかけないよう、消化がよく栄養豊富な食事を心がけ、こまめな水分摂取を行う。酸味の強い食事や香辛料、炭酸飲料、乳製品などは、吸収障害や蠕動運動を亢進させるために避ける。

　また、生活リズムの乱れは腸内環境にも影響するため、生活リズムを整え、ストレスを避けることも大切。

●便秘の場合

　規則正しい食事と野菜などの食物繊維の摂取を心がけ、意識して水分をとるよう指導する。また、ウォーキングやジョギングなどの運動は、全身の血流をよくして代謝をアップさせる。腹筋運動などで腹圧を強化したり、腰や腹部を蒸しタオル（ぬれタオルをレンジで温めたもの）で温めて、腹腔内の血流を増加させて蠕動運動を促したりする方法もある。腹部を「の」の字にマッサージするのも効果的。

一般検査

便検査　　　　　　　　　　　　　　検体材料　便

便潜血反応
fecal occult blood reaction

検査の目的　肉眼では見えない便中の血液の有無を調べる。消化管からの出血をきたす疾患・病態が疑われるときなどに行われる。

基準値・異常が考えられる原因

陽性（＋）
- 潰瘍（胃・十二指腸潰瘍、潰瘍性大腸炎）
- 腫瘍（大腸がん、大腸ポリープ、胃がん）
- 炎症（急性胃粘膜病変、クローン病、憩室炎）
- その他（食道静脈瘤破裂、痔核）　など

基準値　陰性（－）

Point! 検査の方法・ポイント

　直腸からの出血の場合は、便に血が付着するため確認しやすいが、**小腸や大腸からの出血は肉眼ではわかりにくいため、この検査が行われる**。

　便潜血の検査には**「化学的測定法」**と**「免疫学的測定法」**がある。

● **化学的測定法**

　古くから用いられてきた検査法で、赤血球中のヘモグロビンが酵素の働きで青く発色する作用を利用して、便に試験紙をつけ、変色具合で潜血の有無をみる。この方法では前日に肉類や鉄剤をとっていると陽性に、緑黄色野菜やビタミンC製剤をとっていると陰性となることがあるため、検査前日の食事については注意が出される。現在では、ほとんど行われていない。

● **免疫学的測定法**

　ヒトヘモグロビンに対する抗体を用いて潜血の有無を調べる検査。消化液による変性のため上部消化管からの出血は検出できないこともあり、主に下部消化管での出血を検出する場合に利用される。とくに、大腸がんのスクリーニング検査として広く用いられる。

検査結果の見方

小腸から肛門までのどこかで出血があると陽性となる。月経血、痔出血の混入がないよう、注意が必要。

また、**この検査では、陰性でも消化管出血がないとは言いきれない。**血液は便の中に均等に混じっているわけではなく、たまたま検便からは出血が認められないということもありうる。そのため、正確に検査するためにも、便のいろいろな箇所を2～3日間、連続して検査する。

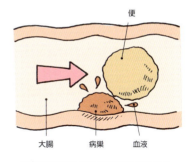

下部消化管のどこかに出血があると、便の一部に赤血球のヘモグロビンが付着する。何度か検査を重ねて精度を上げる方法が一般的。

検査結果が悪いときの対応

再検査でもさらに陽性の場合は、大腸内視鏡検査などの精密検査を行い、出血している部位と、出血の原因を詳しく調べる。

また、**消化管出血によって貧血になっていないか、血液検査も行われる。**

MEMO

再検査になる場合

一度陽性反応が出た場合は、日を変えて再検査を行う。歯肉や鼻からの出血、月経血で陽性となることがあるため、消化管以外の出血の有無を確認することも必要。

検査後の看護ケア

便潜血は、消化管に何らかの異常があるため出血しているので、**食事の内容や量を確認し、負担をかけないように心がける。**場合によっては絶飲食をして、消化管を休める。また、消化管に影響をおよぼす副作用がある内服薬の有無を確認する。

腹部冷罨法によって、腸の運動を抑制し、出血を助長しないようにする。

感染症が原因の出血と考えられる場合は、的確に汚物を処理して感染経路を断ち、二次感染の予防に努める。

対応例

便検査では便に触れる可能性が高いため、感染が疑われる被検者の便を扱うときは二次感染予防に努めます。手袋の使用や、手の消毒を心がけましょう。

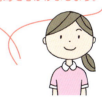

一般検査

便検査　　　　　　　　　　　　　　　　　検体材料　便など

寄生虫、寄生虫卵
parasites , parasites egg

検査の目的　主に食品の汚染などによって口から入り、ヒトの消化管に寄生する寄生虫・寄生虫卵の有無を、便で調べる。

基準値

基準値　陰性（−）

●便内にみられる主な寄生虫・寄生虫卵

原虫（げんちゅう）	ひとつの細胞核からできている単細胞の寄生虫。非常に小さいため顕微鏡で見ないと確認できない。
回虫（かいちゅう）	卵が付着した生野菜などの摂取により、感染する。小腸で孵化して肺で成長後、小腸に戻って成虫となる。感染後、2か月で20〜30万個の卵を産み、腹痛や下痢などを起こす。迷入や穿孔により、肝臓や腹腔、胆管、胃に入って急性腹症を起こすことがある。
鉤虫（こうちゅう）	幼虫が経口・経皮的に侵入して感染する。十二指腸虫ともよばれ、小腸に寄生して吸血するため、腹痛、下痢、嘔吐、貧血、めまい、動悸、倦怠感などが起こる。
蟯虫（ぎょうちゅう）	経口感染すると、小腸で孵化して2〜6週間かけて盲腸で成虫となる。肛門付近に5,000〜15,000個の卵を産むため、手などに付着して再感染する。肛門部のかゆみ、腹痛、リンパ節炎などを起こす。
鞭虫（べんちゅう）	成虫は盲腸や大腸、虫垂の粘膜に寄生し、便とともに排泄された卵が外界で幼虫となって感染性をもつ。腹痛、粘血便、貧血、下痢などを起こす。
条虫（じょうちゅう）	幼虫が寄生した肉や魚などを摂取することで経口感染し、腸壁で成虫となる。腹痛、下痢、貧血、体重減少などのほか、迷入により重篤な脳障害を起こすこともある。
吸虫（きゅうちゅう）	経口によって人体に侵入する。肺ジストマ症は血痰、日本住血吸虫は粘血便、胃腸障害のほか、重篤な場合は、肺や脳の塞栓、てんかん発作などを起こす。

検査の方法・ポイント

※便の採取方法はP.107参照。

便中の寄生虫卵を検出する検査には、いくつかの種類があるが、目的に合った方法を選ぶ。

●主な検査方法

- **直接塗抹法**…スライドガラスに直接少量の便を塗布し、水1滴を加えてカバーガラスで覆って顕微鏡検査を行う。産卵数が多い回虫卵や、寄生数の多い鞭虫などの検出に適する。
- **浮遊集卵法**…寄生虫卵の比重より重い溶液の中で便を攪拌し、寄生虫卵を液の表面に浮遊させ、これをスライドガラスに付着させてカバーガラスで覆い、顕微鏡検査を行う。
- **遠心沈殿集卵法**…便中の消化残渣をエーテルを用いて溶解、液面に浮上させ、比重の重い寄生虫卵を遠心分離して沈殿させ、沈渣物を検査する。
- **雌虫孵化培養法**…便をろ紙の端に薄く塗り、少量の水を入れた試験管内に便が濡れないように入れ、ふたをして25〜30℃の孵卵器の中で10〜14日間培養する。試験管の底をルーペなどで観察して子虫の有無を検査する。
- **セロハンテープ法**…夜中に肛門付近に産卵する蟯虫の有無を調べるため、特殊なセロハンテープを肛門に貼って、はがしたセロハンテープに卵が付着しているかどうかを顕微鏡で観察する。
- **免疫学的検査法**…血液の中の抗体を調べる免疫学的検査が行われることがある。

陽性の場合の対応

海外渡航歴や媒介となるペットの飼育の有無を確認し、栄養状態や食事の摂取状況を把握する。 あわせて、便性状、全身倦怠感、栄養状態、腹痛や下痢の症状がないかを観察する。

検査後の看護ケア

駆虫薬を正確な量と間隔で投与し、便の形状を観察する。排便後の手洗いを徹底し、下着や寝具などの頻繁な交換による清潔を心がけて便の殺虫処理が確実に行われるようにする。**家族にも感染していることが多いので、被検者の家族にも検査をすすめ、食物の洗浄と十分な加熱処理による予防法を伝える。**

穿刺液・採取液検査の概要

穿刺液検査とは

　体腔内に過剰に貯留した液を穿刺して採取し、原因となる疾患の診断を行うための**検査**。髄液、胸水、腹水、心囊液、関節液などが用いられる。

　検査によって、炎症が原因で貯留した滲出液か、炎症以外の原因、たとえばうっ血、変性、水血症、浮腫などによる漏出液かを見きわめる。

　最終的に、細菌などによる感染、腫瘍の浸潤、低栄養や心不全、腎不全、肝不全などによる全身性浮腫の一部症状、外傷や異物による出血の有無など、**貯留した液体の原因を明らかにする**。

採取液検査とは

　検査のために採取された検体のうち、**穿刺によらず採取された体液を用いて行う検査**。一般的には、胃液検査、十二指腸液検査、精液検査、子宮頸管粘液検査、腟分泌液検査などがこれにあたる。

〈穿刺液・採取液検査の主な種類〉

一般的性状	●肉眼的性状…色調、清濁、沈殿、凝固物混濁の有無、臭気、液の性状（漿液性、粘液性、膿性、乳び性、血性、脂肪性、胆汁性など）。 ●比重…屈折計で測定する。
生化学検査	●リバルタ反応…酢酸添加量や水道水の温度によって反応が左右されるため、酢酸添加混和後、しばらく静置してから検査を行う。 ●たんぱく量…血清たんぱく計を用いて屈折率からたんぱく量を読み取る。 ●糖質…漏出液では血漿グルコース濃度と近似することが多く、滲出液では細菌や炎症細胞による解糖作用により低値となる。 ●その他の生化学、免疫血清学的検査…LDH※、アミラーゼ、ADA※、腫瘍マーカーなど。
細胞診検査	●細胞数…チュルク液で10倍希釈し、ビュルケルチュルク計算盤で算定する。 ●細胞腫類…ギムザ染色標本を作製し、検体を引きガラス法で塗抹後すぐに乾燥させる。主に胸水、腹水中の腫瘍細胞の病理的検査として行われる。
細菌検査	無菌的に穿刺した液を塗抹、染色、顕微鏡検査する。

※LDH：乳酸脱水素酵素
※ADA：アデノシンデアミナーゼ

穿刺前の注意点

- 医師からの説明内容とともに、**採取する穿刺液の必要量、処理・保存方法などを確認しておく**。
- 被検者に検査の具体的な流れや方法について説明する。検査後は安静が必要となるため、**事前にトイレを済ませておくよう声かけする**。
- 穿刺針の刺入時および体腔液採取時に動くと吸引に失敗することがあるため、**咳やくしゃみが出そうなときは事前に知らせること、圧迫感や疼痛を感じても動かないように声かけする**。
- 消毒薬や体液による汚染を防ぐため、**穿刺部周囲の下に処置用シーツを敷く**。

穿刺中の注意点

- 穿刺検査では被検者が不安を抱えていることが多いため、**穿刺中も声かけをして被検者の緊張や不安をやわらげる**。
- プライバシーに配慮して、バスタオルなどを使用して、**穿刺部位以外の不必要な露出を避ける**。
- それぞれの穿刺法に適した体位（ファーラー位や仰臥位、側臥位など）や環境を確認し、**被検者ができるだけ安楽な体位がとれるように調整する**。
- 感染症を起こさないよう、**穿刺の際は無菌処理に留意する**。
- 検査中は**痛みの有無・程度、脈拍、顔色の変化、気分不良、呼吸状態の異常の有無・程度、咳嗽の増加（胸腔穿刺の場合）、チアノーゼの有無を観察**する。

穿刺後の看護ケア

- 出血傾向がある被検者の場合は、**止血を厳重に行う**。
- 異常が起きた場合にすぐに対応できるように、**バイタルサインや呼吸状態、意識状態を観察する**。血圧が低下した場合は出血しているおそれがあるため、ただちに医師に報告する。
- 腸骨に穿刺した場合は、止血しやすくするため、**穿刺部を下にして臥床させる**。
- 吐き気のある被検者は、2〜3時間は禁食とする。
- 感染症を併発しやすいため**皮膚や粘膜の清潔と保護に努め、検査当日は入浴禁止**とし、穿刺部位に異常がなければ翌日は入浴を許可する。
- 穿刺部位にもよるが、**検査後は比較的長時間の安静が必要となる**。

一般検査

穿刺液・採取液検査　　　検体材料　胸水／腹水／心嚢液

体腔液検査（胸水／腹水／心嚢液）
examination of pleural fluid / ascites / pericardial fluid

検査の目的　外観やたんぱく濃度から、漏出液と滲出液に分け、体腔液が貯留した原因を探る。

🔍 基準値・異常が考えられる原因

胸水／腹水／心嚢液貯留

	液体	原因
胸水貯留	漏出液	腎不全、肝不全、うっ血性心不全、ネフローゼ症候群など
	滲出液	胸膜炎、肺炎、悪性腫瘍など
腹水貯留	漏出液	腎不全、うっ血性心不全、ネフローゼ症候群など
	滲出液	膵炎（すい）、腹膜炎、悪性腫瘍など
心嚢液貯留	漏出液	全身性エリテマトーデス、粘液水腫、低たんぱく血症など
	滲出液	感染性心膜炎、リウマチ性心膜炎など

基準値　健康な人でも少量の液体が存在（約10mℓ）

〈漏出液／滲出液の鑑別基準〉

	漏出液	滲出液
外観	淡黄色、透明	混濁
たんぱく濃度	3.0g/dℓ以下	3.0g/dℓ以上
比重	1.015以下	1.018以上
リバルタ反応	陰性（−）	陽性（＋）
フィブリノゲン	少ない	多い
細胞数	少ない	多い

胸水とは

胸膜腔内には通常10～15mℓの漿液性の液体があり、肺胸膜と壁側胸膜との摩擦や癒着を防ぐ潤滑油の役割を果たしている。この液体の産生と吸収のバランスがくずれると胸水が貯留する。胸水が漏出液の場合はうっ血性心不全や腎不全、肝不全、ネフローゼ症候群などが、滲出液の場合は胸膜炎や細菌性肺炎などの感染症、結核、悪性腫瘍、自己免疫疾患などが疑われる。

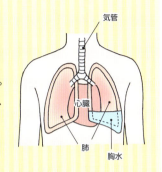

腹水とは

通常20～50mℓの腹腔内液体が過剰に貯留した腹水は、さまざまな原因によって起こる。もっとも一般的なのは、門脈（肝臓につながる静脈）の血圧が上昇する門脈圧亢進症で、多くは肝硬変などの肝疾患によって起こる。腹水が漏出液の場合は、うっ血性心不全や肝硬変、ネフローゼ症候群、門脈閉塞、滲出液の場合は、腹膜炎、膵炎、胆嚢炎、悪性腫瘍などが疑われる。

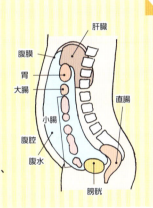

心嚢液とは

心臓の表面を囲む臓側心膜（心外膜）と壁側心膜の間にあり、心膜を保護している液体を心嚢液または心嚢水という。通常10～50mℓの心嚢液が異常に貯留した状態は心嚢液（水）貯留とよばれ、急性心膜炎、心筋梗塞による心破裂、大動脈解離、悪性腫瘍、外傷などが原因となる。心嚢液貯留が進むと、心臓が圧迫されて全身に血液を送り出すポンプ機能が低下した心タンポナーデを起こし、突然死の原因ともなるため、注意する。

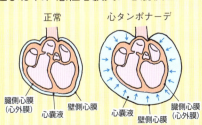

検査の方法・ポイント

●胸腔穿刺検査

局所麻酔をした後、胸壁後腋窩線上第7～8肋骨上線に穿刺して吸引する。**穿刺針の挿入の際は呼吸を止め、吸引時はゆっくり浅い呼吸をしてもらう。**検査時間は10～30分程度。外観や比重、たんぱく量、LDH、細胞数などの性状を調べて漏出液か滲出液かを判定する。おおむねたんぱく濃度が3.0g/dL以下は漏出液、3.0g/dL以上は滲出液となる。

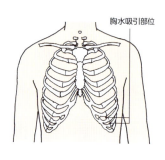
胸水吸引部位

●腹水穿刺検査

検査前に臍上の腹囲測定を行う。局所麻酔後、穿刺を行うが、穿刺部位は右図のa、bが血管損傷がもっとも少なく安全とされている。cで行う場合は、超音波で部位を確認して穿刺することが多い。**大量の腹水を急速に吸引すると、血圧の低下などにつながることもあるため、吸引の速度・量には注意する。**

検査後は再び腹囲測定を行い、圧迫固定と腹圧減少によるショック予防のために腹帯を締める。

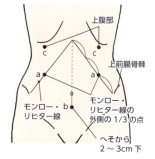
腹水採取部位

●心嚢穿刺検査

局所麻酔の後、心嚢を試験穿刺し、カテラン針を使った本穿刺を行う。カテラン針からガイドワイヤーを挿入し、ワイヤーに沿ってカテーテルを挿入、心嚢液を採取する。液の貯留状態によっては、そのままドレーンを留置して持続的に貯留液を排出することもある。**心嚢穿刺は、動いている心臓に針を刺すため危険をともない、エコーを使って穿刺部位を確認しながら慎重に行う。検査前・検査中の被検者の不安をやわらげることも重要。**

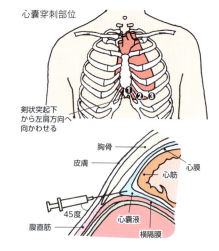
心嚢穿刺部位

検査結果の見方

穿刺液検査で採取された液は、以下のような項目の検査を行って疑われる疾患や病態を絞り込み、診断する。

〈体腔液検査の所見〉

項目	異常所見	疑われる疾患や病態
外観	漿液性（淡黄色透明）	非化膿性炎症
	血性（赤色混濁）	がん、出血
	膿性（膿様混濁）	化膿
	乳び性（白色混濁）	リンパ管の損傷、フィラリア症
細胞数	白血球増加	化膿
	リンパ球増加	結核
	腫瘍細胞検出	がん
糖	30mg/dℓ以下	リウマチ性胸水
LDH（乳酸脱水素酵素）	500U/ℓ以上	がん、結核
ADA（アデノシンデアミナーゼ）	50U/ℓ以上	結核
アミラーゼ	血清上限値より高値	膵炎、アミラーゼ産生腫瘍

検査後の看護ケア

胸水の場合
液体の性状により体液を分類するLightの基準（下の①〜③）を基本に、液が滲出液か漏出液かを検査する。
❶胸水総たんぱく/血清総たんぱく＞0.5　❷胸水LDH/血清LDH＞0.6
❸胸水LDH＞血清LDHの基準値上限の2/3
ひとつでも陽性なら滲出性胸水、すべて満たさない場合は漏出性胸水となる。

腹水の場合
貯留した腹水で消化管が圧迫されたり、腸蠕動が低下したりして便秘になりやすい。下剤の投与や浣腸、摘便などを行う。

心嚢水の場合
穿刺部の出血や血腫、感染症、不整脈、気胸、血胸、低血圧、心筋および冠動脈損傷などの合併症の可能性がある。**検査後のバイタルサインや意識などの確認を、注意して行う。**

一般検査

穿刺液・採取液検査　　　　　　　　　　　検体材料　関節液

関節液検査
synovial fluid

検査の目的　関節の腫脹や疼痛があり、関節液が大量に貯留しているときに、その原因を解明して診断を確定するために行う。

🔍 基準値・異常が考えられる原因

項目	基準値	非炎症性疾患	炎症性疾患	感染性疾患
外観	透明、淡黄色	透明、黄色	黄色、軽度混濁	混濁、緑黄色
粘稠度	強度粘稠	粘稠	水性	膿性
ムチン塊	あり	時々あり	なし	なし
白血球数	50個/μℓ未満	200～2,000個/μℓ	2,000～50,000個/μℓ	50,000個/μℓ以上
糖濃度	血糖と同等	血糖と同等	血糖より低い	血糖より著しく低い
関連疾患	―	変形性関節症、外傷性関節炎、特発性関節水腫、Charcot関節	関節リウマチ、痛風、偽痛風、全身性エリテマトーデス、強直性脊椎炎	細菌性関節炎、結核性関節炎、ウイルス性関節炎、Reiter症候群

関節液とは

関節を包む関節包の内側にある滑膜で産生される、淡黄色で透明の液体で、「滑液」ともよばれる。ヒアルロン酸とコンドロイチンを含むために独特の粘性があり、関節がスムーズに動くように潤滑剤の役目を果たしている。成分のおよそ半分は血漿成分で、変形性関節症や関節炎などが起きると大量に貯留を起こし、変性する。

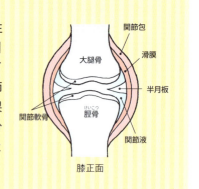

膝正面

検体検査　一般検査

検査の方法・ポイント

関節内に注射針を刺入し、関節液の一部を採取し、外観（色調、清濁、性状）、ムチン塊テスト、細胞学的検査のほか、必要に応じて化学的検査や結晶同定、微生物学的検査などを行う。関節液貯留の原因を解明し、診断を確定するためには、**関節液を無菌的に採取することが大切**。炎症があると糖濃度も低下するが、血糖との関係で評価をするため、血糖測定も行う。

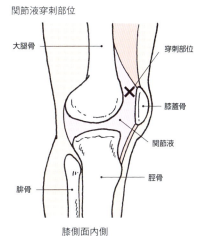

関節液穿刺部位／大腿骨／穿刺部位／膝蓋骨／関節液／脛骨／腓骨／膝側面内側

3章　穿刺液・採取液検査──関節液検査

検査結果の見方・対応

通常は数mLと非常に少ない関節液が、炎症などで過剰に増えると、炎症が強くなるにつれて粘性が弱まり、黄色～緑黄色となって混濁し、白血球も増える。**貯留した液が数十mLになると滑膜を圧迫して炎症を悪化させてしまうため、関節液を抜く治療を行う必要がある**。薬液を注入する場合は、注射針を抜かずに注射器のみを交換して行う。

MEMO
別の検査

関節液の細菌を確認するためにグラム染色、細菌培養などを行うほか、炎症が認められる場合には白血球数、血糖値の検査などが行われる。

検査後の看護ケア

穿刺の際には出血や感染に十分注意を払う。とくに、嫌気性菌の感染が疑われる場合は関節液が空気に触れないように注意して、すみやかに嫌気性菌移送容器に移す。

関節の痛みや腫れ、炎症やこわばりのほか、発熱や全身倦怠感などの有無を観察し、**炎症が強いときは安静を図る**。必要なときは固定具などを用いて関節を固定する。鎮痛薬による疼痛コントロールとともに、**副作用の出現にも注意する**。

対応例

立ったり座ったりする動作が不自由な方へは、介助が必要です。高齢で聞こえづらい方には、話し方をゆっくりにするなど配慮します。

一般検査

穿刺液・採取液検査　　　　　　　　　　検体材料　髄液

髄液検査（脳脊髄液検査）
cerebrospinal fluid

検査の目的　髄液の量や成分を調べ、脳や脊髄、中枢神経の疾患、髄膜炎、脳炎、軽微なくも膜下出血などの診断のために行う。

🔍 基準値・異常が考えられる原因

項目	基準値	異常値	原因など
髄液圧	60～180mmH₂O	上昇↑	脳腫瘍、脳膿瘍、脳出血、脳浮腫
		低下↓	高度の脱水
外観	透明、清	鮮紅色	新鮮なくも膜下出血
		黄褐色	陳旧性出血、黄疸
細胞数	5個/μℓ以下	白血球増加	化膿性髄膜炎、脳膿瘍、白血病性髄膜炎
		単核球増加	ウイルス性髄膜炎、日本脳炎、結核性髄膜炎
		好酸球増加	寄生虫症
		腫瘍細胞	がん性髄膜炎、脳腫瘍、悪性リンパ腫
		ALT様細胞	HAM
たんぱく	15～45mg/dℓ	高値	脳炎、髄膜炎、ギランバレー症候群、脳出血
		低値	良性頭蓋内圧亢進症
糖	45～90mg/dℓ	高値	高血糖
		低値	化膿性髄膜炎、がん性髄膜炎、脳炎、脳出血
LDH※	40U/ℓ以下	高値	がん性髄膜炎、細菌性髄膜炎
ADA※	8U/ℓ以下	高値	結核性髄膜炎

髄液とは

脳や脊髄の表面を覆い、くも膜下腔や脳室、脊髄中心管内にたまっている無色透明な液体のことを髄液もしくは脳脊髄液という。髄液は、中枢神経の保護と栄養物資の輸送、神経系から出される老廃物を排泄する役割を担っている。一日約500㎖が産生されるが、静脈に吸収されて一日におよそ3回入れ替わり、成人の髄液は約150㎖となっている。

※LDH：乳酸脱水素酵素
※ADA：アデノシンデアミナーゼ

検査の方法・ポイント

通常は腰椎穿刺によって採取する。被検者は左側臥位になり、ひざを腹部につくように曲げて両手で抱え込み、顎を胸につける。背をエビのように丸めることで、腰椎骨間腔をできるだけ広げることができる。穿刺部位を消毒し、局所麻酔薬を注射した後、第3、第4腰椎間を穿刺する。

髄液中の細胞変性は非常に早いため、採取後はすみやかに検査を行う。

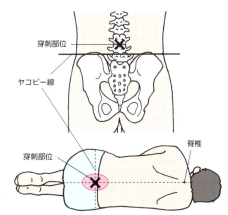

腰椎穿刺部位／穿刺部位／ヤコビー線／脊椎／穿刺部位

検査結果の見方・対応

検査では、まず髄液圧を測定し、髄液を採取して左表の項目を調べる。検査内容が多岐にわたり、異常の原因としてさまざまな疾患が考えられるため、**それぞれの基準値をきちんと把握して診断する。**髄膜炎では、2～3週間後に治療効果の確認のために、腰椎穿刺の再検査を行う。

MEMO

別の検査

髄膜炎や脳腫瘍、くも膜下出血などが疑われる場合は、症状に合わせて頭部CT、MRI、PET-CT、頭部血管造影、眼底検査などの検査を行う。

検査後の看護ケア

穿刺後は、必ず1～2時間は上向きになって安静を保ってもらう。検査後、頭や頸部、背、腰などの痛みや、複視などの症状が出る場合があるため注意し、**バイタルサインや意識の状態、尿量、輸液量**などを観察する。症状が出ても通常は数日以内に回復するが、何らかの症状が出た場合は必ず報告してもらい、医師に伝える。**腰椎穿刺については被検者の不安が大きいため、検査の目的や手順とともに、痛みや検査後の症状について、ていねいに説明することが大切。**

対応例

背中に針を刺される腰椎穿刺に恐怖を感じる被検者がいます。被検者を支える手でポン、ポンと軽く触れると、緊張がほぐれるようです。

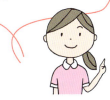

一般検査

穿刺液・採取液検査　　　検体材料　骨髄

骨髄検査
bone marrow

検査の目的　骨髄を穿刺して血液のもととなる骨髄血を採取し、造血能力や血液細胞の成熟度、異常細胞の有無などをみる。

基準値・異常が考えられる原因

有核細胞数
- 高値：●真性多血症　●慢性骨髄性白血病
- 基準値：10万〜20万個/μℓ
- 低値：●再生不良性貧血　●骨髄線維症

巨核球数
- 高値：●本態性血小板血症　●慢性骨髄性白血病
- 基準値：50〜150個/μℓ

異常細胞
- 出現：●白血病　●骨髄異形成症候群　●多発性骨髄腫　●がんの骨髄転移　●悪性リンパ腫細胞の浸潤
- 基準値：出現なし

〈細胞分画の参考値〉

骨髄芽球	1.3%
前骨髄球	4.4%
骨髄球	7.0%
桿状核球	13.6%
分葉核球	13.6%
好酸球	3.8%
好塩基球	0.2%

リンパ球	19.0%
単球	3.3%
形質細胞	1.2%
前赤芽球	0.2%
好塩基性赤芽球	1.8%
多染性赤芽球	16.6%
正染性赤芽球	2.2%

検査の方法・ポイント

骨髄検査には、骨髄に針を刺して注射器で骨髄血を採取し、それを染色して顕微鏡で調べる「**骨髄穿刺**」と、より太い針で骨髄の一部（組織）を採取する「**骨髄生検**」がある。

骨髄生検は、再生不良性貧血や骨髄線維症を疑うとき、骨髄穿刺で骨髄が出ないとき（ドライ・タップ）などに行われる。

被検者の恐怖心をやわらげるために、随時声かけを行うようにする。

●骨髄穿刺の注意点

胸骨穿刺では、穿刺針による臓器の損傷などのリスクがあるため、一般には腸骨穿刺が行われる。比較的太い針に不安を覚える被検者には、事前の説明などを十分に行う。

骨髄とは

骨髄は、骨の中にあるスポンジ状の組織で、血液をつくる造血器である。骨髄には造血機能をもつ赤色骨髄と、造血機能がなく主に脂肪からなる黄色骨髄がある。25歳を過ぎた成人では、赤色骨髄のほとんどが体躯の骨に集中するため、検査では採取しやすい腸骨から採取する。

検査結果の見方

検査結果では、**白血球、赤血球、血小板の値の増減に注目し、確認する**。また、再生不良性貧血では正常な細胞がすべて減少していたり、骨髄異形成症候群では全体として異型の細胞を多く含むなど、**細胞の形にも注意する**。

検査後の看護ケア

局所麻酔をする前に、**被検者に麻酔薬に対する過敏性の有無を確認し、検査前、検査中、検査後のバイタルサインに注意する**。検査部位の出血・疼痛の持続、血腫の形成、麻酔薬によるアレルギー反応、神経の損傷、感染症などの合併症の有無を観察し、何らかの症状がある場合は医師に報告する。

検査後は、30分～1時間程度はベッドで安静にし、止血のために穿刺部位を圧迫するように指導する。

対応例：被検者は針が見えない恐怖で体が動くことがあるため、穿刺の直前に「今動くと危ないですよ」と声をかけます。

一般検査

穿刺液・採取液検査 　　　　　　　　　　検体材料　精液

精液検査
semen

検査の目的　精液から精子の状態を調べて、男性不妊の診断のために行う検査。

🔍 基準値・異常が考えられる原因

基準値
- 精液量 ▶ 1〜6 mℓ
- 精子数 ▶ 150万個/mℓ以上
- 奇形率 ▶ 15％以下
- 運動率 ▶ 50％以上

低値
- 乏精子症（総精子数が3,900万個未満）
- 精子無力症（精子運動率が32％未満）
- 奇形精子症（形態の正常な精子が4％未満）
- 無精子症（射精液中に精子がない）

Point 検査の方法・ポイント

　3〜5日程度の禁欲期間後、自慰行為により採取容器に被検者に全量を採取してもらう。採取量は2mℓ以上。採取後、室温で30分前後放置したのち、液化・均一化させて1時間以内に検査する。

　精液はHIVやヘルペスなどのウイルスを含む可能性があるため、手袋着用など、取り扱いには十分な注意が必要。

検査結果の見方・対応

　この検査は、ストレス、飲酒、喫煙、肥満、糖尿病などの疾病や薬の影響など、**さまざまな要素が検査結果に影響する**。基準値を下回るからといって妊娠が望めないわけではないが、1回目の検査で異常値が出た場合は、2〜3回の検査を行って診断を確定する。

検査後の看護ケア

　採取の際は個室を用意したり、容器を提出する際にも、スタッフと顔を合わせずに済むように工夫するなどして、**プライバシーに配慮する**。また、市販のコンドームには精子を殺す薬が塗布されているため、検体の採取時には使用しないように伝える。

第4章
検体検査
血液一般検査

検体の一種である血液の成分を調べて健康状態をみる検査。主に全血を用いて血球の状態を観察し、健康診断など健康な人も含めて広く活用されている。

- 血液一般検査の概要……128
- 血球検査……132
- 血栓・止血検査……148

血液一般検査の概要

血液一般検査とは

　さまざまな疾患では、血液成分の量や性質が変化したり、健康なときにはみられない成分が現れることがあるため、血液検査によって疾患の診断が可能になる。このため、血液検査は貧血や白血病などの血液疾患だけでなく、肝臓や腎臓の異常、脂質異常症（高脂血症）、糖尿病などの診断にも用いられる。
　一般的な血液検査は、大きく①血球成分に関する**血球検査**、②**出血、凝固に関する検査**を指し、これに③**血沈**（赤血球沈降速度）を含めることもある。
　血液を試験管に入れて放置しておくと自然に凝血して「血餅」をつくる。血液から血餅を除いた液体部分、つまり、血漿から血液凝固因子を除いたものを「血清」といい、血液を検体とする検査では、**全血を用いて血球を検査**するものと、**血清もしくは血漿を生化学的、免疫学的に検査**するものがある。

血液の主な成分

　血液は体重の7～8％を占め、そのうち約45％は赤血球・白血球・血小板などの血球で、残りが液状成分の血漿から成り立つ。

- **赤血球**…ヘモグロビンによって**酸素を運搬**する。
- **白血球**…体内に入った**細菌や異物の処理**を行い、体を守る。
- **血小板**…**血液の凝固や止血**を行う。
- **血漿**…約90％は水で、たんぱく質、糖質、脂肪、電解質、無機質、酵素、ビタミン、ホルモンなどが含まれる。**栄養素や水分などを全身に運び、不要物を回収**する。

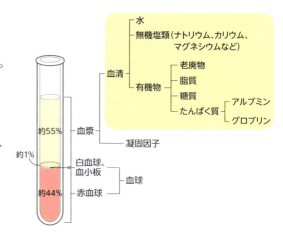

検体検査　血液一般検査

血球検査

　血液中の有形成分である血球は骨髄でつくられ、血液中に流れ込んでそれぞれの役目を果たした後、寿命を終え、脾臓や肝臓で破壊される。

　健康な人の場合、血液中の血球数はほぼ一定に保たれているため、血球検査でそれぞれの**血球（赤血球、白血球、血小板）の数と形態を調べることで、体内の異常を知る**ことができる。

　血液疾患だけでなく、さまざまな疾患のスクリーニング検査としても実施されている。

 POINT
主な検査項目
- 赤血球数…P.132
- ヘモグロビン…P.134
- ヘマトクリット…P.135
- 赤血球恒数…P.136
- 網(状)赤血球…P.138
- 赤血球沈降速度…P.140
- 白血球数…P.142
- 白血球分画…P.144
- 血小板数…P.146

血栓・止血検査

　血管が傷ついて出血すると、出血を阻止するシステムが働く。最初に血管が収縮し、傷ついた部分に血小板が粘着、凝集して血栓（**一次血栓**）をつくる。この一次血栓はもろいため、血漿中の凝固因子が作用してフィブリノゲン（→P.156）をフィブリンに変え、血小板でできた血栓を固めて、はがれにくい強固な血栓（**二次血栓**）をつくる。やがて血管が修復されると、今度は血漿中のたんぱく分解酵素プラスミンによって血栓が溶かされ、消失する。これをフィブリン溶解現象（線維素溶解現象、略して線溶）という。

　こうしたシステムが正しく働いているかどうかを確かめるのが、血栓・止血検査である。

POINT
主な検査項目
- 出血時間…P.148
- プロトロンビン時間…P.150
- 活性化部分トロンボプラスチン時間…P.152
- トロンボテスト…P.154
- ヘパプラスチンテスト…P.155
- フィブリノゲン…P.156
- フィブリン分解産物…P.158
- Dダイマー…P.158
- アンチトロンビン…P.160
- プラスミノゲン…P.162

◎**止血の仕組み**

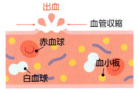
❶出血～血管収縮

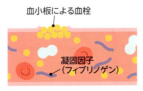
❷一次止血

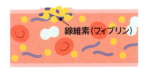
❸二次止血

採血の流れ

※真空管採血による静脈血採取の場合。

　採血には、**静脈から採血する静脈採血と動脈からの動脈採血**がある。特別な場合を除いては**静脈採血が一般的**で、肘正中皮静脈からの採血が基本。難しい場合は前腕の尺側皮静脈、橈側皮静脈から採血する。血管が見つからない場合は、手背の表在静脈や足背の静脈から採血することもある。

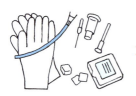

❶準備
採血の指示書を確認し、使用物品を準備する。手洗い後、被検者のもとに向かい、採血の目的と採血量などを説明する。

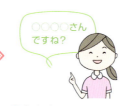

❷本人確認
被検者に氏名等を確認し、検体ラベルや指示書等と相違がないか確認する。採血ホルダーに採血針を接続する。

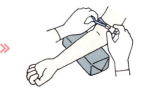

❸駆血・刺入部位の決定
利き手でないほうのできるだけまっすぐな血管を選び、穿刺部位から10cm程度中枢側に駆血帯を巻き、駆血する。

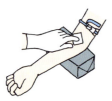

❹消毒
アルコールによるアレルギーの有無を確認してから、消毒綿で「の」の字を書くように穿刺部位を消毒する。

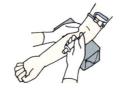

❺刺入
消毒部位が乾いたら、皮膚を手前に伸展させる。針先の刃面を上に向け、皮膚に対して10〜20度の角度で刺入する。

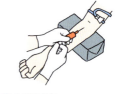

❻血液採取
穿刺部がずれないように注意しながら、採血管をまっすぐ採血ホルダーに差し込み、採血する。

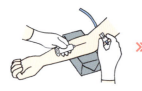

❼駆血帯を外す
必要量を採り終えたら、採血ホルダーから採血管を抜き、その後、駆血帯を外す。

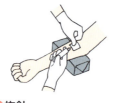

❽抜針
消毒綿で刺入部を押さえながら針を抜く。針と採血ホルダーは廃棄容器に直接捨てる。

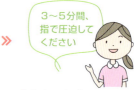

❾止血・片づけ
消毒綿の真上から約3〜5分間、指で圧迫止血をする。止血後、皮下出血の有無を確認する。

真空採血管のキャップ

採血管には、検査の内容によって添加剤が入っているものと入っていないものがあり、凝固剤も数種類ある。それぞれを区別するために、採血管のキャップの色が異なっている。**採血の順番も変わるため、必ず確認**が必要。

〈真空採血管のキャップの種類〉 ※JIS T 3233：2011による。

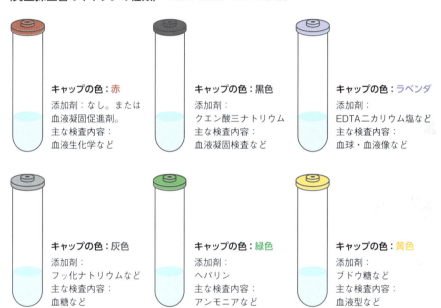

 ## 採血時の注意

- 溶血防止のために**動作は静かに**行い、溶血の原因となるアルコールが混入しないよう、消毒後、**アルコールが完全に乾いてから穿刺**する。
- 点滴をしている場合は、原則として**点滴をしていないほうの腕**から採血する。
- 出血傾向がみられる被検者の場合は、**採血後にしっかり圧迫止血**を行う。
- 凝固検査の指示があるときは、**凝固検査用採血管をはじめに装着しない**ようにする（穿刺時に、血液凝固因子が管内に混入しやすいため）。
- 注射器で採血した後に分注を行う（採血を一定量ずつ採血管に分ける）場合は、**血液に触れた針を刺さないように**気をつける。

血液一般検査

血球検査 | 検体材料　血液

赤血球数 (RBC)
red blood cell count

検査の目的：血液1μℓに含まれる赤血球の数を調べる。貧血や多血症の有無や、全身状態の把握に有効。

基準値・異常が考えられる原因

高値：● 赤血球増多症　● 脱水　● ショック　など

基準値：男性▶400万〜550万個/μℓ　女性▶380万〜480万個/μℓ

低値：● 鉄欠乏性貧血　● 再生不良性貧血　● 臓器出血　● 巨赤芽球性貧血（悪性貧血）　● 溶血性貧血　● 腎不全　など

Point 検査の方法・ポイント

かつては採血に抗凝固剤（EDTA塩）を加え、顕微鏡で赤血球を数えていたが、現在は**自動血球計数器にかけて測定**する。

測定器では、同時に白血球数、血小板数の測定が可能で、貧血の診断に欠かせない赤血球恒数も算出される。

一般に、**男性のほうが女性よりやや高め**だが、男女とも**赤血球数が300万個/μℓ以下の場合は、明らかな貧血**と診断される。

赤血球とは

赤血球は、**骨髄でつくられる血液の主成分**。中に含まれる**ヘモグロビンによって全身に酸素を運び、二酸化炭素を回収する働き**をしている。そのため、赤血球の数が減ると必要な酸素が送られなくなり、逆に多すぎると血液の流れが滞って血管が詰まりやすくなる。

検査結果の見方

検査では、臥位より立位、夜より朝、夏より冬に数値が高くなり、女性の場合、月経中や妊娠中は低値となる。また、運動や喫煙が高値の原因となることがある。基準値から大きくずれている場合や、急に低値あるいは高値となった場合は、注意が必要。

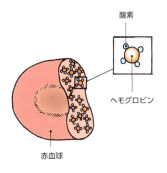

検査結果が悪いときの対応

貧血が疑われる場合は、赤血球恒数（→P.136～137）のMCV（平均赤血球容積）とMCHC（平均赤血球ヘモグロビン濃度）の数値を比較することで、貧血の種類を診断することができる。

比較的若い女性に多い貧血だが、がんや消化管の潰瘍など、**本人が気づかないうちに出血を起こしている可能性もある**ため、中高年の男性や閉経後の女性の場合にも注意する。

MEMO

追加検査

悪性貧血や再生不良性貧血、溶血性貧血、白血病などで著しい貧血がみられる場合は、赤血球恒数のほか、白血球分画、骨髄穿刺などの検査を行う。

検査後の看護ケア

日本人にもっとも多い「鉄欠乏性貧血」は、赤血球の材料となる鉄分の不足が原因である。規則正しく、バランスのよい食事を心がけながら、レバーや肉類、貝類、ナッツ類、ホウレンソウなど、とくに鉄の多い食品を積極的にとるようにする。**鉄剤を服用する場合は、お茶やコーヒーは鉄の吸収を阻害する**タンニンを含むため、必ず水か白湯で飲むようにアドバイスする。

また、**多血症（ヘマトクリット50％以上）の場合は血液の粘度が高まり血栓症を起こしやすくなる**ため、胸痛や呼吸困難、耳鳴りなどの症状に注意して、心筋梗塞や脳梗塞の早期発見に努める。

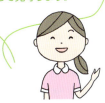

対応例

赤血球やヘモグロビン値が低い被検者の場合は、ふらつきが起こっていないか注意して見守ります。

血液一般検査

血球検査　　　　　　　　　　　　　検体材料　血液

ヘモグロビン(Hb)
hemoglobin

検査の目的　赤血球の中に含まれるヘモグロビン濃度から、主に貧血の有無や程度を調べる。

基準値・異常が考えられる原因

高値
- 真性多血症　● 脱水
- 二次性多血症（慢性呼吸器疾患など）　● ストレス　など

基準値　男性▶14〜18g/dℓ　女性▶12〜16g/dℓ

低値
- 鉄欠乏性貧血　● 悪性腫瘍　● 白血病　● 膠原病
- 再生不良性貧血　● 溶血性貧血　● 悪性貧血　など

検査の方法・ポイント

採取した血液を**自動血球計数器にかける**ことで、赤血球数、白血球数、血小板数、網（状）赤血球数などとともに測定される。

検査結果の見方・対応

WHOでは、ヘモグロビン濃度が男性13g/dℓ未満、女性12g/dℓ未満を貧血と定義し、10g/dℓまでを軽度、8〜10g/dℓを中等度、**8g/dℓ以下を高度貧血**としている。低値の場合は、再検査で貧血の種類や程度を調べる。

ヘモグロビンとは

ヘムという色素とグロビンというたんぱく質からできた血色素。赤血球の主成分で、体内の組織に酸素を運び、代わりに二酸化炭素を受け取って肺まで運ぶ、重要な役割を担う。

検査後の看護ケア

女性の場合、月経による定期的な出血とともに、無理なダイエットや偏食が原因となった摂取量の不足などで、**鉄欠乏性貧血**が起こりやすい。ふだんの食生活や摂取量にも注意を促す。

検体検査　血液一般検査

血液一般検査

血球検査

検体材料　血液

ヘマトクリット (Ht)
hematocrit

検査の目的　赤血球数とヘモグロビン値のデータを組み合わせて分析することで、貧血の有無や種類を見分ける目安とする。

基準値・異常が考えられる原因

高値
- 真性多血症　● 脱水　● 二次性多血症（慢性呼吸器疾患など）
- ストレス　など

基準値　男性 ▶ 40〜48%　女性 ▶ 36〜42%

低値
- 鉄欠乏性貧血　● 悪性貧血　● 白血病　● 膠原病
- 再生不良性貧血　● 溶血性貧血　● 悪性腫瘍　など

検査の方法・ポイント

採取した血液を**遠心分離装置によって血漿（けっしょう）と固形成分に分離**し、赤血球の割合を調べる。自動血球計数器で赤血球数などを同時に調べることが多い。

ヘマトクリットとは

ヘマトは血液、クリットは分離という意味で、**血液中に占める赤血球の容積割合（%）** をヘマトクリット値という。

検査結果の見方・対応

低値の場合、赤血球数やヘモグロビン濃度の検査結果をあわせて赤血球恒数を求めることで、**貧血の種類や程度をおおよそ診断する**ことができる。貧血の種類によって、二次検査や治療方法が異なる。

検査後の看護ケア

低値の場合に一番に考えられる鉄欠乏性貧血では、ある程度進行すると動悸や息切れなどのほかにも全身の浮腫やスプーンネイルなどの症状が現れるため、こうした症状の有無についても観察する。

4章　血球検査——ヘモグロビン（Hb）／ヘマトクリット（Ht）

血液一般検査

血球検査　　　　　　　　　　　　　　検体材料　血液

赤血球恒数
erythrocyte indices

検査の目的：赤血球の大きさや含まれるヘモグロビン濃度を調べることで、おおよその貧血の種類や程度を把握する検査。

基準値・異常が考えられる原因

	MCV	MCH	MCHC	考えられる原因
高値	100fℓ 以上	33pg 以上	基準値と同じ	**大球性正色素性貧血** ●巨赤芽球性貧血 ●再生不良性貧血
基準値	81〜99fℓ	26〜32pg	32〜36% (g/dℓ)	**正球性正色素性貧血** ●溶血性貧血　●再生不良性貧血 ●腎性貧血 ●急性出血　●白血病
低値	80fℓ 以下	25pg 以下	31% (g/dℓ) 以下	**小球性低色素性貧血** ●鉄欠乏性貧血 ●鉄芽球性貧血 ●サラセミア　●慢性炎症

- **大球性正色素性貧血**…赤血球が大きく、赤血球中のヘモグロビン濃度は正常な状態の貧血。ビタミンB₁₂や葉酸の欠乏によって起こる。
- **正球性正色素性貧血**…赤血球の大きさも赤血球中のヘモグロビン濃度も正常だが、赤血球が寿命（約120日）の前に壊れてしまう溶血性貧血など。
- **小球性低色素正貧血**…赤血球が小さく、赤血球中のヘモグロビン濃度が低下する貧血で、鉄欠乏性貧血が代表的。

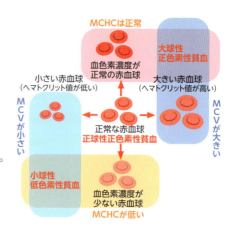

検体検査　血液一般検査

Point 数値の求め方・ポイント

※RBC（万個/μℓ）＝赤血球数、Ht（％）＝ヘマトクリット値、Hb（g/dL）＝ヘモグロビン濃度。

- **MCV（Mean corpuscular volume）：平均赤血球容積**
  赤血球の大きさ。
  MCV（fℓ）＝ Ht ÷ RBC × 10

- **MCH（Mean corpuscular hemoglobin）：平均赤血球ヘモグロビン量**
  赤血球内のヘモグロビンの含有量。
  MCH（pg）＝ Hb ÷ RBC × 10

- **MCHC（Mean corpuscular hemoglobin concentration）：平均赤血球ヘモグロビン濃度**
  赤血球容積に対するヘモグロビン量の割合。
  MCHC（％またはg/dℓ）＝ Hb ÷ Ht × 100

検査結果の見方

赤血球恒数（MCV、MCH、MCHC）は、**赤血球数、ヘモグロビン濃度、ヘマトクリット値**という3つの数値から算出される（上表参照）。健康な人の場合、赤血球中に含まれる**ヘモグロビンの濃度はほぼ一定**のため、MCHCが極端な異常値を示す場合は、3つの数値を再度測定する必要がある。

検査結果が悪いときの対応・検査後の看護ケア

貧血にはさまざまな種類があり、なかには再生不良性貧血のように重症で治療が難しいものもある。

当初は貧血が疑われた場合でも、精密検査の結果、白血病が発覚することも少なくない。**赤血球数が低値の場合は軽く考えずに原因を確認し**、疾患ごとに適切な治療と看護ケアを行うことが必要になる。検査結果から貧血の種類を確認し、めまいや立ちくらみ、息切れ、動悸、胸痛による息苦しさ、だるさや疲れやすさなど、貧血からくる各症状に注意することが大切。

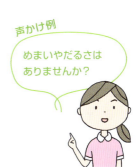

声かけ例
めまいやだるさはありませんか？

血液一般検査

血球検査　　　　　　　　　　　　　検体材料　血液

網(状)赤血球
もう　じょう
reticulocyte

検査の目的　血液中の赤血球内の網(状)赤血球の割合を調べて、骨髄の造血能力に異常がないか調べる。主に貧血の種類を推定する。

基準値・異常が考えられる原因

高値
- 溶血性貧血
- 急性の出血
- 巨赤芽球性貧血や鉄欠乏性貧血の治療初期
- 貧血の回復期　など

基準値　男性▶**0.2～2.7**%　女性▶**0.2～2.6**%

低値
- 再生不良性貧血
- 甲状腺機能低下症
- 葉酸欠乏
- 骨髄線維症
- 腎不全
- 急性白血病
- ビタミンB₁₂欠乏　など

Point 検査の方法・ポイント

　かつては採取した血液を色素で染色して、顕微鏡で赤血球1,000個中の網(状)赤血球数を数えていたが、最近は**自動血球計数器**での測定が一般的。
　この検査は、被検者にとって身体的・時間的・費用的負担の大きい骨髄検査をしなくても、**骨髄の赤血球産生能力に異常がないかを知る**ことができる。そのため、骨髄機能が低下した際の回復状態を知る簡便な検査としても用いられている。

網(状)赤血球とは

骨髄でつくられた赤芽球は、脱核後に網(状)赤血球を経て赤血球となる。
網(状)赤血球は**脱核後、細胞質にリボ核酸(RNA)が残っている未熟な赤血球**のことで、色素で染めるとRNAが網目状に見えることからこの名がある。網目は約2日で消えて、成熟した赤血球となる。

検査結果の見方

この検査では主に貧血の種類を調べる。

- **溶血性貧血**など…造血機能に異常がない貧血の場合は、赤血球を補うために骨髄での造血が亢進して高値となる。
- **再生不良性貧血**など…骨髄での造血能力が低下することで起こる貧血では、赤血球がつくられないため網(状)赤血球数は減少する。

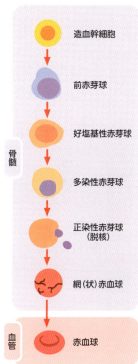

〈赤血球ができるまで〉

造血幹細胞 → 前赤芽球 → 好塩基性赤芽球 → 多染性赤芽球 → 正染性赤芽球(脱核) → 網(状)赤血球 → 赤血球

(骨髄／血管)

検査結果が悪いときの対応

この検査では、網(状)赤血球数の赤血球数に対する比率(％)で表されるが、骨髄での造血能力を知るためには、**網(状)赤血球数の絶対数を把握**する必要がある。比率が同じでも、赤血球数が半分になれば造血能力は半分になり、相対比率だけでは正しく把握できないこともあるためである。

溶血性貧血や出血が疑われる場合、骨髄での造血能力が網(状)赤血球数に反映されるまでに1週間ほどかかるため、**1週間後に再検査**を行う。

> **MEMO**
>
> **追加検査** 数値が低い場合、再生不良性貧血がまず疑われる。血小板数や白血球数、骨髄穿刺などのさらに詳しい検査を行って病気を診断し、専門的治療を行う。

検査後の看護ケア

網(状)赤血球数の増加は骨髄での造血が盛んなことを示すため、一般的には貧血の場合もこの測定値が高いほうが、治りやすいとされている。合併症や二次的障害の発症を予防するためにも、異常の早期発見に努める。

再生不良性貧血では、骨髄機能の低下にともなって赤血球だけでなく白血球、血小板も減少する。白血球数の減少は免疫機能の低下を意味するため、貧血の治療とともに、**感染症対策にも配慮が必要**となる。

血液一般検査

血球検査 | 検体材料　血液

赤血球沈降速度（赤沈、血沈、ESR）
erythrocyte sedimentation rate

検査の目的　体内で起きた炎症や組織崩壊、血漿たんぱく異常などを調べる。慢性炎症性疾患の経過観察時などに行う。

基準値・異常が考えられる原因

高値
- 炎症（急性・慢性感染症、膠原病など）
- 組織破壊（心筋梗塞、悪性腫瘍など）
- 血漿たんぱく異常（多発性骨髄腫）

基準値　（1時間値）　男性▶2〜10㎜　女性▶3〜15㎜

低値
- 真性多血症　● 播種性血管内凝固症（DIC）

検査の方法・ポイント

　国際基準のウェスターグレン法では、抗凝固剤として3.8％のクエン酸ナトリウムを0.4㎖入れた容器に、1.6㎖の静脈血を加える。ふたをして泡立てないようにゆっくり混ぜ合わせて、専用の固定台に試験管を立てておくと赤血球は沈み、上部に血漿が残る。1時間後の赤血球層の位置を測定する。

　赤血球沈降速度値は高温で促進し、低温で遅延するため、測定時の室温を忘れずに記載する。

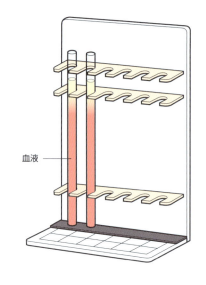
血液

検査結果の見方

「赤沈」または「血沈」ともよばれるこの検査は、**体内で炎症や組織破壊などがあると数値が上昇し、赤血球の増加、血液凝固因子の減少などで数値が下降**する。ただし、異常値はさまざまな疾患によって発生し、個人差があるため、この検査で異常値が出ても疾患や状態の特定につなげることはできない。

検査結果が悪いときの対応

赤血球沈降速度は、赤血球数と血漿中のたんぱくによって亢進したり、遅延したりする。**血液中のたんぱくが増加すると血球が凝集しやすくなり、沈降が亢進**するといわれている。

また、高齢者、月経中や妊娠後期の女性では数値が高くなることがある。それでも、1時間値が20mm以内であれば、問題はほぼないと考えられている。

炎症などが検査結果に影響するまでに、一般的に発生から30時間以上かかるため、異変を迅速に知るには不適当。しかし、慢性感染症では病変を知るのに役立つ。

MEMO 追加検査

異常値が出た場合、この検査では疾患を特定できない。このため、症状や既往症などから疾患を推測し、被検者の状態に合わせて詳しく検査を行い、疾患を特定する。

検査後の看護ケア

バイタルサインの観察や発熱などの感染症状、貧血の有無などを確認し、息切れや胸痛の把握、食事や水分摂取の状況や尿量の観察を行う。

現在、炎症を測定する検査としては、C反応性たんぱく（→P.264）検査のほうが、より正確な指標として用いられているが、**膠原病の診療**においては、現在も行われる検査である。

炎症による苦痛がある場合は、体位の工夫、鎮痛・解熱薬の投薬などにより、軽減を図る。

採血のポイント

被検者自身にフルネームで名乗ってもらい、採血管のラベルの名前と合っているか確認しましょう。検査結果によって治療は変わります。正しい人から正しい検体をとることを徹底しましょう。

血液一般検査

血球検査　　　　　　　　　　　検体材料　血液

白血球数（WBC）
white blood cell count

検査の目的：白血球数は体内の炎症で増加する。感染症や炎症性疾患・血液疾患・薬の副作用の診断や経過観察などのために行う。

基準値・異常が考えられる原因

高値
- 急性感染症　● 溶血　● ストレス　● 外傷　● 急性心筋梗塞
- 熱傷　● 悪性腫瘍

基準値　男性 ▶ 3,700〜9,200個/μℓ　女性 ▶ 3,500〜8,200個/μℓ

低値
- 無顆粒球症　● 膠原病
- 薬剤アレルギー（抗菌薬、抗けいれん薬、抗甲状腺薬など）
- 血液疾患（再生不良性貧血、白血病、骨髄異形成症候群）
- 肝硬変　● 抗がん薬投与　● 放射線障害　● エイズ

Point 検査の方法・ポイント

検査は、採取した血液を**自動血球計数器で測定**する。

激しい運動や入浴直後、食事の直後には一時的に白血球数が増加するため、採血は安静時や食前に行う。

また、白血球数は、1日のうちでも朝より夕方が多く、食後30分〜1時間で10〜15％上昇するなど**生理的変動が大きい**のが特徴。ストレスや喫煙でも上昇するため、注意する。

白血球とは

私たちを**細菌やウイルスから守る免疫機能を司る**白血球には、好中球、好酸球、好塩基球、リンパ球、単球という5つの種類があり、それぞれに異なる働きをしている。その数は年齢によっても異なり、成人よりも小児、小児よりも幼児・新生児と、若くなるほど多くなっている。

検査結果の見方

白血球数が増加している場合は、各種の感染症が考えられ、外傷がない場合は肺炎や扁桃炎など、何らかの炎症が起こっていると考えられる。

白血球が少ない場合は、造血幹細胞の障害（再生不良性貧血や白血病、放射線・薬剤による骨髄障害）が疑われる。

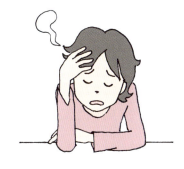

検査結果が悪いときの対応

白血球数は炎症の状態を反映し、急性虫垂炎（盲腸）で手術をするかしないかの指標にもなる。蜂窩織炎などでは、異常高値となる。炎症の徴候である発赤・熱感・腫脹・疼痛、機能障害に注意する。

検査後の看護ケア

十分な休息と栄養、水分を保持し、脱水に気をつける。そのうえで、バイタルサインや炎症徴候をよく観察する。

白血球のうち、**とくに好中球が減少したときは、感染症に対する注意が必要**。白血球が3,000個/$\mu\ell$以下になると免疫力が低下し、白血球数1,000個/$\mu\ell$以下で好中球数500個/$\mu\ell$以下の場合は、通常は病原とならない細菌や真菌、ウイルスなどの弱毒菌に感染する「日和見感染」を起こしやすくなる。しかも、長期化したり重症になることもあるため、細心の注意を払う。好中球が100個/$\mu\ell$以下の場合は、無菌室へ収容して感染対策を行い、治療が必要となる。

また、薬剤の副作用によって好中球が減少することもあるため、注意する。

喫煙者に禁煙の指導を行うこともある。

MEMO　再検査になる場合

白血球数は食事や運動、ストレスなどによる生理的変動が大きい。検査で異常値が出た場合は3～7日後に再検査をして、検査値の増減を観察する。

対応例

白血球数が少ないと免疫力が低下するため、感染症にかからないよう配慮します。

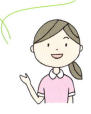

血液一般検査

血球検査　　　　　　　　　　　　　　検体材料　血液

白血球分画（白血球像、血液像）
differential leukocyte count

検査の目的　特有の働きをもつ5種類の白血球の割合を％で表し、増減を調べることで、異常の原因を詳しく絞り込む。

基準値・異常が考えられる原因

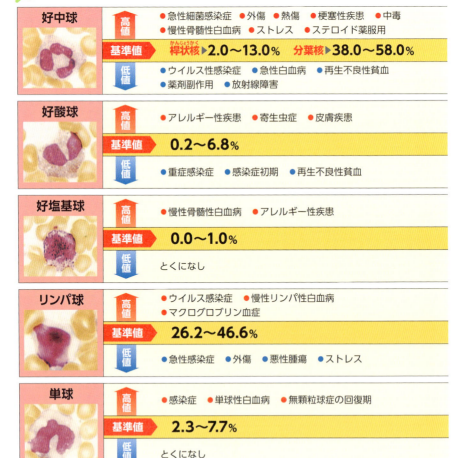

好中球
- 高値：●急性細菌感染症　●外傷　●熱傷　●梗塞性疾患　●中毒　●慢性骨髄性白血病　●ストレス　●ステロイド薬服用
- 基準値：桿状核▶2.0〜13.0％　分葉核▶38.0〜58.0％
- 低値：●ウイルス性感染症　●急性白血病　●再生不良性貧血　●薬剤副作用　●放射線障害

好酸球
- 高値：●アレルギー性疾患　●寄生虫症　●皮膚疾患
- 基準値：0.2〜6.8％
- 低値：●重症感染症　●感染症初期　●再生不良性貧血

好塩基球
- 高値：●慢性骨髄性白血病　●アレルギー性疾患
- 基準値：0.0〜1.0％
- 低値：とくになし

リンパ球
- 高値：●ウイルス感染症　●慢性リンパ性白血病　●マクログロブリン血症
- 基準値：26.2〜46.6％
- 低値：●急性感染症　●外傷　●悪性腫瘍　●ストレス

単球
- 高値：●感染症　●単球性白血病　●無顆粒球症の回復期
- 基準値：2.3〜7.7％
- 低値：とくになし

白血球分画…白血球の5つの種類の割合を％で表したもの。

検体検査　血液一般検査

4章 血球検査──白血球分画（白血球像、血液像）

検査の方法・ポイント

検査は、白血球数の増加・減少が認められたときに行われ、採取した血液を**自動血球計数器で測定する**のが一般的。ただし、貧血や白血病などの血液疾患では、**血球数に異常がなくても血球の形態に異常があることが多い**。異常値がみられる場合には顕微鏡で確認し、鑑別診断を行う。激しい運動や入浴直後、食後などは一時的に数値が変動するため、採血は安静時や食前に行うようにする。

種類	主な働き
好中球	●遊走作用　●貪食作用 ●殺菌作用
好酸球	●遊走作用　●貪食作用 ●免疫作用
好塩基球	●ヘパリン産生
リンパ球	●免疫作用　●抗原抗体反応
単球	●食菌作用

検査結果が悪いときの対応

一般に、健康な人の血液中にあって白血球とよばれるのは成熟白血球のこと。これより前段階の未熟な白血球が出現している場合は、重症の感染症や組織の炎症・破壊などが考えられる。さらに、骨髄幹細胞から分かれたばかりの「**芽球」が出現・増加している場合は、白血病など**の重篤な病態が考えられる。骨髄穿刺などの詳細な検査が必要となる。

MEMO
追加検査
赤血球数や血小板数などの各種血液検査や骨髄検査の検査結果を総合して、それぞれの分画の増減から疑われる疾患の確定診断を行い、治療をする。

検査後の看護ケア

再生不良性貧血や白血病などの重篤な疾患の場合、診断や経過観察のために血球数や白血球分画などの検査が頻繁に行われる。感染症や出血傾向などの合併症の有無を診断し、適切な治療を行うためには欠かせない検査だが、患者の心理的負担も大きい。**頻回の検査が必要な理由を、患者に説明**しておくようにする。

採血のポイント
幼児が暴れると針が折れる可能性があり、危険です。関節の押さえ方を先輩に教わるとよいでしょう。

【血液一般検査】

血球検査　　　　　　　　　　　　　検体材料　血液

血小板数（PLT）
platelet count

検査の目的　主に出血傾向の有無を知るため、止血作用のある血小板の数を調べる。

基準値・異常が考えられる原因

高値
- 慢性骨髄性白血病
- 真性多血症
- 血栓症
- 本態性血小板血症
- 感染症

基準値　14万〜40万個/μℓ

低値

血小板生成の低下
- 再生不良性貧血
- 急性白血病
- 巨赤芽球性貧血
- がんの骨髄転移
- 肝硬変

血小板消費の増加
- 特発性血小板減少性紫斑病（ITP）
- 全身性エリテマトーデス
- 播種性血管内凝固症（DIC）
- 敗血症
- 脾機能亢進症

Point 検査の方法・ポイント

検査は、採取した血液を**自動血球計数器**で測定する。検査では、抗凝固剤として使用したEDTAによって血小板が凝集してしまい、血小板が少なく算定される「EDTA依存性偽性血小板減少」を起こしてしまうことがある。そのため、血小板の減少を認めた場合には、必ず**顕微鏡で血小板の凝集の有無を確認**する必要がある。EDTAの代わりにヘパリンを用いることもある。

血小板とは

血小板は、血管が損傷するとそこに集まり（粘着）、互いにくっついて（凝集）、塊（血栓）となって傷口に栓をして止血する働きがある。血液疾患だけでなく、肝疾患や膠原病などでも異常値がみられることがあり、病状判断の重要な指標となっている。

検査結果の見方

血小板数が基準値内でも出血傾向がみられる場合には、血小板の数だけでなく、血小板凝集能にも注意する。血小板凝集能が高まると血栓ができやすくなり、脳梗塞や心筋梗塞などの原因となる。**血小板数が多すぎても少なすぎても骨髄検査を行い**、血小板の前段階である巨核球の数を確認することで骨髄機能を調べる。

検査結果が悪いときの対応

10万個/μℓ以下は「血小板減少症」とよばれ、**出血リスクが高まる**ため、精密検査が必要になる。5万個/μℓ以下になると出血傾向が強まり、1~2万個/μℓ以下になると止血が難しく、鼻出血だけでなく消化管出血や脳出血などの生命にかかわる大出血を引き起こす危険性もあるため、注意する。

検査後の看護ケア

血小板減少症では、鼻出血や歯肉出血、皮下点状出血などがみられる。一度出血すると止血がうまく行われないため、**外傷・打撲だけでなく、衣服や寝具の摩擦にも十分注意**する。

反対に、40万個/μℓ以上は「血小板増多症（血小板血症）」といい、血小板が多いため血栓ができやすく、反面出血しやすいなどの症状が現れる。**胸痛や四肢のしびれを感じたら、血栓症の疑いもあるので、すぐに受診するように伝える。**

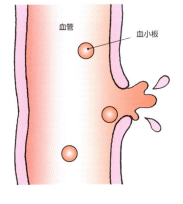

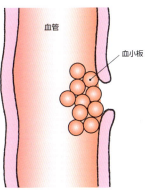

血小板が少ないと、出血した際の止血に影響がある。逆に血小板が多いと、血栓ができて血管が詰まりやすくなる。

対応例

血液がサラサラになるというサプリメントを飲んでいる高齢者が増えています。針を抜いた後に、止血をしっかりしてもらいましょう。

血液一般検査

血栓・止血検査　　　　　　検体材料　血液

出血時間
bleeding time

検査の目的　皮膚に小さな傷をつけて血を出し、止血するまでの時間を調べて血小板の数や機能に異常がないかを調べる。

基準値・異常が考えられる原因

延長

血小板の減少
- 再生不良性貧血　● 特発性血小板減少性紫斑病 (ITP)
- 急性白血病　● 播種性血管内凝固症 (DIC)　など

血小板機能の低下　● 血小板無力症　● 骨髄腫　● 尿毒症　など

血管の異常　● 遺伝性出血性毛細血管拡張症　● 壊血病　など

凝固因子異常　● フォン・ヴィレブラント病　など

基準値　Duke法 ▶ **1～3分**　Ivy法 ▶ **2～6分**

短縮
- 穿刺による傷の幅や深さの不足が考えられる

検査の方法・ポイント

　出血時間の検査法には、大きく分けて耳朶（耳たぶ）に傷をつけるDuke法と、前腕尺骨側に傷をつけるIvy法がある。日本では多くの場合、Duke法が用いられている。

Duke法
❶ 耳朶をアルコール綿で消毒し、傷をつけて出血させる。

❷ 30秒ごとに濾紙で血液を吸い取り、直径が1mm以下になるまでの時間を計測する。

Ivy法
❶ 上腕部に血圧計を巻き、40mmHgの圧を加えて前腕に傷をつける。

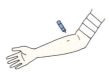

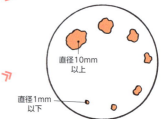

直径10mm以上

直径1mm以下

検査結果の見方

この検査は、簡単な方法で止血にかかわる毛細血管壁の機能、血小板の数と機能を総合的に把握できる。また、出血傾向のうち、血管壁や血小板の異常による疾患を検出するスクリーニング検査である。**解熱鎮痛薬のアスピリン、消炎薬のインドメタシンなどを服用していると、出血時間は延びる。**

また、手術前の患者の出血傾向の有無を確認するために行うこともある。

検査結果が悪いときの対応

出血時間の延長がある場合は、**血小板の減少もしくは血小板の機能異常によるものかを確認**する。血小板の減少が明らかな場合は、出血時間をわざわざ検査する意味はない。

また、被検者にこれまでの出血時の止血状況や血縁者に出血傾向のある人の有無を確認する。

> **MEMO**
> **再検査になる場合**
> 傷の幅や深さが足りない場合は正確な検査が行われないため、穿刺の際には注意が必要。

検査後の看護ケア

出血時間の検査は、特別な装置や試薬も必要なく、時間や場所を選ばず手軽に行うことができる検査だが、精度があまり高いとはいえず、明らかに血小板数が減少している場合に行うことは意味がない。とくに10万個/μℓ以下の場合は検査を控える。また、検査中に**5分以上止血しない場合も、患者への負担を考えて検査を中止し、早めに圧迫止血を行う。**

出血傾向がみられる場合は、皮膚や粘膜などに傷をつくらないよう保護し、清潔を保つよう努める。また、乾燥による出血を防ぐために、室温、湿度にも気をつける。なお、鼻腔粘膜や口腔は出血しやすいため、口腔ケアの際にはやわらかい歯ブラシを使用したり、必要に応じて綿棒や洗口液を用いるなどの配慮も必要。

対応例
出血時間の延長がみられる場合は、転んだだけで内出血したりあざができたりしやすいことがあります。入院中の患者さんの場合には、日常生活を見守ります。

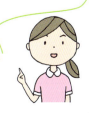

血液一般検査

血栓・止血検査　　　　　　　検体材料　血漿(けっしょう)

プロトロンビン時間（PT）
prothrombin time

検査の目的　血漿に試薬を加えて凝固するまでの時間を計ることで、**止血機能や肝機能の異常を知る指標となる。**

基準値・異常が考えられる原因

延長
- 先天性凝固因子欠乏症　● 肝障害
- 播種性血管内凝固症（DIC）　● 尿毒症　● 多発性骨髄腫
- ビタミンK欠乏症　● 抗凝固薬の使用（ヘパリン・ワルファリン）

基準値
- PT時間 ▶ 10～12秒　　PT活性比 ▶ 70～120%
- PT比 ▶ 0.85～1.2　　INR ▶ 0.9～1.1

短縮
- 血栓症（凝固亢進時）

検査の方法・ポイント

検査では、採取した血液の血漿を用いる。かつてはクエン酸ナトリウムの抗凝固剤1に対し、血漿9の割合で混合して遠心分離、さらに37℃の水槽につけた試験管に血漿100μℓに試薬を加えて、凝固するまでの時間を計っていたが、現在はほとんど**自動分析器によって測定**されている。

血漿とクエン酸ナトリウムの混合比が正しくないと、正確な数字が出ないので注意する。

プロトロンビン時間とは

プロトロンビンは、血液中で止血作用を担う凝固因子のひとつ。 凝固因子は12種類あり、第XII因子の活性で始まる「内因系凝固」と、傷害された組織からの組織因子が第VII因子と結合して始まる「外因系凝固」というふたつの経路にかかわる。PTは外因系の凝固因子の異常を見つけるための検査。

検査結果の見方

プロトロンビン時間の基準値には、血液が凝固するまでの時間（PT時間：秒）のほかに、健康な状態と比べたときの活性の割合（％）を示すPT活性比、検体凝固時間／対照凝固時間で表されるプロトロンビン比（PT比）、抗凝固薬ワルファリンのコントロールに用いられるプロトロンビン時間国際標準比（PT-INR）がある。検査結果の表記は施設によって異なるが、秒数で表記される場合には必ず対照血液のPTが併記されているので、その数値と比較して異常を判断する。

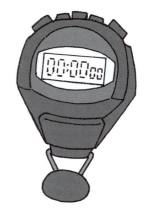

検査結果が悪いときの対応

PTは、外因系凝固にかかわる**第Ⅱ凝固因子であるプロトロンビン、Ⅴ、Ⅶ、Ⅹ因子、フィブリノゲン（Ⅰ因子）の欠乏や異常などによって延長**する。延長の場合は疾患の有無をはじめ、出血斑や関節内出血の有無を観察する。薬物の使用状況、肝障害の有無、ビタミンKの摂取不良や吸収障害、胆汁などの流出の状態とともに、本人や近親者の出血傾向の有無を確認する。

検査後の看護ケア

皮膚や粘膜に対し、外的刺激で出血しないように十分に注意し、採血などの処置を行う場合には、しっかりと止血する。**血液の凝固反応は採血した時点から始まるため、すみやかに採血を行い、検査に提出**する。なお、この検査では、ワルファリンやヘパリンなどの抗凝固薬を服用していると凝固時間が延長するため、必ず検査前に被検者の薬物使用状況を確認する。

> **MEMO**
>
> **再検査になる場合**
>
> プロトロンビン時間は、採血方法や血漿の取り方などによっても測定値が変わるため、基準値より延長していたら採血方法を変えたり、同一検体で再調査する。

対応例

止血したと思ってもあとでにじんでくることは、よくあります。抗凝固療法を行っている被検者の場合は、とくに注意しましょう。

【血液一般検査】

血栓・止血検査 　　　　　　　　検体材料　血漿

活性化部分トロンボプラスチン時間（APTT）
activated partial thromboplastin time

検査の目的
12種類の血液凝固因子のうち、血友病の原因となる第Ⅷ因子と第Ⅸ因子など、内因系凝固因子の異常を調べる。

基準値・異常が考えられる原因

延長
- 血友病A（第Ⅷ因子欠乏症）、血友病B（第Ⅸ因子欠乏症）
- 先天性凝固因子欠乏症・異常症（Ⅰ・Ⅱ・Ⅴ・Ⅷ・Ⅸ・Ⅹ・Ⅺ・Ⅻ）
- 肝障害　● 播種性血管内凝固症（DIC）　● 尿毒症
- 多発性骨髄腫　● 抗凝固薬の使用（ヘパリン、ワルファリン）

基準値　**30〜40秒**

短縮
- 血栓症（凝固亢進時）

検査の方法・ポイント

採取した血液の血漿に、**部分トロンボプラスチンの試薬とカルシウムイオンを加え、血液が凝固するまでの時間を測定**する。基準値を10秒以上延長した場合は異常とみなされる。

前項のプロトロンビン時間が外因系の凝固異常を調べるのに対し、この検査は内因系、とくにⅧ、Ⅸ、Ⅺ、Ⅻ因子の異常を調べるものである。

トロンボプラスチンとは

血小板や白血球に含まれるトロンボプラスチンは、血液凝固の第Ⅲ因子である。第Ⅶ因子とカルシウムイオンと結びついて第Ⅹ因子を活性化し、血液を凝固させる。正常血漿と血友病血漿を同じ速さで凝固させる完全トロンボプラスチンに対し、**正常な血漿に比べて血友病患者の血漿を早く凝固できないものを部分トロンボプラスチンという**。

検査結果の見方

この検査は、採血方法や血漿の扱い方などでも測定値が変動する。**基準値より延長した場合は、採血方法を変更したり、同一検体で再検査を行ったりして、結果を再確認**する。血液の凝固反応は採血の時点から始まり、凝固因子の中には温度変化によって不安定になるものがあるため、**採血後はすみやかに測定**することが重要。

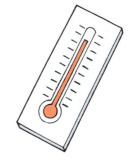

検査結果が悪いときの対応

APTTが延長する疾患のうち、もっとも代表的なものが血友病で、基準値より延長している場合は再検査を行う。**血友病には第Ⅷ因子が欠乏している血友病A**と、**第Ⅸ因子が欠乏している血友病B**とがあるため、いずれかを判断するために凝固因子活性検査などを行う。

また、播種性血管内凝固症（DIC）の場合は短時間で変動するため、連日検査を行う。

> **MEMO**
> **他の検査との関連性**
> PTは外因系、APTTは内因系凝固にかかわる因子を調べるものだが、2つの検査を組み合わせることで、凝固因子異常のスクリーニング検査となる。

検査後の看護ケア

プロトロンビン時間とともに、この検査も必ず**健康な人の血液と一緒に検査し、比較対照を行う**。血友病の場合、筋肉や関節内を中心に多彩な出血症状を起こすため、激しい運動は避け、出血時には欠乏因子を補給する。採血の際も注意して、細い針を用い、十分に止血をする。

また、歯科治療や手術の際に、時間を置いて再び出血する「後出血」が起こることがあるため、しばらく観察を続け、これらの処置の前には凝固因子製剤を輸注して、出血を予防するなどの対処をする。

採血のポイント

> 凝固剤を使うものは、採血直後に撹拌させることを忘れないようにします。

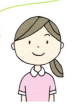

血液一般検査

血栓・止血検査　　　検体材料　血漿

トロンボテスト（TT）
thrombo test

検査の目的　血液凝固因子のうち、肝臓でつくられる際にビタミンKを必要とするⅡ、Ⅶ、Ⅹ因子の働きを調べる。

基準値・異常が考えられる原因

基準値 70〜130％

低値
- 肝炎、肝硬変などの肝障害
- ビタミンK欠乏症
- 播種性血管内凝固症（DIC）
- 先天性凝固因子欠乏症（Ⅱ、Ⅶ、Ⅹ）
- ワルファリンなどの経口抗凝固薬投与時
- 尿毒症
- 多発性骨髄腫

検査の方法・ポイント

クエン酸ナトリウムを抗凝固剤として、抗凝固剤1、血液9の割合で採血して混和し、血漿を分離して検査する。採血後、すみやかに検査を行うが、遠心分離したものを-20℃で凍結して保存することも可能。

検査結果の見方・対応

数値が低い場合は、ビタミンKの不足などで血液凝固能力が低下していることを示す。基準値を下回っても、数値が30〜50％あれば止血には問題ないとされている。

なお、採血の際、抗凝固剤にヘパリンやEDTAを用いた検体は、検査に使用できない。

検査後の看護ケア

血栓予防のための抗凝固療法では、TTで10〜20％になるようにワルファリンを投与し、5％以下では過剰投与とされる。ただし、最近ではTTよりもプロトロンビン時間からPT-INR（→P.151）を求め、INRが2.0〜3.0になるように調整するのが一般的になっている。

血液一般検査

血栓・止血検査 　　　　　　　　　　　検体材料　血漿

ヘパプラスチンテスト（HPT）
hepaplastin test

検査の目的　TTと同じく、産生時にビタミンKを必要とする血液凝固因子Ⅱ、Ⅶ、Ⅹの働きを調べる検査で、TTを改良したもの。

基準値・異常が考えられる原因

高値
- ビタミンK高含有食品の摂取
- 脂質異常症（高脂血症）
- 経口避妊薬投与
- 妊娠

基準値　70～130％

低値
- 肝炎、肝硬変などの肝障害
- ビタミンK欠乏症
- 播種性血管内凝固症（DIC）
- 先天性凝固因子欠乏症（Ⅱ、Ⅶ、Ⅹ）
- ワルファリンなどの抗凝固薬投与時

Point 検査の方法・ポイント

ほかの凝固検査と組み合わせることで、凝固活性低下の原因を探ることが可能。
検体の採取時に組織トロンボプラスチンの検体への混入を避けるため、2番目の採血管からの検体を使用するダブルシリンジ法を用いるようにする。

検査結果の見方・対応

トロンボテスト（TT）はPIVKA※が存在すると低値になるが、この検査では、組織因子としてウサギ（またはサル）の脳トロンボプラスチンを用いることで改善した。PIVKAの影響を受けず、より直接的に肝機能やビタミンKの欠乏状態を反映するのが特徴。

検査後の看護ケア

黄疸の有無や出血・出血斑の有無、意識状態の変化など、**肝障害やビタミンK欠乏状態に対する観察**を行う。HPTの値が著しく低下した場合は、すみやかに医師に報告する。
また、出血があった場合は、医師に申し出るように伝える。

※PIVKA：ビタミンK欠乏時に誘発されるたんぱくのこと（→P.285）

血液一般検査

血栓・止血検査　　　検体材料　血漿(けっしょう)

フィブリノゲン(Fg)
fibrinogen

検査の目的　血液凝固因子のひとつであるフィブリノゲンの異常を調べる。出血傾向や血栓症のスクリーニング検査となる。

基準値・異常が考えられる原因

高値
- 炎症性疾患（急性感染症、悪性腫瘍、心筋梗塞、膠原病、手術後）
- 脳血管障害　● ネフローゼ症候群

基準値　170〜410 mg/dℓ

低値
- 播種性血管内凝固症（DIC）　● 肝障害　● 白血病
- 無・低フィブリノゲン血症

検査の方法・ポイント

検査には、**フィブリノゲンを最終段階であるフィブリンとして重さを測定する方法**と、凝固因子のひとつであるトロンビンを加えてフィブリノゲンが、フィブリンとなって凝固するまでの時間を計るトロンビン法がある。

前者では採血に時間がかかったり、古くなった検体では偽低値になることがあり、後者ではフィブリノゲンに分子異常があると、トロンビン時間が延長して偽低値となることがあるので注意する。

フィブリノゲンとは

フィブリノゲンは肝臓でつくられるたんぱく質の一種で、血液凝固因子の第Ⅰ因子。**出血があるとトロンビンの酵素作用を受けてフィブリンとなって止血を促す**。急性の炎症や組織破壊があると血中のフィブリノゲンが急増して炎症反応の指標となり、出血傾向や血栓症のほか、感染症や悪性腫瘍のモニターともなっている。

検査結果の見方

肝臓でつくられるフィブリノゲンは、肝硬変や肝がんなどの肝障害で肝臓の機能が低下すると低値を示すことから、この検査は肝機能検査としても用いられる。全身の播種性血管内凝固症（DIC）と肝障害が重要。

低値を示す場合は、まれに先天性フィブリノゲン欠損症の場合も考えられる。

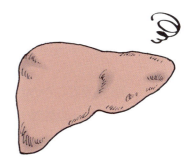

MEMO

再検査になる場合

フィブリノゲンは、急性の炎症があると血液中に出現する物質（急性相反応物質）のため、結果が高値となった場合は、経過の観察を行う。

検査結果が悪いときの対応

この検査では、数値が700mg/dLを超えると血栓傾向を示し、60mg/dL以下になると、出血傾向を示すといわれている。**体内に炎症や組織破壊が生じると、5〜6時間後にフィブリノゲンが増加して高値となる**ため、感染症や急性心筋梗塞の疑いがあるときにも用いられる。

検査後の看護ケア

結果が**低値の場合は、疾患や出血傾向の有無を把握**する。服用している薬剤と出血がないかどうかを確認し、出血がみられる場合はその量と部位を確認・観察する。

高値の場合は、バイタルサインの変化や胸痛・意識障害・運動障害の有無とその程度など、血栓の形成に関連した症状を観察する。ヘパリンや血液製剤の使用など、**薬物投与の状況を把握**することも大切。

低値の場合は、生理的止血がうまくいかなくなるため、出血をともなう検査や処置時には十分な注意が必要となる。

採血のポイント

集中していないと採血に失敗することがあります。プロとして、採血の前に心を整えることを習慣にしましょう。1回で採る！という気持ちも必要です。

血液一般検査

血栓・止血検査

フィブリン分解産物（FDP）／Dダイマー
fibrin degradation products/D-dimer

検体材料 FDP：血清、血漿
Dダイマー：血漿

検査の目的　血液凝固にかかわるフィブリンが分解されてできるFDPの数値から、血栓性・血液凝固線溶系の疾患の有無を調べる。

基準値・異常が考えられる原因

高値
- 1次線溶亢進、2次線溶亢進
- 播種性血管内凝固症（DIC）
- 血栓症、梗塞
- 悪性腫瘍
- 大動脈解離
- 腹水、胸水の貯留
- 肝硬変
- ウロキナーゼ大量投与時　など

FDP	基準値	5μg/ml以下
Dダイマー	基準値	LPIA法▶1.0μg/ml以下　ELISA法▶0.5μg/ml以下

検査の方法・ポイント

フィブリン分解産物（FDP）を検査するときは、ラテックスの粒子にFDPが反応する物質を結合させて採取した血液を入れ、FDPが集まってきて塊をつくる反応を測定する、**「ラテックス凝集法」**によって行う。

FDPを血清で検出するときは、線溶が起きないように、抗プラスミン活性をもつアプロチニンを添加した容器で採血する。

FDPは一次線溶、二次線溶の指標となり、Dダイマーは二次線溶の指標となる。

フィブリン分解産物とは

血栓ができると**血漿中のプラスミンが活性化してフィブリンを分解し、フィブリン分解産物となる**。これが線溶現象で、出血傾向の指標となる。

Dダイマーとは

FDPが線溶現象によって分解される過程で変化する、4種類の姿のうちのひとつ。**FDPは、最終的にはDダイマーとE分画になる**。

検査結果の見方・対応

FDP、もしくはDダイマーがどちらか一方でも基準値を超えている場合は、**体内のどこかで血栓の溶解が起こっていると考えられる**ため、フィブリノゲンや血小板数の検査などもあわせ、その原因を探る。

対応例: 凝固能が心配な場合には、止血のことをきちんと説明します。

検査後の看護ケア

FDPとDダイマーは、播種性血管内凝固症（DIC）をはじめとする血栓症の診断に用いられる。DICは、重症感染症や悪性腫瘍などで凝固機能が亢進し、体中に小さな血栓ができる。その際、血栓をつくるのに必要な血小板や凝固因子が消費され、出血傾向を引き起こすため、**血栓症と出血傾向を同時に引き起こす**。

〈DIC（播種性血管内凝固症）の診断基準〉

	厚生労働省	ISTH※	急性期
基礎疾患 臨床症状	有：1点 出血症状：1点 臓器症状：1点	必須項目 — —	必須項目 要除外診断 SIRS（3項目以上）：1点
血小板 ($\times 10^4/\mu\ell$)	8〜12：1点 5〜8：2点 <5：3点	5〜10：1点 <5：2点	8〜12 or 30%以上 減少/24h：1点 <8 or 50%以上減少 /24h：3点
FDP（$\mu g/m\ell$）	10〜20：1点 20〜40：2点 >40：3点	FDP、DD、SF 中等度増加：2点 著明増加：3点	10〜25：1点 >25：3点
フィブリノゲン (mg/dℓ)	100〜150：1点 <100：2点	<100：1点	—
PT	PT比 1.25〜1.67：1点 >1.67：2点	PT秒 3〜6秒延長：1点 6秒以上延長：2点	PT比 >1.2：1点
DIC診断	7点以上	5点以上	4点以上

（参考：岡本好司, 日暮愛一郎. 胆と膵. 2013；34(12):1219-26.）

※ISTH：国際血栓止血学会
厚労省の基準では、合計7点以上でDICと診断、6点でDICの疑い
白血病、その他の血液疾患では4点以上でDICと診断、3点でDICの疑い

血液一般検査

血栓・止血検査　　検体材料　血漿(けっしょう)

アンチトロンビン（AT）
antithrombin

検査の目的
トロンビンの働きを阻害するアンチトロンビンの活性と抗原量から、血液凝固や線溶の状態を調べる。

基準値・異常が考えられる原因

高値
- 急性肝炎　● 急性炎症　● 腎移植後

基準値　活性値 ▶ 80〜120%　たんぱく ▶ 20〜30 mg/dℓ

低値
- 播種性血管内凝固症（DIC）　● 敗血症　● 多臓器不全（MOF）
- 血栓症　● 非代償性肝硬変　● 劇症肝炎
- ネフローゼ症候群　● AT欠乏症

検査の方法・ポイント

抗凝固剤となる3.2％のクエン酸ナトリウム1に対して9の割合で採血する。転倒混和を5〜6回くり返して血漿分離した後、すみやかに**合成基質法**で測定する。

血栓予防の目的などで使用される**ヘパリン投与時には、正確な活性値が得られない**。

数日以内に血液製剤を使用したり輸血した場合は、測定値に影響が出ることがあるため注意する。

アンチトロンビンとは

肝臓で産生されるたんぱく質の一種。トロンビンや活性化された第X因子などと結合することで、それらの働きを抑制して凝固作用を抑制する。**肝障害があるとATの産生が滞って低値を示し、DICや重症の感染症では消耗によって低下**するため、これらの状態を知ることができる。

検査結果の見方

肝臓でつくられ、「抗凝固因子」または「凝固制御因子」などとよばれるATが欠乏すると、血液が固まって血管が詰まる血栓症を起こす。とくに、深部静脈血栓症が問題になる。

検査結果が悪いときの対応

ATが低値の場合は、紫斑や口腔内の出血の有無など、DICや血栓塞栓症の発生に注意する。

血栓予防などに用いられるヘパリンは、ATと結合して抗凝固作用を示すため、**ATが70％以下になっている場合は効果がない**。そのため、DICなどの重篤な疾患の治療に用いる場合は事前に検査をし、ATが70％以下の場合はAT Ⅲ製剤を投与する。

検査後の看護ケア

低値の場合は、血液が凝固しやすい傾向にある。**観察を密にし、脱水などによる血栓の発生を予防する**ように心がける。

血液凝固と線溶が亢進するDICの場合は、ATが消費されて減少して出血傾向になるため、**バイタルサインや顔色、意識状態を観察し、異常の早期発見に努める**。

また、先天的にATが欠乏している先天性AT欠乏症の人は、1,000人に1人の程度でみられるといわれる。このような人は血栓がくり返しできたりするので、注意が必要。

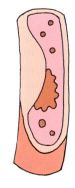

MEMO

追加検査

凝固亢進によって生じたトロンビンは、ATと結合してTAT（トロンビン・アンチトロンビン複合体）となって不活性化されるため、指標として、TAT検査が行われる。

採血のポイント

脱水などで血管が収縮していると、針が入りにくいことがあります。また、看護師の緊張によって被検者も緊張して血管が収縮しないように、自信をもって行いましょう。

血液一般検査

血栓・止血検査 　　検体材料 血漿(けっしょう)

プラスミノゲン (PLG)
plasminogen

検査の目的
プラスミンの前駆体であるプラスミノゲンを測定して、体内の凝固・線溶状態、とくに線溶活性を調べる。

基準値・異常が考えられる原因

高値
- 急性・慢性炎症性疾患
- 悪性腫瘍
- 血栓性静脈炎
- 外傷
- ストレス
- 妊娠
- 経口避妊薬

基準値　活性値▶70〜120%　抗原量▶10〜30mg/dℓ

低値
- 肝炎、肝硬変などの肝障害
- 播種性血管内凝固症（DIC）
- 先天性欠乏症・異常症
- 線溶亢進

Point 検査の方法・ポイント

プラスミノゲンは、**線溶作用を行うプラスミンの前段階物質**で、血漿中に存在する。血漿中のプラスミンは、インヒビターと複合体を形成して失活するため測定が困難。そこで、プラスミノゲンを測定して線溶活性を測る。検査はATと同じく、主に**合成基質法**によって行う。

検査結果の見方・対応

プラスミノゲン活性の低下には、欠乏症と異常症がある。**活性値と同様に抗原量も低下していれば欠乏症を、活性値は低いものの抗原量が基準値以上であれば異常症を考える。**後天性の低下には、肝硬変等の肝障害による産生異常や、DICにみられる消費亢進などが考えられる。

検査後の看護ケア

DICは、血栓が多発して肝臓や腎臓などの障害を起こす重篤な病態である。体内では、血栓を溶かすために**線溶系が働く**が、**線溶系の指標として、FDP、Dダイマー、プラスミノゲンなどを検査する**。線溶系の亢進では、全身性に出血傾向を起こすので、注意・観察が必要になる。

第5章

検体検査
血液生化学検査

血液の成分を分離させたのち、主に血清に含まれる物質を調べて体の機能をみる検査。重篤な疾患の発見につながる場合もある。

- 血液生化学検査の概要……164
- たんぱく質系検査……166
- 含窒素成分検査……172
- 生体色素検査……177
- 糖質系検査……178
- 脂質系検査……184
- 内分泌・ホルモン検査……194
- 酵素系検査……212
- 血清電解質検査……229
- 無機質検査……233
- 薬物濃度検査……239

血液生化学検査の概要

 ## 血液生化学検査とは

　血液を検体とした臨床検査のうち、主に血清を用いて化学的に分析する検査を指す。分析の対象となる検査項目は下記の9つに分類できる。

　対象ごとに起こりうるさまざまな変動要因を把握することが重要。また、**採血時に溶血すると、見かけ上高値を示すなど正確性が損なわれるため、血液の取り扱いに注意**する。原則として採血後はすみやかに血清分離し、自動測定装置にかけて検査を実施する。

〈血液生化学検査の主な種類〉

検査の種類	解説	検査項目
たんぱく質系検査 (→ P.166 ～)	血清たんぱく質には100種類以上の成分があるが、総たんぱくとアルブミンが主な検査対象となる。生体にとって重要な機能を有しており、血漿膠質浸透圧の維持、各種物質の運搬、凝固線溶、防御免疫などの役割を担う。	血清総たんぱく（TP）、血清たんぱく分画、チモール混濁試験（TTT）、硫酸亜鉛混濁試験（ZTT）
含窒素成分検査 (→ P.172 ～)	アミノ酸が体内で代謝されてできる産物を測定する。とくに腎臓や肝臓の機能を評価する指標として有用な検査である。	クレアチニン（Cr）、クレアチニン・クリアランス（Ccr）、血清尿素窒素（BUN）、尿酸（UA）、血中アンモニア（NH_3）
生体色素検査 (→ P.177)	肝・胆道系疾患もしくは溶血性疾患の病態把握に欠かせない総ビリルビン値、直接型ビリルビン値、間接型ビリルビン値の測定を行う。	ビリルビン（Bil）
糖質系検査 (→ P.178 ～)	糖尿病などの糖代謝異常が疑われる場合の診断や治療の経過観察を目的に行われる検査。血糖コントロールを把握する指標となる。	血糖値（空腹時血糖値、FBS）、ブドウ糖負荷試験（GTT）、フルクトサミン、グリコヘモグロビン（HbA_{1c}）、グリコアルブミン
脂質系検査 (→ P.184 ～)	血中にあるコレステロール、中性脂肪、リン脂質、遊離脂肪酸といった脂質の代謝異常による疾患を調べる。とくに動脈硬化の進行状況を知るうえで重要な検査である。	中性脂肪（TG、トリグリセリド）、総コレステロール（T-C）、LDLコレステロール（LDL-C）、HDLコレステロール（HDL-C）

検査の種類	解説	検査項目
内分泌・ホルモン検査 (→ P.194～)	ホルモンは、特定の産生臓器の内分泌腺細胞から放出されるごく微量の物質。血中に存在する各種ホルモンの血中濃度を調べることで内分泌系の異常をとらえる。	成長ホルモン（GH）、甲状腺刺激ホルモン（TSH）、甲状腺ホルモン（T₄、T₃）、副腎皮質刺激ホルモン（ACTH）、コルチゾール、血漿レニン／アルドステロン、黄体形成ホルモン（LH）、卵胞刺激ホルモン（FSH）、抗利尿ホルモン（ADH、バソプレシン）、カテコールアミン（カテコラミン、CA）、ヒト絨毛性ゴナドトロピン（hCG）、プロゲステロン（黄体ホルモン）、エストロゲン（卵胞ホルモン）、C-ペプチド（CPR）、グルカゴン、免疫活性インスリン（IRI）、脳性ナトリウム利尿ペプチド（BNP）
酵素系検査 (→ P.212～)	酵素はたんぱくや糖質のように質量を測定できないため、酵素が作用する基質と反応させることで活性値として測定する。	AST（アスパラギン酸アミノトランスフェラーゼ）／ALT（アラニンアミノトランスフェラーゼ）、γ-GTP（γ-グルタミルトランスペプチダーゼ）、乳酸脱水素酵素（LDH）、アルカリホスファターゼ（ALP）、コリンエステラーゼ（ChE）、クレアチンキナーゼ（CK）、アミラーゼ（AMY）、リパーゼ（LIP）、トリプシン、アルドラーゼ（ALD）、心筋トロポニンT（TnT）
血清電解質検査 (→ P.229～)	電解質は生命維持に重要な役割を担っており、ホルモン、自律神経系、血管作動物質、呼吸器での酸塩基平衡調節などに関与する。この検査では、それら調節能のバランスが崩れることで生じる疾患をとらえる。	カルシウム（Ca）、ナトリウム（Na）、カリウム（K）、クロール（塩素、Cl）
無機質検査 (→ P.233～)	鉄がヘモグロビンの構成成分として必須であるように、無機質や微量元素はごく微量であっても生体には欠かせない。これらの過不足は、生体に機能異常を起こす。	マグネシウム（Mg）、鉄（Fe）、総鉄結合能（TIBC）、リン（P）、無機リン（IP）、亜鉛（Zn）、銅（Cu）

血液生化学検査

たんぱく質系検査　　　　　　　　　検体材料　血清

血清総たんぱく（TP）
serum total protein

検査の目的：血清総たんぱく濃度の増減から、肝臓や腎臓の機能異常をとらえる。

基準値・異常が考えられる原因

高値
- 慢性肝炎　●悪性腫瘍　●多発性骨髄腫
- 本態性γ-グロブリン血症　●マクログロブリン血症
- 脱水症　●慢性感染症　など

基準値　6.6～8.1g/dℓ

低値
- 急性肝炎　●肝硬変　●ネフローゼ症候群　●栄養不良
- 甲状腺機能亢進症　●たんぱく漏出性胃腸症　など

検査の方法・ポイント

ビウレット法または、屈折計を用いた**屈折率法**による簡易な測定も可能な、肝・腎障害の疑いがあるときに行われる検査。たんぱく質は吸収時にアミノ酸に分解されたのち、肝臓で各種たんぱく質に再合成されるため、**肝臓に障害があるとその影響がTPの数値に反映**される。また、不要になったたんぱく質は腎臓から排泄されるため、**腎臓に障害がある場合にもTPの数値が変動**する。

血清総たんぱくとは

血清中に含まれる100種類以上のたんぱく質の総称。アルブミンと、さまざまなたんぱく質が含まれるグロブリン成分で構成される。**アルブミンは浸透圧維持、たんぱく供給、各種物質の運搬などの機能、免疫グロブリンは抗体活性の機能を有し、生命維持に欠かせない重要な役割を担う。**

検査結果の見方

TP値の変動要因はさまざまある。年齢でいえば、13歳以下と60歳以上とでは成人に比べ低値を示す。採血時の体位によっても変動し、臥位よりも立位で高値になる。また、日内変動、季節変動があり、早朝起床時には低く、夕方に高くなり、夏はやや低値、冬はやや高値をとる。ただし、通常の健康体であれば、基準値内の変動幅におさまる程度と考えてよい。

検査結果が悪いときの対応

TPの高値はグロブリンの増加による場合、TPの低値はアルブミンの減少による場合が多い。グロブリンの増加によりTPが高値を示す場合、慢性肝炎、マクログロブリン血症、脱水による血液濃縮などが原因として考えられる。

アルブミンの減少によりTPが低値を示す場合は、急性肝炎などの肝疾患、たんぱく漏出性胃腸症によるたんぱく質の排泄亢進、低たんぱく食、ネフローゼ症候群などの腎疾患などが原因として考えられる。

TPの検査はたんぱく量の増減状況をみるだけで、特定の疾患を推定し診断することはできない。

> **MEMO**
> **追加検査**
> TPを測定して検査値の異常が認められるときは、血清たんぱく分画（→P.168〜169）の実施により、どの成分に異常があるのか質的な変化の状態を調べる。また、肝機能検査などの結果も総合して病態を推定する。

検査後の看護ケア

TPの検査は肝障害などの診断に重要なだけでなく、被検者の栄養状態を知る際の有用な指標となることも多い。

TPが低値を示す要因のひとつに栄養不良がある。栄養の摂取状況を確認し、**たんぱく摂取不足であれば、たんぱく源補給の必要性をアドバイスするなど、栄養不良の改善を指導**する。ただし栄養不良は急激な改善が見込めるものではないため、経過観察を続けながら適宜再検査を実施して、改善状況の把握に努める。

消毒綿のアルコールでかぶれる方がいるので、声をかけるなど配慮します。

血液生化学検査

たんぱく質系検査　　　　　　　　　検体材料　血清

血清たんぱく分画
serum protein fractionation

検査の目的　血清たんぱくを分画して分析することで、血清総たんぱくが示した異常値の原因を特定する。

基準値・異常が考えられる原因

成分	基準値	異常値	原因など
アルブミン	53.9〜66.9%	高値	脱水症など
		低値	肝硬変、ネフローゼ症候群、栄養不良など
α1-グロブリン	2.1〜4.4%	高値	悪性腫瘍、慢性炎症、慢性感染症など
		低値	α1-アンチトリプシン欠損症、肝障害など
α2-グロブリン	4.8〜9.3%	高値	ネフローゼ症候群、膠原病、悪性腫瘍など
		低値	肝障害、溶血性貧血など
β-グロブリン	9.0〜14.5%	高値	β-リポたんぱく血症、脂質異常症、多発性骨髄腫など
		低値	栄養不良、吸収不良症候群、無トランスフェリン血症など
γ-グロブリン	12.4〜23.6%	高値	慢性肝炎、肝硬変、膠原病、多発性骨髄腫、悪性リンパ腫など
		低値	低・無グロブリン血症、免疫不全症など

検査の方法・ポイント

　100種類以上のたんぱく成分が存在する血清総たんぱく（→P.166〜167）に異常があった場合、それらを成分ごとに種類を分けて検査する。血清中のたんぱくは、アルブミンと4種類のグロブリンに大別でき、それらの増減のパターンから疾患の鑑別を行う。これを血清たんぱく分画といい、測定は**電気泳動法**による分析を行う。また、**アルブミンとグロブリンは、その含有比率はほぼ一定の範囲に保たれていて、肝障害が生じるとその比率が変化することから診断の指標に**される。アルブミン値をグロブリン値で割った数（A/G比）が指標になる。

血清たんぱく分画とは

血清たんぱくに電気を通すと、アルブミンはグロブリンより易動度が高いためもっとも陽極（+）側に移動し、グロブリンは陽極側から順にα1、α2、β、γの4つに分かれ、合わせて5分画される。**これらの血清たんぱくは疾患によって特徴的に変動するため、病態やその重症度の推定に役立つ。**

検査結果の見方・対応

各分画は複数種のたんぱく成分によって構成されるため、100種類以上のたんぱく成分の個々の増減を把握できるわけではない点に注意する。

Mたんぱく型では多発性骨髄腫、原発性マクログロブリン血症が疑われる。ほかの検査所見をあわせて多発性骨髄腫と診断できない場合は、良性Mたんぱく血症と判断される。ただし、のちに**多発性骨髄腫に移行する症例もあり、長期的な経過観察が重要**になる。

〈血清たんぱく分画の電気泳動の基本パターン〉

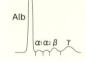

正常型
健康な人にみられるパターン。

たんぱく漏出型
たんぱくが腎糸球体から選択的に漏出するもの。ネフローゼ症候群でみられる。アルブミンは減少し、分子が大きいα2-グロブリンは残って増加する。

炎症型
炎症があると、α1-アンチトリプシンなど急性期たんぱくとよばれるたんぱく成分の一群が増加して、α1-グロブリンとα2-グロブリン分画が増える。

肝障害型
肝疾患があると、γ-グロブリン分画は増加し、ほかは減少する。肝硬変では、β-グロブリン、γ-グロブリン分画の分離があいまいになる。

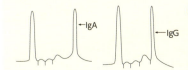

Mたんぱく型（IgA型）、Mたんぱく型（IgG型）
γ-グロブリンの一成分が単クローン性に増えてピークを示す（Mピーク）。多発性骨髄腫、原発性マクログロブリン血症の場合にみられる。なお、Mたんぱくを同定するためには、血清免疫電気泳動を行うことが必要。

血液生化学検査

たんぱく質系検査　　　　　　　検体材料　血清

チモール混濁試験（TTT）
thymol turbidity test

検査の目的　変性試薬による血清たんぱくの混濁度から、血清中のたんぱくの含有比率の変化を調べる。

基準値・異常が考えられる原因

高値
- 急性肝炎　● 慢性肝炎　● 肝硬変　● 胆汁うっ滞　● 脂肪肝
- 関節リウマチ　● 全身性エリテマトーデス　など

→ **基準値**　0.5〜5 U

検査の方法・ポイント

比濁法による測定。食後の乳び血清では高値を示すため、早朝空腹時の採血が原則。また、血清検体を放置してしまうと測定値が低下するので、採血後はすみやかに分析を行うこと。TTTは硫酸亜鉛混濁試験（→P.171）と同時に実施し、結果を比較検討するケースが多い。

チモール混濁試験とは

血清に変性試薬のチモールを加え、その濁り方から血清中の免疫グロブリン（→P.248〜249）やリポたんぱくの様子をとらえる、血清膠質（コロイド）反応検査のひとつ。

検査結果の見方・対応

血清中に保護膠質作用をもつアルブミンが増加すれば混濁度は下がり、その作用をもたないグロブリンやリポたんぱくが増加すれば混濁度は高まる。とくにγ-グロブリンのIgM増減と相関し、肝障害があると高値を示すため、急性・慢性の肝疾患が疑われる。A型肝炎では高値を示し、診断に役立つ。

検査後の看護ケア

血清膠質（コロイド）反応検査は、肝障害における血清たんぱくの変動をとらえる簡便な検査方法として以前はよく利用されていた。

現在では電気泳動法による血清たんぱく分画（→P.168〜169）や免疫グロブリン定量のほうが有用であるため、TTTはあまり行われていない。

血液生化学検査

たんぱく質系検査　　　検体材料　血清

硫酸亜鉛混濁試験（ZTT）
zinc sulfate turbidity test

検査の目的　変性試薬による血清たんぱくの混濁度から、血清中のアルブミンとグロブリンの量的変化を調べる。

基準値・異常が考えられる原因

高値
- 急性肝炎　● 慢性肝炎　● 肝硬変　● 多発性骨髄腫
- 慢性感染症　● 自己免疫性疾患　など

基準値　4～12 U

検査の方法・ポイント

比濁法による測定。チモール混濁試験（→P.170）ほどではないが、食事による影響で変動するため、早朝空腹時の採血が望ましい。ただし、検査方法としては古く、臨床検査としての頻度や価値は低いのが現状である。

硫酸亜鉛混濁試験とは

血清膠質（コロイド）反応検査の一種。血清に硫酸亜鉛試薬を加えた際に生じる混濁度の強さがγ-グロブリンの濃度と比例することから、肝機能の異常をとらえることができる。

検査結果の見方・対応

基本的な見方はTTTと同じように、**血清中のアルブミンが増加すれば混濁度は下がり、グロブリンが増加すれば混濁度は高まる**。ただし、ZTTがTTTと異なる特徴としては、γ-グロブリンのIgG の増減をよく反映すること、リポたんぱくの影響は少ないことが挙げられる。

ZTTが著しい高値を示す場合、多発性骨髄腫などのMたんぱく血症が疑われる。頻度としてはIgG型の多発性骨髄腫がもっとも多く、ZTTが高値なのに対しTTTは変動しないという特徴がある。

そのほか異常が認められるときは、ZTT、TTT以外の詳しい肝機能検査などを行って診断を進める。

血液生化学検査

含窒素成分検査　　　　　　　　　　　検体材料　血清

クレアチニン（Cr）
creatinine

検査の目的　血液中のクレアチニン濃度は、腎障害と筋肉の疾患を反映する指標として有用。

基準値・異常が考えられる原因

高値
- 糸球体腎炎　● 急性・慢性腎炎　● 腎不全　● 尿細管壊死
- 腎盂腎炎　● 心不全　● 前立腺肥大　● 先端巨大症　など

基準値　男性 ▶ 0.7〜1.1 mg/dℓ　　女性 ▶ 0.5〜0.9 mg/dℓ

低値
- 筋ジストロフィー　● 多発性筋炎　● 尿崩症　● 妊娠　など

検査の方法・ポイント

酵素法による測定。数値の変動要因は種々あり、Cr値は**筋肉量と相関する**ことから、一般的に筋肉が多く体格のよい人ほど高くなる。また、**女性は妊娠時に低値を示すほか、男女とも、年齢が上がるほど低下する**。

クレアチニンとは

筋肉内にエネルギー源としてあるクレアチンおよびクレアチンリン酸からつくられる。血中に出て腎臓の糸球体で濾過され、尿中に排泄される。

検査結果の見方・対応

クレアチニンは腎臓の糸球体濾過能の状態を反映し、その障害をとらえる。糸球体で濾過されたクレアチニンは尿細管から再吸収されず、また腎臓以外の影響が少ないため、**Cr値が高い場合は腎臓の濾過・排泄機能の低下をもたらす疾患が疑われる**。低値の場合は筋肉疾患が推定される。

検査後の看護ケア

腎臓には高い予備能力があるため、腎機能の低下が生じていても検査値に反映されづらい。そのため、**高値が現れた時点で腎臓の糸球体濾過能はすでに1/2か1/3まで失われているおそれがある**と推定できる。そのことを理解したうえで、適切なケアを展開しなければならない。

血液生化学検査

含窒素成分検査 　　　検体材料　血清、尿

クレアチニン・クリアランス（Ccr）
creatinine clearance

検査の目的: 腎障害が疑われるときに尿中や血清中のクレアチニン量などを調べて、腎臓の糸球体濾過能を測定する。

基準値・異常が考えられる原因

- **高値**: ●初期の糖尿病性腎症 　●妊娠　など
- **基準値**: **91〜130 mL/分**
- **低値**: ●糖尿病性腎症　●糸球体腎炎　●腎硬化症　●尿路閉塞　●心不全　など

検査の方法・ポイント

酵素法による測定。1〜2時間の**短時間法**と**24時間法**があり、蓄尿による尿量・尿中Cr値、血清Cr値を測定する。以下の計算式から1分間当たりの糸球体濾過率を求め、腎糸球体濾過量（GFR）の指標とされる。

Ccr値（mL/分）＝尿中Cr値（mg/dL）×尿量（mL/分）÷血清Cr値（mg/dL）×1.73÷体表面積

検査前の食事は通常通りとってかまわない。

クレアチニン・クリアランスとは

Cr値（→P.172）ではとらえにくい軽度の腎機能の低下を早期に検出できる、簡便な検査。クリアランスとは、腎臓が血中の老廃物を尿中に排泄する働き、つまり清掃率をいう。

検査結果の見方・対応

Ccr値が低い場合は腎機能の低下を意味し、糖尿病性腎症、尿路閉塞などが疑われる。ただし、**加齢により基準値は徐々に低下していく点を考慮する**。

採尿が不完全だと、検査値に誤りが出る。

検査後の看護ケア

24時間法では、正確な尿中Cr値を求めるには、正しい手順に基づいた蓄尿の実施が重要。蓄尿行程の確認と被検者への説明をていねいに行う。**血清Cr値の測定用採血は、24時間の最終採尿時（空腹時）に行う**。

血液生化学検査

含窒素成分検査　　　　　　　　　　検体材料　血清

血清尿素窒素（BUN）
blood urea nitrogen

検査の目的　血液中の尿素窒素の量を測定し、腎臓の機能が正常かどうかを調べる。

基準値・異常が考えられる原因

高値
- 腎疾患　● 脱水症　● 閉塞性尿路疾患　● 甲状腺機能亢進症
- 高たんぱく食　など

基準値　**7〜19 mg/dL**

低値
- 肝不全　● 妊娠　● 低たんぱく食　● 多尿　など

Point! 検査の方法・ポイント

酵素法による測定。検査当日の飲食に制限はないが、高たんぱく食で数値が上昇するため、検査前の食事内容に注意する。

腎機能がほとんどなくなる腎不全では、BUNの数値が100mg/dLにもなることもある。

尿素窒素とは

尿素はたんぱく質が肝臓で処理された最終代謝物で、血液によって腎臓に運ばれ尿中に排出される。検査では、尿素に含まれる窒素を尿素窒素として測定する。

検査結果の見方・対応

腎機能異常以外のさまざまな変動要因も考慮する。男性は女性より10〜20％高値となり、新生児では低値、50歳以上で高値傾向になる。盛夏や真冬に高くなることがあり、一日のうち日中は高く、夜は低い。脱水すると高値になりやすい。

検査後の看護ケア

BUNが異常値の場合、**再検査やクレアチニンなどの検査数値とあわせて腎機能の低下があるかどうかを確認**する。境界値の場合は、継続して月1回の検査が必要になる。腎機能などが急に悪化した場合や慢性の障害でも引き続き測定し、状態を把握する。

血液生化学検査

含窒素成分検査

検体材料　血清

尿酸（UA）
uric acid

検査の目的
痛風、尿路結石の発見・診断・予防、腎機能の評価などに利用される指標となる。

🔍 基準値・異常が考えられる原因

高値　●痛風　●腎結石　●脂質代謝異常　●糖尿病性ケトアシドーシス　など

基準値　男性▶**4.0～7.0** mg/dℓ　女性▶**3.0～5.5** mg/dℓ

低値　●キサンチン尿症　●ウィルソン病　●ファンコニー症候群　●家族性低尿酸血症　など

検査の方法・ポイント

自動分析装置によるウリカーゼとペルオキシダーゼを用いた**酵素法**で行うのが一般的である。恒常的な高尿酸血症の判定には、複数回測定した結果による判断が必要。また、**年齢、性別による生理的変動、日内変動、季節変動を考慮**する。

尿酸とは

DNAなどの核酸の構成成分であるプリン体が分解された最終代謝物。腎臓の糸球体で濾過され、大部分が尿細管で再吸収される。

検査結果の見方・対応

UA値が高い場合、痛風、尿路結石、腎障害の原因となる。また、UA値が7.0 mg/dℓを超える場合は高尿酸血症と定義され、尿酸が結晶化して痛風の原因になるため要注意の段階と考える。痛風の発作でもっとも多いのは足の親指の付け根の関節で、激痛をともなって赤く腫れあがる。

検査後の看護ケア

UA値が高いと痛風発作が起こる可能性があるため、尿酸の産生と排泄のバランスを改善するための食事を指導する。レバー、魚卵、貝類、ビールなどのプリン体を多く含む食品は尿酸の産生を促進する。海藻類、きのこ類などのアルカリ性の食品や水分を積極的に摂取して、尿酸の排泄を促すようにする。

血液生化学検査

含窒素成分検査　　　　　　検体材料　血液、血漿

血中アンモニア（NH_3）
ammonia

検査の目的　アンモニアの血中濃度は、肝障害の有無と重症度を知る指標になる。

基準値・異常が考えられる原因

高値
- 劇症肝炎　● 肝硬変　● 肝性昏睡　● 進行性肝がん　● 尿毒症
- 消化管出血　● 先天性尿素サイクル酸素欠損症　など

基準値　直接比色法 ▶ 30〜86 μg/dℓ　　酵素法 ▶ 12〜66 μg/dℓ

低値
- 低たんぱく食　など

検査の方法・ポイント

直接比色法、**酵素法**による測定。高たんぱく食の摂取後や激しい運動の後は高値になるため、**安静空腹時の採血が原則**。採血後に放置すると、赤血球からアンモニアの遊離、あるいはたんぱくからアンモニアが産生され、血中NH_3濃度が上昇してしまうため、すみやかに測定する。

アンモニアとは

筋肉運動や腸管内細菌によってたんぱく質が分解されるときに産生される毒性の物質。**肝臓の尿素サイクルにより無害な尿素に代謝され、尿中に排泄**される。

検査結果の見方・対応

肝臓に異常があると尿素サイクルの処理力が低下するため、結果としてアンモニアの血中濃度が上昇し、**高値を示す**。その場合、重症となるケースも多く、劇症肝炎や肝硬変、肝性昏睡、進行性肝がんのおそれがあるため、十分に注意する。

検査後の看護ケア

NH_3が高値を示す場合、とくにアンモニア産生のもとになるたんぱく質について、**食事内容や量を管理し、過剰摂取を避けるよう指導**する。

また、便秘・下痢はNH_3の産生と吸収を促進するため、状態改善のアドバイスを行う。

血液生化学検査

生体色素検査　　　　　　　　　　　検体材料　**血清**

ビリルビン（Bil）
bilirubin

検査の目的
ビリルビンの代謝過程に異常がある溶血性貧血や肝・胆道疾患の診断に有用。

基準値・異常が考えられる原因

高値
- 急性肝炎　● 劇症肝炎　● 体質性黄疸　● 肝硬変
- 胆汁うっ滞　● 溶血性貧血　など

基準値　総ビリルビン▶ **0.3～1.2 mg/dℓ**　　直接型▶ **0.0～0.2 mg/dℓ**

検査の方法・ポイント

主に**酵素法**や**化学酸化法**によって測定する。

とくにビリルビンは日光や蛍光灯などの光によって分解、あるいは異性化してしまうため、冷暗所に置いて遮光するなど保存方法に注意する。

ビリルビンとは

老化赤血球の分解で生じるヘモグロビンの代謝産物が**間接型ビリルビン**。さらに、アルブミンと結合して肝臓に運ばれ、**直接型ビリルビン**となって胆汁に流出される。**間接型・直接型をあわせて総ビリルビンとよぶ。**

検査結果の見方・対応

ビリルビンの処理過程からみて、総Bilと直接型Bilが高値の場合は肝障害が、間接型Bilが高値の場合は溶血性貧血など赤血球の異常が疑われ、異常値が問題になるのは高値のみである。

総Bil値が2～3mg/dℓ以上に上昇すると、粘膜や皮膚が黄染する黄疸症状が現れる。初期症状として眼球粘膜が黄ばみを帯びてくることから確認できる。

検査後の看護ケア

黄疸は慢性肝炎や肝硬変など肝障害でみられることが多く、**食欲不振や全身倦怠感などがあるため、安静を保つ。**体質性黄疸では皮膚の黄染以外の症状がほとんどみられず、とくに心配のないことが多い。

血液生化学検査

糖質系検査　　　　　　　　　　　　　　検体材料　血漿（けっしょう）

血糖値（空腹時血糖値、FBS）
fasting blood sugar

検査の目的　空腹時血糖値は糖尿病をはじめとする糖代謝異常や関連疾患の診断の指標であり、治療の経過観察にも用いる。

🔍 基準値・異常が考えられる原因

高値
- 糖尿病　●膵疾患（急性膵炎、慢性膵炎、膵がん）　●クッシング症候群
- 褐色細胞腫　●甲状腺機能亢進症　●肝疾患（肝硬変、慢性肝炎、脂肪肝）
- 肥満　●低栄養　●脳血管障害　など

基準値　空腹時▶**60〜110 mg/dℓ**

低値
- インスリノーマ　●高インスリン血症　●甲状腺機能低下症
- 副腎機能低下症　●肝疾患（劇症肝炎、肝硬変、肝がん）
- 吸収障害　など

検査の方法・ポイント

酵素法による測定。血糖値は食事の影響を大きく受け、食後血糖は食前に比べ高くなる。**平常時の動向をみるために、検査前日の夜以降絶食を指示し、早朝の空腹時に採血**する。

採血後はすみやかに自動測定器にかけて測定する。

全血のまま放置しておくと解糖作用が働くため、フッ化ナトリウムなどの解糖阻害剤が添加された採血管を用いる。

血糖値とは

血液中に含まれるブドウ糖（グルコース）の濃度のこと。血糖値は、食事や運動などの影響を受けて絶えず変動する。血糖値を下げるインスリンと、血糖値を上げるグルカゴンやアドレナリンなどのホルモンが拮抗的に作用して、**血糖値を一定の範囲内に調節、維持するために働いている。**

検査結果の見方

　高値の場合、糖尿病をはじめとする代謝性疾患、内分泌異常、膵疾患、肝疾患などが疑われる。**高血糖の状態が続くと、血管障害を引き起こす原因になり、動脈硬化の進行や、網膜症、腎障害、神経障害などの合併症を併発するリスクがともなってくる。**

　基準値より低い場合にもっとも疑うべき疾患は、インスリノーマである。インスリノーマは、膵臓のランゲルハンス島にあるβ細胞にできる腫瘍で、インスリンが過剰に分泌されることで血糖値が異常に下がり、低血糖発作を起こす原因になる。ほかに糖原病、絶食や激しい運動後にも血糖値の低下がみられる。

検査結果が悪いときの対応

　糖尿病判定で診断が確定した場合、さらに**合併症の有無を調べる検査を実施して状態を把握**する。あわせて医師の指導のもと、**食事・運動療法による血糖値を下げるための生活改善を指導**する。適切な食事と運動を行っても血糖値をコントロールできない場合は、補助的に薬物療法を用いる。ただし、あくまでも糖尿病治療の基本は食事・運動療法であり、地道に治療を続ける必要性を理解してもらう。

> **MEMO**
> **糖尿病の判定基準**
> 初回検査で、①空腹時血糖値126mg/dℓ以上、②75gOGTT（→P.180）の2時間値200mg/dℓ以上、③随時血糖値200mg/dℓ以上、④HbA1c（→P.182）6.5％以上のいずれかに該当すれば糖尿病型と判定。さらに別日の再検査で①〜③のいずれかに該当すれば「糖尿病」と確定診断される。

検査後の看護ケア

　血糖検査で糖尿病型にも正常型にも属さない検査結果を**境界型**といい、将来**糖尿病に移行する危険性が高い状態**にある。

　そのことを理解し、糖尿病に準じるものとして食事・運動の状況を聞き、糖尿病予防に向けて見直すべき生活習慣をアドバイスする。また半年から1年に1回程度、定期的な血糖検査を継続することの必要性を必ず伝え、糖尿病の早期発見につなげる。

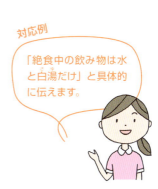

対応例

「絶食中の飲み物は水と白湯だけ」と具体的に伝えます。

血液生化学検査

糖質系検査

検体材料 血漿(けっしょう)

ブドウ糖負荷試験 (GTT)
glucose tolerance test

検査の目的
ブドウ糖を飲んだ後の血糖値の推移を確認し、糖尿病や糖代謝異常の診断に役立てる。

基準値・異常が考えられる原因

高値
- 糖尿病 ● 甲状腺機能亢進症 ● 膵(すい)疾患 ● 褐色細胞腫
- クッシング症候群 ● 肥満 など

基準値
ブドウ糖を飲む前（FBS）▶ **110mg/dL未満**
ブドウ糖摂取（経口ブドウ糖負荷試験：OGTT）2時間後 ▶ **140mg/dL**

Point 検査の方法・ポイント

まずは空腹時血糖値（→P.178～179）を測定するための採血を行う。その後、75gのブドウ糖液を飲み（OGTT）、1時間後と2時間後にも採血して血糖値を測定する。このうち、FBSとOGTTの2時間値の数値をもとに糖尿病を判定し、1時間値は血糖変動の様子を把握するために測定される。

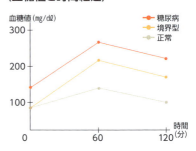
〈血糖値と時間経過〉

検査結果の見方・対応

FBSが126mg/dL以上あるいはOGTTの2時間値が**200mg/dL以上の場合は、糖尿病型**と判定する。FBSが110mg/dL未満、OGTTの2時間値が**140mg/dL未満の場合は正常型**で、そのどちらにも属さない場合は**境界型**と判定する。

検査中の看護ケア

検査前日の暴飲暴食と酒類は禁止、激しい運動は控えること、夜以降絶食（ただし、水はOK）し、早朝空腹時に検査を開始することなどを説明する。もしブドウ糖液を飲んで気分が悪くなったらすぐに申告するよう、伝える。

血液生化学検査

糖質系検査　　　検体材料　血漿、血清

フルクトサミン
fructosamine

検査の目的：過去1〜2週間の血糖の状態を調べ、血糖コントロールの指標とする。

基準値・異常が考えられる原因

- **高値**：●糖尿病　●甲状腺機能低下症　など
- **基準値**：205〜285 μmol/ℓ
- **低値**：●甲状腺機能亢進症　●ネフローゼ症候群　など

検査の方法・ポイント

食事や運動の影響が少ないため、検査前日から当日にかけて、ふだん通りに過ごしてもらってよい。もし基準値を超えているなどして再検査を要する場合は、2週間後に行う。

血糖コントロールの指標としては、ほかにHbA1c（→P.182）やグリコアルブミン（→P.183）がある。

フルクトサミンとは

血中のたんぱくとブドウ糖（グルコース）が非酵素的に結合してできる糖化たんぱく。その**半減期は14〜28日**であることから、**直近1〜2週間の血糖コントロール状況を反映**する。

検査結果の見方・対応

高値を示す場合、糖尿病患者の血糖コントロールが十分でないことを意味する。

ただし、フルクトサミンの特性として、血中のたんぱくが少ない状態だと、血糖値が高値でも検査値は低値を示しやすい。グリコアルブミンは、フルクトサミンと同様に直近1〜2週間の血糖コントロール状況の指標となる糖化たんぱくである。しかし、溶血や高ビリルビン値、血中たんぱく量など血液成分の影響を受けにくいという特性があるため、指標としての有用性が高い。

血液生化学検査

糖質系検査　　　　　　　　　　検体材料　血液

グリコヘモグロビン（HbA1c）
hemoglobin A1c

検査の目的　ヘモグロビンの中で糖と結合したグリコヘモグロビンの割合を調べる検査。血糖コントロール状態の目安とする。

🔍 基準値・異常が考えられる原因

高値
- 糖尿病　● 偽高値：異常ヘモグロビン血症、腎不全　など

基準値 4.7～6.2%

低値
- 赤血球寿命の短縮による溶血性貧血　● 異常ヘモグロビン血症　など

❗ Point 検査の方法・ポイント

HPLC法による測定。血糖値は採血時点での血糖の状態を示すもので、検査前の運動や食事などの影響を受けて短時間で急激に変動する。一方、**HbA1cの値は直前の運動や食事の変化にほとんど影響されない**。このことを患者によく理解してもらう必要がある。

グリコヘモグロビンとは

赤血球中のヘモグロビンと糖が結合したもの。赤血球の平均寿命が約120日であることから、グリコヘモグロビンは採血時から**過去1～2か月間の平均的な血糖の状態を反映**する。

📈 検査結果の見方・対応

糖尿病患者で血糖コントロールを行う場合、**血糖正常化を目指す目標は、6.0％未満**とする。また、**合併症予防のための目標は、7.0％未満**とする。検査値は検査機種によって異なることがあるため、同一施設での経過観察が望ましい。

検査後の看護ケア

血糖の検査を行う数日前から極端な節制をすると、**HbA1cの値が高値を示しているにもかかわらず血糖値が良好になることがある**。

日頃から血糖の状態を把握し、それに適した運動や食事を指導することが重要である。

血液生化学検査

糖質系検査　　　検体材料　血清、血漿

グリコアルブミン
glycoalbumin

検査の目的
アルブミンの中で糖と結合したグリコアルブミンの割合を調べる。血糖コントロール状態の目安とする。

基準値・異常が考えられる原因

高値	● 糖尿病　● 甲状腺機能低下症　など
基準値	**12〜16%**
低値	● ネフローゼ症候群　● 甲状腺機能亢進症　など

検査の方法・ポイント

血糖値は検査前の運動や食事などの影響を受けて短時間で急激に変動するのに対し、**グリコアルブミン値はHbA₁c（→P. 182）と同様に、直前の運動や食事の変化にほとんど影響されない**。このことを患者によく理解してもらう必要がある。

グリコアルブミンとは

アルブミンと糖が結合してできる糖化たんぱく。アルブミンの半減期は20日前後であることから、**直近1〜2週間の平均血糖値を反映**する。

検査結果の見方・対応

グリコアルブミン値は、糖の濃度や結合時間の長さに比例して増加する。つまり、**血糖値が上昇するとそれとともにグリコアルブミン値も上昇**する。

糖化たんぱくは血糖値を反映する時期がそれぞれ異なるので、いずれの検査も有用な指標となる。グリコアルブミン値は、**治療の効果を短期間に把握したい場合**、HbA₁c値ではとらえられない、**より短期間の血糖コントロール状態の変動を追いたい場合**などに用いる。しかし、一般的には**血糖値とHbA₁c値をもって糖尿病患者の血糖コントロール状態を評価**する。

血液生化学検査

脂質系検査　　　　　　　　　　　検体材料　血清

中性脂肪（TG、トリグリセリド）
triglyceride

検査の目的　脂質代謝異常をきたす疾患の診断・経過観察や動脈硬化の進行度合いの推定に有用。

🔍 基準値・異常が考えられる原因

高値
- 家族性高リポたんぱく血症　● 閉塞性黄疸　● 急性膵炎
- 脂肪肝　● 糖尿病　● ネフローゼ症候群　● 甲状腺機能低下症
- 高脂肪食　● 高炭水化物食　● アルコール摂取　など

➡ **基準値**　**50～149** mg/dℓ

低値
- 無βリポたんぱく血症　● 甲状腺機能亢進症
- 下垂体機能低下症　● 肝硬変　● 慢性肝炎
- 吸収不良症候群　など

Point! 検査の方法・ポイント

　酵素法による測定。検査前夜から12時間以上の絶食・禁酒（ただし、喉が渇いたときの水はよい）を指示し、**早朝空腹時の採血**を基本とする。種々の変動要因が考えられるため、検査前は必ず被検者に状態の聞き取りを行い、正確な検査値を得られるように情報収集に努める。

　ちなみに、中性脂肪とトリグリセリドという名称は、検査上ほぼ同義と解釈して問題ない。

中性脂肪とは

グリセリンに3分子の脂肪酸がエステル結合したもので、生体のエネルギー源となる。皮下脂肪や内臓脂肪の形で貯蔵されるほか、リポたんぱくを構成する要素として血中を流れる。
過剰になると動脈硬化の促進因子として作用する。また、メタボリックシンドロームの診断基準のひとつでもある。

中性脂肪の変動要因

- **食事**：食後30分前後から上昇し始め、5時間前後の経過で最高値となる。
- **アルコール**：毎日飲酒する習慣があると20mg/dL程度、高値を示す。
- **季節**：夏季より冬季に若干、高値を示す。
- **年齢**：男性は40歳代、女性は50〜60歳代に最高値となる。
- **性別**：女性は男性より10〜20mg/dL程度低い。

検査結果が悪いときの対応

　高値の場合、脂質異常症と診断され、その多くで肥満がみられる。すぐに症状が現れるわけではないが、動脈硬化が進行した際には脳梗塞、心筋梗塞、狭心症などの合併症を発症する危険がある。そのため、**ほかの脂質検査、動脈硬化性変化の検査をあわせて実施し、肝・胆道系疾患や膵疾患の有無や状態の把握**に努める。

　とくに**1,000mg/dL以上の超高値の場合は急性膵炎を起こす危険性が高い**ため、腹部エコーやCTなどの画像検査も実施してすみやかに診断を確定し、治療に移る必要がある。

〈メタボリックシンドロームの診断基準〉

必須項目		（内臓脂肪蓄積）ウエスト周囲径	男性≧85cm　女性≧90cm
選択項目 3項目のうち 2項目以上	1	高トリグリセリド血症 かつ／または低HDLコレステロール血症	≧150 mg/dL ＜40 mg/dL
	2	収縮期（最大）血圧 かつ／または拡張期（最小）血圧	≧130mmHg ≧85mmHg
	3	空腹時高血糖	≧110 mg/dL

（メタボリックシンドロームの定義と診断基準．日本内科学会雑誌．第94巻 第4号, 2005.）

検査後の看護ケア

　中性脂肪が高値を示す背景には食習慣の乱れが多く見受けられるため、**食事・運動療法を中心とした生活改善を指導**する。本人に中性脂肪増加の要因となる高カロリー食などの知識をもってもらい、日々の食事の見直しを提案する一方で、**誤った食事の節制を行って栄養バランスが崩れないよう、管理栄養士と連携しながら指導を進める**。また、エネルギーを消費しやすい体づくりに取り組むことの重要性を伝え、運動を継続できるようサポートする。

血液生化学検査

脂質系検査　　　　検体材料　血清

総コレステロール（T-C）
total cholesterol

検査の目的　高コレステロール血症の診断や動脈硬化の状態を知るために欠かせない。

基準値・異常が考えられる原因

高値
- 家族性高コレステロール血症
- 甲状腺機能低下症
- ネフローゼ症候群
- クッシング症候群
- 糖尿病
- 閉塞性黄疸
- 胆汁性肝硬変　など

基準値　120〜219 mg/dℓ

低値
- 肝硬変
- 甲状腺機能亢進症
- α-リポたんぱく欠損症
- 無β-リポたんぱく血症
- アジソン病
- 栄養障害　など

Point! 検査の方法・ポイント

酵素法による測定。検査前12時間の絶食、禁酒を指示し、**早朝空腹時に採血し測定**する。

従来は脂質系検査の代表としてT-Cの測定が行われ、動脈硬化の危険因子である脂質異常症の診断・治療に活用されてきた。しかし現在では、動脈硬化と関連がより深い**LDLコレステロール**（→P.188〜189）を直接測定する**脂質異常症の診断基準**が新たにつくられた結果、T-Cは特定健診制度の検査項目から外されている。

総コレステロールとは

脂肪酸と結合した**エステル型（70％）** と、結合していない**遊離型（30％）** として存在し、あわせて総コレステロールとよぶ。生体への供給経路別にみると、肝臓や小腸で合成される内因性と、食事から摂取される外因性のものがある。総コレステロールを求める計算式は以下の通り。

T-C ＝ HDL-C ＋ LDL-C ＋ （TG ÷ 5）

検査結果の見方

T-Cを測定する際は種々の変動要因を考慮し、検査前に被検者の状態確認を必ず行う。体位では、立位のほうが臥位よりも5〜10％数値が高くなる。季節変動を受けて、秋・冬は高く、春・夏は低い。

性別でいうと、女性は月経中には低値、妊娠中には高値をとるほか、男性よりも加齢の影響が顕著で、更年期以降、急激に上昇し、80歳代に入ると低下する。また、エストロゲンやステロイド投与時に高値になることがある。

MEMO

動脈硬化とは

コレステロールや中性脂肪といった脂質は生命活動上必要なエネルギー源であり健康維持に重要な働きをするもの。しかし、とくに血液中に増えすぎると脂質異常症を発症し、動脈硬化を促進するリスクが高まる。そうなると、動脈血を運ぶ血管の内側にコレステロールなどが沈着して、パイプ役を果たしている動脈の壁が硬く厚みを増して弾力を失い、血管内腔を狭めてしまう。このため、心筋梗塞や脳血栓などの原因になる。

検査結果が悪いときの対応

検査値が高値の場合に疑われる高コレステロール血症は、**動脈硬化症の危険因子**として知られている。T-Cが基準値以上、LDL-Cが140mg/dℓ以上だった場合には、高コレステロール血症と診断される。

採血のポイント

何度も採血をしていると指先の感覚が鋭くなり、血管に触れている感じがわかります。日ごろから練習しておくことが大切です。

検査後の看護ケア

T-Cが異常高値の場合には、生活習慣全般について指導を行う。**指導のポイントは、食事・運動を介したコレステロール値コントロール**にある。

食事指導では高脂質・高エネルギー食、糖分・塩分の摂取過多、アルコール多飲などの節制に対する理解と取り組み方へのアドバイスをていねいに行う。また、定期的な運動で消費カロリーを増やし、標準体重への減量とその維持を目指す。そのために、ストレス過多な生活実態を見直すことも重要である。もしそれでも数値の改善がみられなければ、薬物治療の適応を考慮する。

血液生化学検査

脂質系検査　　　　　　　　　　　　　　　　　検体材料　血清

LDLコレステロール
(LDL-C、低比重リポたんぱくコレステロール)
low-density lipoprotein cholesterol

検査の目的
血中のLDLコレステロール濃度を調べる。LDLコレステロールの測定は、動脈硬化の予防に欠かせない。

基準値・異常が考えられる原因

高値
- 家族性高リポたんぱく血症（Ⅱa型）
- 家族性混合型高リポたんぱく血症（Ⅱb型）
- ネフローゼ症候群
- 甲状腺機能低下症
- 閉塞性黄疸
- 糖尿病
- 肝がん　など

基準値　65〜139 mg/dℓ

低値
- 家族性低コレステロール血症
- 先天性無βリポたんぱく血症
- アジソン病
- 甲状腺機能亢進症
- 肝硬変
- 慢性肝炎
- 劇症肝炎　など

検査の方法・ポイント

酵素法による測定を行う。検査前12時間は絶食、禁酒・禁煙を守るよう指示する。**採血は早朝空腹時に行う**のが原則。

LDLコレステロールは、酸化すると動脈硬化を促進させる要因となる。総コレステロール（→P.186〜187）に代わる動脈硬化の進行状態を推定する指標として、2008年から特定健診制度の検査項目に採用されている。

LDLコレステロールとは

LDL（低比重リポたんぱく）に結合しているコレステロールのことをLDLコレステロールといい、**全身の末梢組織へのコレステロール運搬とコレステロールの代謝調節を担う**。LDLコレステロールの異常高値が続くと動脈硬化を促進することから、悪玉コレステロールともよばれる。

検査結果の見方

LDL-C値の変動要因については、T-Cを参照する。

血中のコレステロールの2/3はLDLコレステロールが占めているため、LDL-Cが高値だとそれだけ動脈硬化のリスクが高くなる。動脈硬化の危険因子はほかにも、加齢、糖尿病、高血圧、喫煙、冠動脈硬化疾患の家族歴、低HDLコレステロール血症があり、これらに対する注意が必要になる。

> **M.E.M.O**
> **動脈硬化を促進する要因**
> ①LDL-Cが高値
> ②男性45歳以上、女性55歳以上
> ③糖尿病である
> ④高血圧である
> ⑤喫煙習慣がある
> ⑥動脈硬化を起こした血縁がいる
> ⑦HDL-Cが低値

検査結果が悪いときの対応

高値の場合に考えられる原発性疾患に、家族性高コレステロール血症がある。これは遺伝性の疾患であり、この鑑別診断には詳細な家系内調査が必要になる。ほかに、続発性疾患として疑われる甲状腺機能低下症は、甲状腺ホルモンの減少によりコレステロールの代謝が低下した結果、体内にLDLコレステロールが増加することで高値になる。

LDL-C値はとくに高値が取り沙汰されることが多いが、逆に**低値の場合にも肝疾患や甲状腺機能亢進症などが疑われ、安心できない。**

> **M.E.M.O**
> **追加検査**
> 脂質代謝異常に限らず、肝疾患、胆道疾患、甲状腺の機能異常なども疑われるため、高値、低値問わず基準値を外れる場合は、ほかの血液生化学検査を実施し、その結果も総合して病態を推定する。

検査後の看護ケア

LDLコレステロールが酸化すると動脈硬化を促進する作用が強まる。卵黄、するめ、魚卵、レバーなどのコレステロールを多く含む食品を控えて**1日あたりのコレステロール摂取量をコントロールする**とともに、ビタミンC、ビタミンE、βカロチンなどの**抗酸化作用をもつ食品を積極的にとる**ようアドバイスする。そうした食品の知識をもってもらうことも大切である。あわせて適度な運動を続けて減量できるよう、サポートする。

採血のポイント

> 採血で内出血を起こした場合には「自然と吸収されますよ」と声をかけます。

血液生化学検査

脂質系検査　　　　　　　　　　　検体材料　血清

HDLコレステロール
（HDL-C、高比重リポたんぱくコレステロール）
high-density lipoprotein cholesterol

検査の目的　抗動脈硬化作用のあるHDLコレステロールを調べることで、動脈硬化性疾患その他の指標とする。

基準値・異常が考えられる原因

高値
- 胆汁性肝硬変　● 閉塞性肺疾患　● 家族性高HDL-C血症
- CETP欠損症
- アルコール、薬剤（インスリン、エストロゲン、脂質異常症治療薬など）の影響　など

基準値　男性▶40〜85 mg/dℓ　女性▶40〜95 mg/dℓ

低値
- LCAT欠損症　● タンジール病　● アポA-Ⅰ欠損症
- 急性肝炎　● 肝硬変　● 腎不全　● 糖尿病　● 甲状腺機能亢進症
- 喫煙　● 肥満症　など

検査の方法・ポイント

　酵素法による測定。検査前日の夕食はふだん通りとし、検査前12時間は絶食、禁酒を指示する。**早朝空腹時に採血して測定**する。
　HDL以外のリポたんぱく（→P.192）を沈殿させ、残ったHDLを酵素で処理して測定する。多少の高値は問題になることは少ないが、異常高値の場合は血管組織が弱体化するおそれがある。

HDLコレステロールとは

リポたんぱくの一種であるHDL（高比重リポたんぱく）に結合しているコレステロールをHDLコレステロールという。**末梢組織から肝臓へのコレステロールの輸送・異化作用、細胞内に蓄積した余分なコレステロールの回収除去など、抗動脈硬化作用を有する**ため、HDLコレステロールは善玉コレステロールとよばれる。

検査結果の見方

ほかの脂質と異なり、数値が高いほど動脈硬化を抑えることができるため、基準値より低い場合は異常と判断する。**低値をとる要因としては、多価不飽和脂肪酸や糖質の多い食事が挙げられ、ほかに喫煙や肥満、運動不足などでも低下する。**

女性は男性に比べて高値で推移することが多いが、これは女性ホルモンがHDL-Cを上昇させる要因になっていると考えられている。

検査結果が悪いときの対応

HDL-Cが40mg/dℓ未満で低HDLコレステロール血症が認められる場合、生体内のコレステロールのバランスが悪くなることでその回収除去が滞ってしまう。その結果、動脈硬化の防御作用が低下し、狭心症や急性心筋梗塞などの冠動脈疾患の危険因子となる。**動脈硬化の進行状態を知るにはLDL-C値だけでなくHDL-C値も把握していることが重要**だといえる。また、**低HDLコレステロール血症は、中性脂肪が高値になる高トリグリセリド血症とともにメタボリックシンドロームの診断基準になっている**ことを覚えておく。

> **MEMO**
>
> **追加検査**
>
> HDL-CはT-Cと相互に関係しており、HDL-Cが低値でもT-Cが低値の場合はとくに問題ないと考えてよい。逆にHDL-Cが高値でもT-Cがきわめて高値ならば原因を調べて病態を特定し、治療に向けた総合的な判断が求められる。

検査後の看護ケア

HDL-C値は、喫煙習慣や肥満、運動不足により明らかに低下する。HDL-C値の上昇改善のためには、それら生活習慣の見直しを指導する。なお、適度な飲酒はHDL-C値を高く維持することが認められている。しかし量が過ぎるとアルコールは肝臓に中性脂肪を蓄積し、結果、HDLコレステロール合成の減少を招く。

また、**近年では動脈硬化予防の目安としてnon-HDLコレステロールが注目されている。**動脈硬化性疾患予防ガイドラインに新たに導入された基準で、計算式は次のとおりである。non-HDL-C = T-C － HDL-C

採血のポイント

採血後に気分が悪くなった場合は、近くのベッドで少し休んでもらいます。

まとめ 脂質のさまざまな働き

とりすぎが問題視されることが多いが、脂質は体内になくてはならない物質。主にエネルギーの貯蔵や、ホルモンの分泌に大きくかかわっている。

脂質の主な働き

飢餓時のエネルギー源となる
エネルギー出納で余剰となった分は、中性脂肪となって体内に蓄えられる。

細胞膜を構成する
細胞膜はリポたんぱくでできているが、その脂質部分は、トリアシルグリセロール、コレステロール、リン脂質である。

脂溶性ビタミンの代謝に働く
ビタミンA、D、Eなどの脂溶性ビタミンが体内で代謝される際に脂質は欠かせない。

ホルモンの材料となる
副腎皮質ホルモンや性ホルモンは、主にコレステロールからつくられる。

▶リポたんぱくの構造

親水性のあるアポたんぱくやリン脂質などが、非親水性の各種脂質を包み込んで結合したものをリポたんぱくとよび、この形で血中を運搬されるようになる。

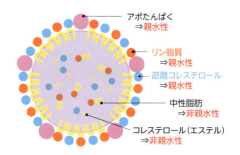

アポたんぱく ⇒親水性
リン脂質 ⇒親水性
遊離コレステロール ⇒親水性
中性脂肪 ⇒非親水性
コレステロール(エステル) ⇒非親水性

▶リポたんぱくの種類

種類	比重	成分			主な役割
		TG※	C※	他※	
カイロミクロン※	0.960以下	85	7	8	末梢組織に遊離脂肪酸を供給
VLDL-C※	0.960〜1.006	55	19	26	末梢組織に遊離脂肪酸を供給
IDL-C	1.006〜1.019	24	46	30	(VLDL-CとLDL-Cの中間形態)
LDL-C	1.019〜1.063	10	45	45	末梢組織にコレステロールを供給
HDL-C	1.063〜1.210	5	20	75	末梢組織のコレステロールを回収

※TG：中性脂肪　C：コレステロール　他：リン脂質とたんぱく質
※カイロミクロン：小腸で吸収された脂質が肝臓に届くまでの形態
※VLDL：超低比重リポたんぱく

内分泌系の異常をとらえる内分泌・ホルモン検査

　ホルモンとは、特定の産生臓器の内分泌腺細胞から放出されるごく微量の物質で、血流に乗って特定の標的組織・臓器に届き、その組織・臓器の代謝活性を調節する役割を担う。標的組織・臓器は全身に分布しているため、ホルモンがおよぼす作用は多様であると同時に、異常をきたした場合の病態も多様となる。

　一般に、血清あるいは尿中のホルモン分泌濃度を調べる。薬物投与による負荷試験が行われることもある。

▶主な内分泌臓器と分泌ホルモン

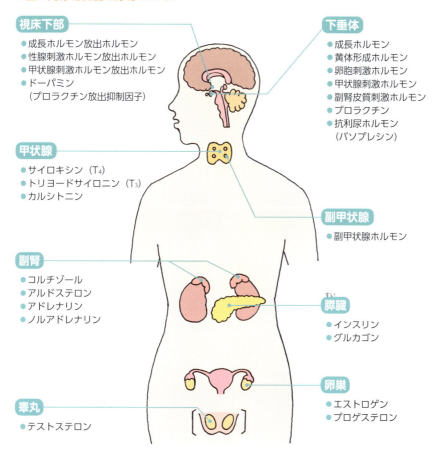

視床下部
- 成長ホルモン放出ホルモン
- 性腺刺激ホルモン放出ホルモン
- 甲状腺刺激ホルモン放出ホルモン
- ドーパミン
  （プロラクチン放出抑制因子）

下垂体
- 成長ホルモン
- 黄体形成ホルモン
- 卵胞刺激ホルモン
- 甲状腺刺激ホルモン
- 副腎皮質刺激ホルモン
- プロラクチン
- 抗利尿ホルモン
  （バソプレシン）

甲状腺
- サイロキシン（T_4）
- トリヨードサイロニン（T_3）
- カルシトニン

副甲状腺
- 副甲状腺ホルモン

副腎
- コルチゾール
- アルドステロン
- アドレナリン
- ノルアドレナリン

膵臓
- インスリン
- グルカゴン

卵巣
- エストロゲン
- プロゲステロン

睾丸
- テストステロン

血液生化学検査

内分泌・ホルモン検査　　　検体材料　血清

成長ホルモン（GH）
growth hormone

検査の目的　成長の異常が見られる場合や視床下部・下垂体系の機能評価の診断をするために実施する。

基準値・異常が考えられる原因

高値
- 下垂体性巨人症
- GH産生腫瘍
- 先端巨大症
- 神経性食欲不振症　など

基準値
- 男性▶ **0.17 ng/ml以下**
- 女性▶ **0.28〜1.64 ng/ml**

低値
- 下垂体性低身長症
- 下垂体機能低下症
- 性腺機能低下症　など

Point！ 検査の方法・ポイント

RIA法による測定。日中変動が著しく、また、食事、運動、ストレスによっても変動するので、前夜から検査終了まで絶食を指示し、**早朝の安静時に採血**する。**基礎分泌測定のほか、負荷試験（分泌刺激試験、分泌抑制試験）** や夜間睡眠中の分泌測定を行う。

成長ホルモンとは

脳の下垂体前葉から分泌され、アミノ酸の分解抑制、たんぱく質の合成促進、抗インスリン作用などの働きをもつホルモン。

検査結果の見方・対応

分泌刺激試験では、成長ホルモン放出ホルモン、インスリン、グルカゴンなどを負荷後、30分ごとに3時間まで採血する。GHの最高値が10ng/ml以上になれば正常反応、7〜10ng/mlで刺激反応低下を疑い、7ng/ml以下を反応低下とする。

分泌抑制試験では、グルコース75gを負荷後30分ごとに4時間まで採血する。GH値が5ng/ml以下に低下すれば正常反応。不変・軽度低下・上昇を異常と判定する。

血液生化学検査

内分泌・ホルモン検査　　　　　　検体材料　血清

甲状腺刺激ホルモン（TSH）
thyroid stimulating hormone

検査の目的　甲状腺刺激ホルモンの分泌量から、視床下部-下垂体-甲状腺系の機能異常の原因を調べる。

基準値・異常が考えられる原因

高値
- 慢性甲状腺炎（橋本病）
- 下垂体性TSH産生腫瘍
- クレチン病
- 原発性甲状腺機能低下症
- 異所性TSH産生腫瘍　など

基準値 0.5〜5.0 μU/ml

低値
- 下垂体機能低下症
- プランマー病
- バセドウ病
- 亜急性甲状腺炎　など

検査の方法・ポイント

CLIA法による測定。TSH値は日内変動するが、夜間にやや増加する程度なので検査に影響は少ない。**甲状腺機能の異常が疑われる場合には、必ず甲状腺ホルモン（→P.196〜197）と合わせて測定して検査する必要がある。**

甲状腺刺激ホルモンとは

脳の下垂体前葉から分泌され、甲状腺ホルモンの分泌を促進する働きがある。視床下部から分泌される甲状腺刺激ホルモン放出ホルモン（TRH）によって調節される。

検査結果の見方・対応

血中の甲状腺ホルモンが増加すれば甲状腺刺激ホルモンは抑制され、甲状腺ホルモンが減少すれば逆に増加する。TSHの検査値が高値、甲状腺ホルモンの検査値が低値であれば、原発性の甲状腺機能低下が診断できる。

検査後の看護ケア

甲状腺の機能異常では**特有の症状が見られるので、聞き取りと観察を適切に行って診断に有用な情報収集に努める。**動悸、発汗量の増加、不眠、体重減少、手指の震え、強い全身倦怠感、皮膚の乾燥、低体温などに注意する。

5章　内分泌・ホルモン検査──成長ホルモン（GH）／甲状腺刺激ホルモン（TSH）

血液生化学検査

内分泌・ホルモン検査　　検体材料　血清

甲状腺ホルモン（T₄、T₃）
thyroxine / triiodothyronine

検査の目的
甲状腺機能の異常の原因を調べるときに、もっとも有用な指標となる。

🔍 基準値・異常が考えられる原因

高値
- **TSHが低値**：甲状腺ホルモン分泌亢進（原発性甲状腺機能亢進症：バセドウ病、プランマー病）、甲状腺の破壊（亜急性甲状腺炎初期、無痛性甲状腺炎）、甲状腺ホルモン過剰投与
- **TSHが正常～高値**：二次性甲状腺機能亢進症（甲状腺刺激ホルモン産生腫瘍）、甲状腺ホルモンに対する下垂体の反応性低下（甲状腺ホルモン不応症）、抗T₄・抗T₃抗体の存在

基準値
T₄（サイロキシン）　▶ 6.1～12.4 μg/dℓ
FT₄（遊離型サイロキシン）　▶ 0.9～1.7 ng/dℓ
T₃（トリヨードサイロニン）　▶ 0.8～1.6 ng/mℓ
FT₃（遊離型トリヨードサイロニン）　▶ 2.3～4.3 pg/mℓ

低値
- **TSHが高値**：甲状腺ホルモン分泌の低下（原発性甲状腺機能低下症、慢性甲状腺炎、粘液水腫、甲状腺手術後、先天性甲状腺機能低下症）、甲状腺刺激ホルモンに対する反応低下（甲状腺刺激ホルモン不応症）
- **TSHが正常～低値**：二次性甲状腺機能低下症（下垂体機能低下症、視床下部機能低下による甲状腺刺激ホルモン放出ホルモン分泌不全、下垂体手術後などでの甲状腺刺激ホルモン分泌低下）、low T₃症候群（多くの場合はFT₄は正常）

Point 検査の方法・ポイント

　CLIA法による測定。血中にあるT₄・T₃の大部分がたんぱくと結合しており、ほんのわずかに遊離して存在しているものを遊離型サイロキシン（FT₄）、遊離型トリヨードサイロニン（FT₃）とよぶ。この**FT₄・FT₃が甲状腺ホルモンとしての作用を発揮するため、甲状腺機能を評価するにはFT₄、FT₃を測定することが重要**になる。また、同時に甲状腺刺激ホルモン（→P.195）を調べることで、異常があるのは甲状腺と脳下垂体のどちらかを推測できる。

甲状腺ホルモンとは

甲状腺で産生されるホルモンで、**サイロキシン（T_4）とトリヨードサイロニン（T_3）の2種類が存在する**。脂肪・糖の代謝、たんぱくの合成促進などの調節をする作用などがある。成長期に甲状腺ホルモンが不足すると身体と知能の発育が遅れたり止まったりする。

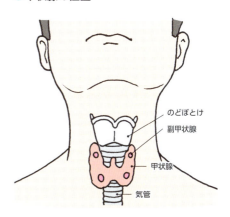

○甲状腺の位置

のどぼとけ
副甲状腺
甲状腺
気管

検査結果の見方・対応

甲状腺ホルモン濃度の変動は、甲状腺機能の状態を反映しており、**甲状腺ホルモンの分泌が過剰になれば代謝活動は亢進し、分泌が減少すれば代謝活動は低下**していく。

甲状腺ホルモンが高値になる疾患ではバセドウ病、低値になる疾患では橋本病（慢性甲状腺炎）がある。両者はとくに女性の罹患率が高い疾患とされる。ただし、橋本病と診断されても必ず甲状腺機能低下症というわけではなく、甲状腺機能が正常であれば症状は現れず治療も必要としない。

MEMO
バセドウ病

バセドウ病は甲状腺ホルモンが過剰に産生されることで起こる自己免疫疾患のひとつ。病態が進行すると、眼球の突出や甲状腺肥大などの症状が現れる。女性に多い病気で、男女比は1：4程度とされる。

検査後の看護ケア

バセドウ病に代表される甲状腺機能亢進症を治療していくうえで、妊娠・出産を計画している患者に留意する。甲状腺ホルモンが高値のまま妊娠した場合、流産・早産のリスクが高くなることを理解してもらい、妊娠は甲状腺機能が正常になり、安定するまで待つよう指導する。

採血のポイント

難病などで指や手首の動きが不自由な方だと、スタンダードな方法で採血できない場合があります。先輩を頼るなどして、安全に行うことを最優先に考えましょう。

血液生化学検査

内分泌・ホルモン検査　　　検体材料　血清

副腎皮質刺激ホルモン（ACTH）
adrenocorticotropic hormone

検査の目的　副腎皮質刺激ホルモンの分泌量から、視床下部−下垂体−副腎皮質系の機能異常の原因を調べる。

基準値・異常が考えられる原因

高値
- アジソン病
- ネルソン症候群
- 分娩
- 先天性副腎酵素欠損症
- 異所性ACTH産生腫瘍
- ストレス状態
- クッシング病
- 高熱

基準値 4.4〜48.0pg/mℓ

低値
- 下垂体機能低下症
- クッシング症候群
- ACTH単独欠損症
- 原発性副腎過形成
- 副腎腫瘍
- 副腎皮質ステロイドホルモン大量投与

検査の方法・ポイント

RIA法による測定。ACTH値は、日内変動を含めさまざまな要因での変動が激しいため、**早朝空腹安静時に採血**し検査する必要がある。採血後、室温では状態が不安定なのですみやかに血清分離して冷凍保存する。

副腎皮質刺激ホルモンとは

脳の下垂体前葉から産生され、ステロイドの合成分泌を促進する。副腎皮質刺激ホルモンの分泌は、副腎皮質刺激ホルモン放出ホルモン（CRH）と副腎皮質ホルモンによって調節される。

検査結果の見方・対応

クッシング病はACTHが高値を示し、クッシング症候群では低値を示す。**両者の症状は似るが治療方針が異なるため、鑑別が欠かせない。**

検査中の看護ケア

ストレスや発熱の有無など被検者の状態をよく確認するほか、検査について十分な説明を行い、**検査前から検査中にかけて安静の確保に努める。**

内分泌・ホルモン検査

コルチゾール
cortisol

検体材料　血清、尿

検査の目的
コルチゾールの分泌量から、下垂体-副腎皮質系の機能異常の原因を調べる。

基準値・異常が考えられる原因

高値
- クッシング病
- 原発性副腎過形成
- 甲状腺機能亢進症
- 副腎腫瘍
- 異所性ACTH産生腫瘍
- 妊娠
- クッシング症候群
- 慢性腎不全　など

基準値　血清▶6.4～21.0μg/dℓ　尿▶11.2～80.3μg/日

低値
- アジソン病
- 先天性副腎酵素欠損症
- 慢性続発性副腎皮質機能低下症
- 下垂体機能低下症
- 急性副腎不全　など

検査の方法・ポイント
RIA法による測定。日内変動があり、午前中が一番高く午後から夜間にかけて低値となるほか、妊娠時は高値になる。**コルチゾールとACTH（→P.198）を同時に測定することで、下垂体と副腎皮質系のどちらに異常があるのか鑑別できる。**

コルチゾールとは
ACTHの刺激を受けて、副腎皮質の束状層から分泌されるステロイドホルモンの一種。糖・たんぱく・脂質の代謝作用を担うほか、抗炎症作用、免疫抑制などの役割がある。

検査結果の見方・対応
高値の場合、満月様顔貌（ムーンフェイス）とよばれる症状が出ることがあり、クッシング症候群が疑われる。

検査中の看護ケア
尿中コルチゾールの測定では24時間蓄尿を行うため、手順の確認と説明をていねいに行い、保存方法に留意する。

血液生化学検査

内分泌・ホルモン検査　　　　　検体材料　血漿、尿

血漿レニン／アルドステロン
renin / aldosterone

検査の目的：高血圧、ナトリウム・カリウムの代謝異常、代謝性アルカローシスなどの診断を行ううえで重要。

基準値・異常が考えられる原因

高値
- レニン高値／アルドステロン高値：腎血管性高血圧症、レニン産生腫瘍 など
- レニン高値／アルドステロン低値：アジソン症、21-水酸化酵素欠損症 など

基準値

血漿レニン活性 ▶ 臥位 0.3〜2.9 ng/mℓ/時間
　　　　　　　　立位 0.3〜5.4 ng/mℓ/時間
血漿レニン濃度 ▶ 随時 3.2〜3.6 pg/mℓ
　　　　　　　　臥位 2.5〜21 pg/mℓ
　　　　　　　　立位 3.6〜6.4 pg/mℓ

アルドステロン ▶ 随時 35.7〜240 pg/mℓ
　　　　　　　　臥位 29.9〜159 pg/mℓ
　　　　　　　　立位 38.9〜307 pg/mℓ
尿中アルドステロン ▶ 10 μg/日以下

低値
- レニン低値／アルドステロン高値：原発性アルドステロン症、特発性アルドステロン症 など
- レニン低値／アルドステロン低値：リドル症候群、11β-水酸化酵素欠損症 など

検査の方法・ポイント

レニンは腎傍糸球体で産生される酵素。アンジオテンシノーゲンを分解して血圧上昇作用をもつアンジオテンシンを生成し、副腎皮質からアルドステロンを分泌させる。アルドステロンは腎臓でナトリウムの血中への再吸収、カリウムの尿中排泄を促進する。**両者を同時に測定することで、その組み合わせから鑑別診断を行う**。

検査結果の見方・対応

レニンとアルドステロンはともに日内変動があり、**早朝は高値で夕方に低くなる**。

また、**薬剤の影響で変動しやすい特徴がある**。血漿レニン濃度は、利尿薬などで高くなり、PG合成阻害薬、甘草などで低くなる。利尿薬、エストロゲン製剤は、アルドステロンを増加させ、甘草などは減少させる。

血液生化学検査

内分泌・ホルモン検査　　　検体材料　血清

黄体形成ホルモン（LH）
luteinizing hormone

検査の目的
視床下部-下垂体-卵巣（精巣）系の機能異常を診断するうえで重要。

基準値・異常が考えられる原因

高値
- 多嚢胞性卵巣症候群
- クラインフェルター症候群
- 睾丸女性化症候群
- ターナー症候群　など

基準値
- 男性▶1.7～11.2 mU/mℓ
- 女性▶卵胞期 1.7～13.3 mU/mℓ　　排卵期 4.1～68.7 mU/mℓ
- 　　　黄体期 0.5～19.8 mU/mℓ　　閉経期 14.4～62.2 mU/mℓ

低値
- 黄体機能不全
- 汎下垂体機能低下症
- 神経性食欲不振症
- 無排卵周期症
- シーハン症候群　など

検査の方法・ポイント

RIA法による測定。男性の精巣機能障害が疑われるとき、女性の排卵機能障害が疑われるときに行う検査。不妊症が疑われる場合には、卵胞刺激ホルモン（→P.202）検査とともに実施される。採血後は、すみやかに血清分離して検査を実施する。冷凍保存する場合は、6か月保存可能。

黄体形成ホルモンとは

脳の下垂体前葉から分泌される性腺刺激ホルモンのひとつ。エストロゲン（→P.207）によって分泌が促され、プロゲステロン（→P.206）によって抑制される。卵巣・精巣から分泌される性ステロイドを調節する。

検査結果の見方・対応

LHの数値変動は女性に著しく、**月経周期や妊娠の影響を受けるほか、閉経にともない増加する**点に注意する。

検査後の看護ケア

LHは妊娠を望む女性にとって重要な役割をもつ。不安や思いを共有できるよう、精神的なサポートを心がける。

血液生化学検査

内分泌・ホルモン検査　　　　　検体材料　血清

卵胞刺激ホルモン（FSH）
follicle stimulating hormone

検査の目的：視床下部-下垂体-卵巣（精巣）系の機能異常を診断するうえで重要。

基準値・異常が考えられる原因

高値
- 多嚢胞性卵巣症候群
- クラインフェルター症候群
- 睾丸女性化症候群
- ターナー症候群　など

基準値　男性▶2.1～18.6mU/ml　女性▶下記参照

低値
- 黄体機能不全
- 無排卵周期症
- シーハン症候群
- 汎下垂体機能低下症
- 神経性食欲不振症　など

検査の方法・ポイント

RIA法による測定。LH（→P.201）と同様に排卵機能・精巣機能の障害が疑われるときに行う。卵胞刺激ホルモンは脳の下垂体前葉から分泌される性腺刺激ホルモンのひとつ。女性の場合、卵胞発達促進、エストロゲン（→P.207）産生を促す。男性の場合、精巣発達促進、男性ホルモン分泌を刺激する。

MEMO

卵胞刺激ホルモン基準値（女性）

- 卵胞期：4.5～11.0mU/ml
- 排卵期：3.6～20.6mU/ml
- 黄体期：1.5～10.8mU/ml
- 閉経期：36.6～168.8mU/ml

検査結果の見方・対応

FSHが高値を示す疾患にターナー症候群があり、生活習慣病、骨密度の低下、大動脈の狭窄による高血圧に注意。不妊と診断されてはじめて疾患に気づくケースや、この疾患の特徴である低身長など**精神的負担に配慮**する。

検査後の看護ケア

FSHは黄体形成ホルモン（LH）と協同関係にあり、排卵周期の調整、黄体の形成促進などを行う。そのため**FSH、LHが異常値になると、女性特有の疾患リスクが高まり、精神的なケアが求められる**場面もある。

血液生化学検査

内分泌・ホルモン検査　　　検体材料　血清

抗利尿ホルモン（ADH、バソプレシン）
antidiuretic hormone

検査の目的　血清中に含まれる抗利尿ホルモンの分泌量は、主に尿崩症の診断に有用。

基準値・異常が考えられる原因

高値	●腎性尿崩症　●アジソン病　●ADH不適合分泌症候群　など
基準値	0.3〜3.5pg/mℓ
低値	●中枢性尿崩症　●心因性多飲症　など

検査の方法・ポイント

RIA法による測定。ADH値は飲水条件、体位、日内変動などの影響を受ける。基礎値は、**自由飲水下で30分の安静臥床後に検査する**のが原則。同時に血漿浸透圧を測定することで疾患の鑑別診断が可能。

主に尿崩症が疑われるときに検査する。

抗利尿ホルモンとは

脳の視床下部で合成され、下垂体後葉から分泌される。**腎臓の集合管細胞に働き、水の透過性を高めて水の再吸収を促進する。**抗利尿ホルモンの分泌は、血漿浸透圧、動脈圧、循環血液量などの調節を受ける。

検査結果の見方・対応

ADHが低値の場合は、高張食塩水負荷試験も実施し、心因性多飲症か中枢性尿崩症かを鑑別診断する。**心因性多飲症では、血漿浸透圧の上昇にともない水利尿は減少する。一方、中枢性尿崩症では尿量は減少しない。**

検査後の看護ケア

体内の水分出納（すいとう）のバランスが悪くなっているため、その調整をサポートする必要がある。**必ず尿の状態確認を行い、水分の摂取量や塩分の摂取状況を管理**する。また、飲酒によって分泌が抑制されることに注意する。

血液生化学検査

内分泌・ホルモン検査　　検体材料　血液、尿

カテコールアミン（カテコラミン、CA）
catecholamines

検査の目的　副腎髄質に原発する褐色細胞腫や交感神経に起因する交感神経芽細胞腫の診断・治療経過観察に必要不可欠。

基準値・異常が考えられる原因

高値
- 褐色細胞腫
- 本態性高血圧
- 交感神経芽細胞腫
- うっ血性心不全　など

基準値
- アドレナリン ▶ 血中 100pg/mL以下、尿中 3〜15μg/日
- ノルアドレナリン ▶ 血中 500pg/mL以下、尿中 20〜120μg/日
- ドーパミン ▶ 血中 300pg/mL以下、尿中 100〜700μg/日

低値
- 本態性・起立性低血圧
- アジソン病
- 甲状腺機能低下症　など

検査の方法・ポイント

HPLC法による測定。日内変動が大きく、日中高く夜間は低値を示す。また、体位や精神的ストレスなどによっても変動するため、**30分の安静臥床後に採血する**のが原則。24時間の分泌量を調べる場合は、尿中カテコールアミンの排泄量を測定する。

カテコールアミンとは

副腎髄質から分泌されるアドレナリン、副腎髄質、中枢神経系・交感神経系から分泌されるノルアドレナリン、ドーパミンの総称。心拍数増加、気管支拡張作用、血圧上昇などの作用がある。

検査結果の見方・対応

アドレナリンが高値の場合、副腎髄質に原発する褐色細胞腫が疑われる。褐色細胞腫の約1割が両側副腎で発生するため、局在診断は欠かせない。

検査後の看護ケア

ストレスが蓄積するとCAが高値になり、生体の活動性が高まる。**交感神経の緊張を緩和できるよう、十分な睡眠と休息の確保を提案**する。

血液生化学検査
内分泌・ホルモン検査
検体材料　血清、尿

ヒト絨毛性ゴナドトロピン（hCG）
human chorionic gonadotropin

検査の目的
妊娠の診断・経過観察に有用であるほか、腫瘍マーカーとして絨毛がんの発見にも役立つ。

基準値・異常が考えられる原因

高値
- 絨毛がん
- 胞状奇胎
- 異所性hCG産生腫瘍
- 多胎妊娠　など

基準値　女性（非妊娠時）血清▶1.0 mIU/mL以下　尿▶2.5 mIU/mL以下

検査の方法・ポイント

RIA法による測定。正常な妊娠の診断や経過観察、異常妊娠の診断など、妊娠管理を目的に実施される。**妊娠が成立すると血中や尿中にhCGが急速に分泌されて、妊娠10週前後にかけて濃度が最高値に達する。**

ヒト絨毛性ゴナドトロピンとは

妊娠すると胎盤の絨毛組織から産生される、性腺刺激ホルモンの一種。卵巣からのプロゲステロン（→P.206）分泌を促進させる作用がある。

検査結果の見方・対応

　妊娠するとhCGが高値を示すが、これは正常な反応である。一方、非妊娠時にhCGが高値になる場合は、異所性hCG産生腫瘍が疑われる。絨毛がんのほかにも卵巣がん、子宮がん、肺がん、膀胱がんなどでも陽性を示すことがあるため、腫瘍マーカーとしても利用される。**異常が疑われる場合は、さらに超音波検査、CTなどの画像検査を実施して状況を確認し**、診断を下す。
　妊娠時にhCGが低値の場合は、子宮外妊娠を疑う。治療には手術が必要になるケースが多いため、精神的負担の深さを考慮し、不安の緩和に努める。**十分な説明と治療後の将来設計に対する寄り添いも必要**になる。

血液生化学検査

内分泌・ホルモン検査　　　検体材料　血清

プロゲステロン（黄体ホルモン）
progesterone

検査の目的　妊娠中の経過観察や副腎皮質の機能異常を調べるために実施される。

基準値・異常が考えられる原因

高値
- 先天性副腎皮質過形成
- 副腎男性化腫瘍
- 胞状奇胎
- クッシング症候群　など

基準値　男性▶ 0.5ng/ml以下
女性▶
卵胞期 0.87ng/ml以下　　排卵期 0.37〜18.4ng/ml
黄体期 0.2〜31.6ng/ml　　妊娠1〜16週 4.2〜39.2ng/ml
17〜28週 19.6〜143ng/ml　　29〜40週 34.5〜390ng/ml

低値
- 下垂体前葉機能低下症
- 黄体機能不全
- 卵巣機能低下症
- 無月経　など

検査の方法・ポイント

RIA法による測定。**性別、年齢別、月経周期による変動が大きいため、被検者の情報をよく確認**する。月経周期でみると卵胞期は低く黄体期に高くなり、閉経後は分泌が減少していく。また、妊娠した場合、経過するにしたがって高値を示す。

プロゲステロンとは

卵巣および胎盤から産生される女性ホルモン。男性では主に副腎皮質で産生される。受精卵が着床しやすい子宮内膜環境を整えるほか、体温上昇作用や妊娠持続作用がある。

検査結果の見方・対応

妊娠関係の疾患に注目しがちだが、それ以外の疾患も視野に入れる。視床下部−下垂体に機能異常がある場合に、黄体機能不全になることもある。

検査後の看護ケア

異常値を示すときは、妊娠の可能性や経口避妊薬の使用の有無を考慮する。これらは、月経異常の改善にも効果があるが、**使用上の服用禁忌に注意**。

血液生化学検査

内分泌・ホルモン検査　　　　　検体材料　血清

エストロゲン（卵胞ホルモン）
estrogen

検査の目的　エストロゲンの分泌量は、卵巣や妊娠中の胎児や胎盤などの機能不全の診断に有用。

基準値・異常が考えられる原因

 高値
- エストロゲン産生卵巣腫瘍
- 先天性副腎皮質過形成　など

 基準値

		エストロン（E_1）	エストラジオール（E_2）	エストリオール（E_3）
女性	卵胞期	10～60pg/ml	10～80pg/ml	0～20pg/ml
	排卵期	25～100pg/ml	50～350pg/ml	5～40pg/ml
	黄体期	25～80pg/ml	30～150pg/ml	5～40pg/ml
	閉経期	20～80pg/ml	10～30pg/ml	0～20pg/ml
男性		30～60pg/ml	20～60pg/ml	0～14pg/ml

 低値
- 卵巣機能低下症
- 胞状奇胎
- 子宮発育不全
- 胎児赤芽球症　など

検査の方法・ポイント

　RIA法による測定。エストロゲンは、エストロン（E_1）、エストラジオール（E_2）、エストリオール（E_3）の3種類を主とする卵胞ホルモン作用をもった女性ホルモンの総称で、主に卵巣から分泌される。男性の体内にも存在し、精巣と副腎皮質から分泌される。**採血後はすみやかに血清分離を実施し、冷凍保存する。**卵巣の機能評価を行う場合は、プロゲステロン（→P.206）も同時に測定する。

検査結果の見方・対応

　エストロゲン値は、性別、年齢、性周期、妊娠週数などの影響を受ける。また、**下垂体や副腎の機能に異常がある場合にも数値が変動する点に注意**する。
　検査では主にE_2、E_3を測定し、E_2は卵巣機能の指標として、E_3は胎児－胎盤系機能指標として役立つ。とくにE_3は出産直前期になると、エストロゲンの9割を占めるようになるため、**妊娠の経過観察をするうえで欠かせない指標**となる。

血液生化学検査

内分泌・ホルモン検査　　検体材料　血清、尿

C-ペプチド（CPR）
C-peptide

検査の目的　インスリンと同じ濃度で分泌される物質の血中濃度を調べることで、インスリンの分泌能を推測する。

基準値・異常が考えられる原因

高値
- 異常インスリン血症　● インスリノーマ　● 肥満症
- 家族性高プロインスリン血症　● 先端巨大症　● クッシング症候群　など

基準値　血清（空腹時）▶ 0.6〜1.8 ng/mℓ　尿 ▶ 20.1〜155 μg/日

低値
- 1型糖尿病　● 2型糖尿病　● 副腎機能不全　● 膵炎
- 下垂体前葉機能低下症　など

検査の方法・ポイント

RIA法による測定。CPRの測定は、血糖値の影響を避けるため**空腹時採血**が原則。尿中値は、24時間蓄尿で検査する。

CPRはインスリンの分泌量を推定するために検査される。**膵臓のβ細胞で産生されたプロインスリンが酵素によって分解されてCPRとインスリンとなり、血中に等モル（1：1の比）で分泌される**。Cペプチドはインスリンに比べ代謝速度が遅く、あまり分解されずに尿中に排泄される。そのためCペプチドの血中濃度は、インスリンの産生量を反映することができる。

検査結果の見方・対応

CPRが高値を示す場合、インスリノーマ、クッシング症候群、先端巨大症、ステロイド投与、腎不全などが考えられる。インスリノーマは、膵臓のβ細胞にできた腫瘍によってインスリンが過剰に分泌されるため、それにともなってCペプチドが増加する。腫瘍のおよそ9割が良性だが、低血糖の症状が現れる。**腎不全では、Cペプチドの腎臓から尿中への排泄が低下し血中CPRは高値になるが、尿中CPRは低値になることに注意**する。

CPRが低値の場合にもっとも疑われる疾患は、糖尿病である。グルカゴン負荷後のCPRの測定は、1型糖尿病と2型糖尿病の判別にも有用となる。

検体検査　血液生化学検査

血液生化学検査

内分泌・ホルモン検査

グルカゴン
glucagon

検体材料　血漿（けっしょう）

検査の目的
グルカゴンは、インスリンと拮抗して血糖値を上昇させる。高血糖の病態解析に有用。

基準値・異常が考えられる原因

高値
- グルカゴノーマ
- 腎不全
- 糖尿病
- クッシング症候群
- 肝硬変　など

基準値　空腹時 ▶ 40～180 pg/mℓ

低値
- 慢性膵炎
- グルカゴン欠乏症
- 下垂体機能低下症　など

Point 検査の方法・ポイント

RIA二抗体法による測定。グルカゴンは血中で分解されやすいので、たんぱく分解酵素阻止剤アプロチニンとEDTAの入った試験管で、**採血後、すみやかに血漿を分離し冷凍保存する**。

グルカゴンとは

膵臓ランゲルハンス島α細胞から分泌されるホルモン。肝臓のグリコーゲンをブドウ糖に分解する作用を促進し、血糖値を上昇させる働きをもつ。

検査結果の見方・対応

グルカゴンはインスリンと拮抗して血糖を一定に保つ作用がある。**血糖値上昇がグルカゴンの分泌を抑制し、血糖値低下がグルカゴンの分泌を促進**する。グルカゴンの検査は、血糖値が高くグルカゴノーマを疑うときに行われる。

検査後の看護ケア

グルカゴンが高度に上昇している場合は、グルカゴノーマを疑う。症状は高血糖のほかに、壊死性遊走性紅斑（えし）という皮疹をともなう。治癒可能な治療法は外科的切除のみで、手術の必要性をていねいに説明する必要がある。

5章　内分泌・ホルモン検査——C-ペプチド（CPR）／グルカゴン

血液生化学検査

内分泌・ホルモン検査　　　検体材料　血清

免疫活性インスリン（IRI）
immunoreactive insulin

検査の目的　膵臓から分泌されるインスリンの血中濃度を測定することで、糖尿病など糖代謝の機能異常を調べる。

🔍 基準値・異常が考えられる原因

高値
- 異常インスリン血症
- インスリノーマ
- 肥満症
- 先端巨大症
- 家族性高プロインスリン血症
- 甲状腺機能亢進症
- クッシング症候群　など

基準値　空腹時 ▶ 5〜15 μU/mℓ

低値
- 1型糖尿病
- 慢性膵炎
- 原発性アルドステロン症
- 急性膵炎
- 副腎機能不全
- 下垂体前葉機能低下症　など

Point 検査の方法・ポイント

RIA二抗体法による測定。ブドウ糖負荷試験（→P.180）とあわせて測定する。検査前夜から絶食し**空腹時採血**が原則。また、インスリン抗体ができている被検者の場合、C-ペプチド（→P.208）の測定を行うことで、インスリンの分泌状態を推定できる。

インスリンとは

膵臓ランゲルハンス島β細胞から分泌される。骨格筋や脂肪細胞へのブドウ糖取り込みと放出抑制を通じて、血糖値低下の作用を発揮する唯一のホルモン。

📈 検査結果の見方・対応

インスリンの量や作用が低下して低値を示すと、血糖値が高くなって糖尿病になる。糖尿病には1型と2型があるが、1型糖尿病はブドウ糖負荷試験でのインスリン分泌が不足であることから2型との判別が可能になる。

検査後の看護ケア

1型糖尿病は小児や若年者で発症するため、インスリンの自己注射や血糖測定の説明・指導をする立場上、重要な役割を担うことになる。**2型糖尿病の患者には治療の正確な情報を提供し、生活習慣の改善に努めてもらう。**

血液生化学検査

内分泌・ホルモン検査　　　検体材料　血清

脳性ナトリウム利尿ペプチド（BNP）
brain natriuretic peptide

検査の目的　脳性ナトリウム利尿ペプチドの量を調べることで、心不全などの心室負荷をきたす病態を把握する。

基準値・異常が考えられる原因

高値
- うっ血性心不全　● 心筋症　● 高血圧症　● 急性心筋梗塞　● 心肥大
- 腎不全　など

基準値　18.4 pg/mL以下

検査の方法・ポイント

CLIA法による測定。検査前夜から絶飲食を指示し、**早朝の安静臥位時に採血**する。採血時の体位、食塩摂取量、ストレスなどの影響を受けやすいため注意する。この検査は心室の負荷を反映する指標として重要視される。

脳性ナトリウム利尿ペプチドとは

主に心室に負荷がかかると分泌されるホルモン。利尿作用、血管拡張作用、交感神経の抑制などの作用を有し、血圧をコントロールしている。

検査結果の見方・対応

BNPが高値になるほど、**心臓に負担がかかっている**といえる。BNPが高値の場合、心エコー検査、静脈圧測定などを行って心不全の状態を確認する。

治療で病態が改善するとBNP値は低下するため、治療効果の確認にも用いられる。

検査後の看護ケア

心不全や心筋梗塞などの心臓の疾患がある場合、**心臓に負荷がかからないような生活環境を整えるよう説明し、その実践方法を指導**する。食事、運動、入浴についてはとくに心臓への負荷の軽減を図る事項である。また、飲酒や喫煙は心臓に負担をかけるため、禁酒、禁煙の必要性をアドバイスする。

血液生化学検査

酵素系検査

検体材料　血清

AST（GOT、アスパラギン酸アミノトランスフェラーゼ）
ALT（GPT、アラニンアミノトランスフェラーゼ）
aspartate aminotransferase / alanine aminotransferase

検査の目的　該当の酵素の量から肝細胞傷害の有無と程度を推定し、肝疾患の診断に役立てる。

🔍 基準値・異常が考えられる原因

高値
- **AST、ALTともに高値**：急性肝炎、慢性肝炎、劇症肝炎、肝硬変、脂肪肝、アルコール性肝障害
- **ASTの高値**：心筋梗塞、筋肉疾患、溶血性貧血
- **ALTの高値**：甲状腺機能亢進症

基準値　AST▶10～34U/ℓ　　ALT▶5～46U/ℓ

低値
- 人工透析　● 腎不全　● ビタミンB_6欠乏症　など

ASTとは

GOTともいい、アスパラギン酸、2-オキソグルタル酸（αケトグルタル酸）とグルタミン酸、オキサロ酢酸との間でアミノ基が転移するのを触媒する酵素。**心筋、肝臓、脳、骨格筋、腎臓、赤血球などさまざまな組織・臓器の細胞内に含まれる。** ASTは肝臓以外にも広く存在するため、肝疾患以外に心疾患や筋肉疾患でも高値を示す。

ALTとは

GPTともいい、アラニン、2-オキソグルタル酸とグルタミン酸、ピルビン酸との間でアミノ基が転移するのを触媒する酵素。骨格筋などにも含まれるが、**肝臓にもっとも多く存在する。** ALT・ASTともに、何らかの原因で細胞が壊れると細胞内から血中に流出（逸脱）し血中濃度が上昇することから、逸脱酵素とよばれる。

検査の方法・ポイント

JSCC勧告法による測定。体位による変動を受け、立位時は安静臥位時に比べAST・ALTともに1割程度高くなる。**ASTは骨格筋細胞に存在することから、激しい運動をすると数値が高くなるため、検査の2〜3日前から激しい運動は控えるよう指示**する。一方、ALTは運動の影響が少ない。

また、採血時に溶血すると赤血球中のASTが遊出して、見かけ上、高値を示すので注意する。

検査結果の見方

〈ASTとALTの異常をきたす疾患〉

疾患		AST	ALT	AST/ALT比
胆道系疾患	急性肝炎	↑↑↑	↑↑↑	AST < ALT
	慢性肝炎	↑〜↑↑	↑〜↑↑	AST < ALT
	肝硬変	↑〜↑↑	↑〜↑↑	AST > ALT
	肝がん	↑〜↑↑	↑〜↑↑	AST > ALT
	脂肪肝	↑〜↑↑	↑〜↑↑	AST < ALT
	アルコール性肝障害	↑〜↑↑	↑〜↑↑	AST > ALT
虚血性心疾患	心筋梗塞	↑〜↑↑	→〜↑↑	AST > ALT、CK↑↑
筋肉疾患	多発筋炎	↑〜↑↑	→	AST > ALT、CK↑↑
溶血性貧血		↑〜↑↑	→	AST > ALT、LDH↑

AST/ALT比

ASTとALTでは、ALTのほうが肝臓に対する特異性が高い。そのため、両者の数値を比較すると、肝疾患の病態判定の指標となる。AST/ALT比を計算し、AST/ALT比が1以上の場合、アルコール性肝炎、肝硬変、溶血。AST/ALT比が1以下の場合、慢性肝炎、脂肪肝、回復期のウイルス性肝炎など。

検査後の看護ケア

1,000U/ℓを示すような激しい異常高値の場合、急性肝炎が疑われる。また、高値を示していたAST・ALTが急速に低下した場合は、劇症肝炎のおそれがある。

そのため、**急性期の発症1〜2週間以内は、経過をみることが大変重要で**、ASTとALTを連日にわたり測定することもあり得る。**AST・ALTが異常高値の場合は、絶対安静を確保し、状態をよく観察**する必要がある。

血液生化学検査	
酵素系検査	検体材料　血清

γ-GTP（γ-グルタミルトランスペプチダーゼ）
γ-glutamyl transpeptidase

検査の目的　アルコール性肝障害や肝・胆道系疾患の診断をするうえで重要な指標となる。

基準値・異常が考えられる原因

高値
- アルコール性肝障害　● アルコール性脂肪肝　● 急性肝炎
- 慢性肝炎　● 肝硬変　● 肝がん　● 胆汁うっ滞　● 胆管閉塞
- 胆管がん　● 慢性膵炎　● 心筋梗塞　● 甲状腺機能亢進症
- 糖尿病　など

基準値　男性 ▶ 7〜60 U/ℓ　　女性 ▶ 7〜38 U/ℓ

低値
- 先天性γ-GTP欠損症

検査の方法・ポイント

　JSCC勧告法による測定。検査前日から当日にかけての食事はふだん通りで問題ないが、飲酒はγ-GTPの数値を上昇させるため、控えるよう指示する。

　アルコール摂取量とγ-GTPの間には強い相関関係が認められることから、**アルコール性肝障害の診断に有用な検査**となる。アルコール摂取制限を指導されている患者の動向をみるときにも調べられる。

γ-GTPとは

アミノ酸の代謝にかかわる胆管系酵素のひとつ。腎臓にもっとも多く存在し、膵臓、肝臓、脾臓、小腸、脳、心筋にも分布する。疾患などにより肝・胆道系が閉塞されて胆汁の排泄障害が生じると、血中濃度が上昇する。とくにアルコールや薬物に対する反応が著しく、**アルコール性肝障害や向精神薬など薬物服用時にも高値をとる。**

検査結果の見方

年齢、性別、飲酒歴などによって変動幅が大きいが、同一個人内では運動や食事、日内変動の影響はほぼ認められない。男性は女性よりやや高い。

肝・胆道系疾患を疑うとき、**γ-GTPが肝細胞障害やアルコール過飲で上昇する点で、他の胆管系酵素のアルカリホスファターゼ（ALP）、ロイシンアミノペプチダーゼ（LAP）とは異なる特徴的な指標となりうる**ことに留意する。

〈胆管酵素（閉塞性酵素）の比較〉

疑われる疾患	ALP	LAP	γ-GTP
胆汁うっ滞	◎	◎	◎
肝臓細胞障害		◎	◎
骨疾患	◎		
アルコール過飲		○	◎

検査結果が悪いときの対応

γ-GTPは腎臓に多く存在するが、腎疾患による上昇はあまりみられず、**肝・胆道系の異常による上昇が多くみられる**。そして臨床上、検査値が問題になるのは高値の場合である。

高γ-GTP値の要因はアルコール過飲に限らず、非飲酒者でも高値を示す。その場合は、**肝・胆道系閉塞性疾患や薬物の有無を考慮**する。薬剤投与の影響では、抗てんかん薬（抗けいれん薬）、向精神薬、睡眠薬、副腎皮質ステロイド薬などが考えられる。

MEMO

追加検査

アルコール性肝障害では、ほかの肝機能検査項目（AST、ALT、ALPなど）でも異常が認められる。飲酒歴の聴取に加え種々の血液検査などを行い、疾患の鑑別を進める。

検査後の看護ケア

アルコール性肝障害、脂肪肝の場合、ただちに禁酒を指導することで病態改善につなげる。**禁酒するだけでγ-GTP値の低下と肝機能の回復が可能であることを伝え、禁酒を継続することの大切さを理解してもらう**。基準値まで下がったことに安心し、元の飲酒習慣に逆戻りしては意味がない。回復後には休肝日を設けること、1回の飲酒量に上限を設定して食事時に飲むことなどをアドバイスする。

対応例

アルコール使用障害の患者さんの日常動作を注意して見守ることがあります。

血液生化学検査

酵素系検査　　　　　　　　　検体材料　血清

乳酸脱水素酵素（LDH）
lactate dehydrogenase

検査の目的　臓器・組織破壊を評価し、アイソザイムの異常から病態を推測するのに有用な検査。

🔍 基準値・異常が考えられる原因

 高値
- 急性肝炎　● 慢性肝炎　● 劇症肝炎　● 肝がん　● 胆管細胞がん
- 膵がん　● 心筋梗塞　● 多発性筋炎　● 脳血管障害　● 悪性貧血
- 白血病　● 甲状腺機能低下症　など

 基準値　120〜245 U/ℓ

 低値
- 遺伝性HまたはMサブユニット欠損症

Point! 検査の方法・ポイント

JSCC勧告法による測定。検査前日、当日の過度な運動は控えるよう指示する。飲食はふだん通りで問題ない。**LDHは赤血球中に多く含まれ、採血時や分離時に溶血すると血清中に遊離して、見かけ上、高値を示すため、取り扱いに注意**する。

LDHの測定は肝炎、心筋梗塞、がん、肺梗塞など細胞・組織障害を起こす疾患の診断、重症度の把握、経過観察、治療効果判定などに用いられる。LDとも表現される。

乳酸脱水素酵素とは

ブドウ糖がエネルギーを生み出す際に、ピルビン酸と乳酸との変換を触媒する酵素として作用する。心臓、肝臓、腎臓、骨格筋、赤血球など体内の組織に幅広く存在しており、**細胞・組織に障害が起きると血液中に漏れ出す**。アミノ酸組成の異なるH型とM型のサブユニットが結合した4量体からなり、電気泳動により5種類のアイソザイムに分画される。

検査結果の見方

運動量や年齢による変動が認められる。運動習慣のある人は、筋肉由来のLDHが血中に漏れ出るため高値を示しやすい。新生児は成人の約2倍で、その後漸減し15歳頃までに成人の値になる。

また、妊娠中は高値傾向が続き、出産直前には400U/ℓ前後まで上昇するケースもある。しかしこれらは想定される変動要因の範囲であり、治療の対象にはならないことに注意する。

検査結果が悪いときの対応

LDHが高値の場合、生体内のいずれかの臓器・組織が壊れていることを意味するが、それだけではどの臓器・組織かを特定することはできない。その際に目安になるのがアイソザイムの分析である。アイソザイムとは、**酵素としてはほぼ同じ活性でありながら、存在する臓器によって分子構造が異なる**ものを指す。LDHのアイソザイムはLDH$_1$～LDH$_5$型に分画され、それぞれ存在する臓器がちがうことから、各数値の動向をみることで、異常が生じている臓器・組織をある程度、鑑別できる（下表）。

酵素系検査──乳酸脱水素酵素（LDH）

〈LDHアイソザイムパターン〉

基準値	アイソザイム異常	アイソザイムの由来	疾患
LDH$_1$ 21～33% LDH$_2$ 36～46% LDH$_3$ 23～32% LDH$_4$ 1～6% LDH$_5$ 0～5%	LDH$_1$↑、LDH$_2$↑	心筋	心筋梗塞
		赤血球	悪性貧血、溶血性貧血、発作性夜間ヘモグロビン尿症
	LDH$_2$↑または LDH$_2$↑、LDH$_3$↑	筋肉※	筋ジストロフィー、多発筋炎
		肺	肺梗塞
		膿瘍細胞	白血球、リンパ腫、がん
	LDH$_4$↑、LDH$_5$↑	肝	急性肝炎、慢性肝炎、脂肪肝、心不全にともなううっ血肝
		筋肉※	筋ジストロフィー

※骨格筋では、アイソザイムパターンが種類によって異なる。

検査後の看護ケア

肝疾患が疑われる場合にはほかの肝機能検査や腹部超音波検査を、筋肉疾患が疑われる場合にはクレアチンキナーゼ（→P.222～223）など筋原性酵素を検査して、さらに詳しい病態の把握に努める。**LDHが高値にもかかわらず原因が特定できない場合は、悪性腫瘍の可能性を考慮**する。悪性リンパ腫などの悪性腫瘍では、腫瘍量の増加にともなって高値を示すため、慎重に検査を進める。

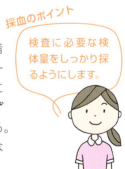

採血のポイント

検査に必要な検体量をしっかり採るようにします。

血液生化学検査

酵素系検査　　　　　　　　　　検体材料　血清

アルカリホスファターゼ（ALP）
alkaline phosphatase

検査の目的　主に肝・胆道系疾患、胎盤疾患、骨代謝異常の病態解析をALP値とアイソザイム分析を用いて行う。

基準値・異常が考えられる原因

高値
- 骨肉腫　● 転移性骨腫瘍　● 骨折　● 骨軟化症
- ページェット病　● 閉塞性黄疸　● 肝がん　● 肝硬変
- 甲状腺機能亢進症　● 副甲状腺機能亢進症　など

基準値　男性 ▶ 102～249 U/ℓ　女性 ▶ 82～211 U/ℓ

低値
- 低ALP血症（遺伝性疾患）　● 壊血病　● 慢性腎炎
- 甲状腺機能低下症　● たんぱく欠乏　など

検査の方法・ポイント

JSCC勧告法による測定。ただし、GSCC法、SSCC法を採用する測定機関もあり、測定方法のちがいにともなって基準値が変動する。食事の影響を受けるため、**早朝空腹時の測定**が原則。

ALPは胆汁を介して肝臓から排泄されることから肝・胆道系疾患を検出する。そのため、ロイシンアミノペプチダーゼ（LAPやγ-GTP→P.214～215）とともに胆管系酵素や閉塞性酵素と総称される。ほかに骨の新生状態や胎盤機能の評価に有用な指標となる。

アルカリホスファターゼとは

有機リン酸エステルを至適pH8～10でアルコールと無機リンに加水分解する作用をもつ酵素。肝臓、腎臓、腸管、乳腺、胎盤、骨芽細胞など体内の各組織に広く分布している。電気泳動法により6種類のアイソザイムに分画され、その動向を分析することで異常が生じている臓器・組織を絞り込める。

検査結果の見方

年齢による変動が顕著で、骨の発育が著しい小児期では高値になり、成人の2〜3倍程度まで数値が上昇する。一般に男性のほうが女性よりもやや高値をとるが、妊娠後期の女性は数値が上昇する。ほかに、抗てんかん薬（抗けいれん薬）の服用で上昇することもある。

血液型B型とO型の人は、正常でも基準値の上限に近い高値を示すことがある。

検査結果が悪いときの対応

ALPが高値の場合、ALPが存在するいずれかの臓器・組織に異常があることを意味するが、それだけではどの臓器・組織かを特定することはできない。その際に目安になるのがアイソザイムの分析である。アイソザイムとは、**酵素としてはほぼ同じ活性でありながら、存在する臓器によって分子構造が異なる**ものを指す。

ALPのアイソザイムはALP$_1$〜ALP$_6$に分画され、各アイソザイムの数値動向をみれば、由来する臓器のちがいから異常が生じている臓器・組織をある程度鑑別できる（下表）。

〈ALPアイソザイムが高値になる疾患等〉

基準値	アイソザイム	由来	抗原性	増加する疾患等
ALP$_1$（高分子ALP） 0〜2% ALP$_2$（肝性） 20.5〜54.5% ALP$_3$（骨性） 43.4〜78.3% ALP$_4$（胎盤性） — ALP$_5$（小腸性） 0.0〜5.7% ALP$_6$ （免疫グロブリン結合ALP） —	ALP$_1$	肝	肝	肝内・肝外胆汁うっ滞、転移性肝がん
	ALP$_2$	肝	肝	肝・胆道疾患
	ALP$_3$	骨	肝	くる病、ページェット病、副甲状腺機能亢進症、骨折、がんの骨転移、骨肉腫
	ALP$_4$	胎盤	胎盤	妊娠
	ALP$_5$	小腸	小腸	慢性肝炎、肝硬変
	ALP$_6$	肝、骨	肝	潰瘍性大腸炎

検査後の看護ケア

基準値を超えていたら、アイソザイム分析、血液検査、腹部超音波、CTなどの画像検査を行って疾患部位の特定を進めることになる。ただし、ALP検査は数時間で検査可能であるが、電気泳動法によるアイソザイム分析には数日を要する。

ALPの異常値から考えられる病態は種々あることを理解し、**診断に沿った障害部位を庇護し回復が図れるようにサポートする**。

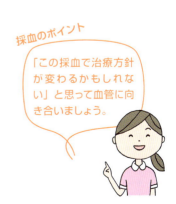

採血のポイント

「この採血で治療方針が変わるかもしれない」と思って血管に向き合いましょう。

血液生化学検査

酵素系検査　　　　　　　　　　　　　検体材料　血清

コリンエステラーゼ（ChE）
cholinesterase

検査の目的　アルブミンとともに肝臓におけるたんぱく合成能を評価するのに有用。

基準値・異常が考えられる原因

高値
- 脂肪肝 ● 肥満 ● 糖尿病 ● ネフローゼ症候群
- 高リポたんぱく血症 ● 先天性高ChE血症
- 甲状腺機能亢進症 など

基準値　172〜457 U/ℓ

低値
- 肝硬変 ● 劇症肝炎 ● 慢性肝炎 ● 肝がん ● 栄養失調
- 有機リン中毒（農薬・サリンなど） ● 遺伝性低ChE欠損症
- 甲状腺機能低下症 など

検査の方法・ポイント

JSCC勧告法による測定。検査当日の飲食はふだん通りで問題ない。**採血時や分離時に溶血すると、数値が、見かけ上、高値を示すため、取り扱いに注意**する。また、検査に用いる基質により医療機関ごとに基準値や単位が異なるため、所属する機関の規格に準じた判断が求められる。

主に栄養障害、有機リン中毒の診断に際し、測定される。

コリンエステラーゼとは

コリンエステルをコリン（リン脂質の構成成分）と有機酸に加水分解するときに触媒として作用する酵素。肝臓、膵臓、血液、筋肉、神経などに多く分布している。肝臓で合成されるため、アルブミン同様、肝臓のたんぱく合成能を調べる際の指標となる。

検査結果の見方

コリンエステラーゼには神経組織や骨格筋、赤血球などに分布してアセチルコリンを特異的に分解する真性コリンエステラーゼ（アセチルコリンエステラーゼ：AChE）と、血清や肝臓、膵臓などにあるほかのコリンも分解する偽性コリンエステラーゼ（非特異的酵素）がある。**臨床検査として測定されるChEは後者を指す。**

ChEは基準値の許容範囲が広いことから自明のように、正常な数値の個人差が大きいため、画一的な見方をしてはならない。**被検者のこれまでの数値の変遷を十分に把握したうえで対応**する。

検査結果が悪いときの対応

ChEが急激な異常低値を示す場合、毒ガス（サリンなど）、農薬、殺虫剤などによる有機リン中毒が疑われ、緊急性を要する。 有機リンを体内に取り込むとコリンエステラーゼ活性が阻害されるため、ChE値が著しく低下する。農薬だけでなく、身近な例では家庭菜園などで使用された有機リンで中毒になるケースもあり、すぐに解毒処置を施さなければならない。

MEMO 追加検査

肝疾患が疑われる場合、ChE値は肝臓のたんぱく合成能に依存して変動するため、血清アルブミン値の動向もみる必要がある。また、ほかの肝機能検査、腹部超音波検査、CTなど画像検査を組み合わせて病態の診断を進める。

検査後の看護ケア

肝実質機能を反映するChE値は肝疾患の重症度とよく相関するため、持続的な低値は予後が不良であることを意味する。したがって、肝機能のさらなる回復を図る必要がある。

また、栄養障害が認められる場合、数値は症状の程度を反映すると考えてよい。**低栄養状態になると、肺炎などの合併症や感染のリスクが高まるので、衛生面に配慮して、食事の摂取状況の把握と改善を指導**する。

採血のポイント

採血管が複数ある場合は、どの項目がより必要かを考え、採血する優先順位を決めます。医師に確認することもあります。

血液生化学検査

酵素系検査　　　　　　　　　　　　　検体材料　血清

クレアチンキナーゼ（CK）
creatine kinase

検査の目的　CK値およびCKアイソザイム分析から、主に心筋、骨格筋の疾患をとらえる。

基準値・異常が考えられる原因

高値
- 急性心筋梗塞　● 心筋炎　● 心外膜炎　● 狭心症　● 心室細動
- 筋ジストロフィー　● 多発筋炎　● アルコール性ミオパチー
- 脳梗塞　● 脳血栓　● 脳損傷　● 甲状腺機能低下症　● マクロCK
- 悪性高熱症　など

基準値　男性 ▶ 60～270 U/ℓ　女性 ▶ 40～150 U/ℓ

低値
- 甲状腺機能亢進症　● シェーグレン症候群
- 全身性エリテマトーデス　● 長期臥床　● 妊娠　など

検査の方法・ポイント

JSCC勧告法による測定。筋肉運動にともなう変動があるため、**検査の4日前頃から過度な運動は控えるよう指示**する。小児の検査では、採血時に号泣したり大騒ぎしたりすることで高値になりやすいため、採血するときの状態に配慮する。検査当日の飲食はふだん通りで問題ない。

CK値は、高値で骨格筋、心筋、脳の傷害を示唆するほか、脂質異常症治療薬の副作用チェックにも用いられる。

クレアチンキナーゼとは

クレアチン＋アデノシン三リン酸（ATP）⇄クレアチンリン酸＋アデノシン二リン酸（ADP）の反応を触媒する酵素。骨格筋、心筋、平滑筋、脳などの神経細胞に多量に存在している。M（muscle）型とB（brain）型の2つのサブユニットからなり、3つのアイソザイムに分画される。

検体検査　血液生化学検査

検査結果の見方

クレアチンキナーゼは筋肉内に含まれる酵素なので、筋疾患だけでなく激しい筋肉運動や筋肉内注射、手術、分娩などでも高値になりやすい。**筋肉運動後は筋肉からクレアチンキナーゼが血中に流出し、24時間前後でピークとなり、3～4日かけてもとに戻る。**

検査結果が悪いときの対応

顕著な上昇を示す場合、急性心筋梗塞、筋ジストロフィーが疑われる。急性心筋梗塞では発作後4～6時間で上昇し、20～24時間後にピークとなった後、3～5日で基準値内に戻る。一方、筋ジストロフィーでは筋肉が持続的に傷害されるため高値を維持する。ただし、**他疾患の可能性も含めCK値の上昇だけでは傷害部位の特定はできないので、CKアイソザイム分析による鑑別を行う。**

CK値異常が骨格筋・心筋傷害などで説明がつかず、筋肉の病態が特定できない場合には、甲状腺疾患が疑われる。その場合、高値では甲状腺機能低下症、低値では甲状腺機能亢進症が考えられる。

検査後の看護ケア

胸痛やショック症状などがありＣＫが高値の場合には**急性心筋梗塞が疑われ、早期の確定診断、早期の治療開始が求められる。**急性期を過ぎたら状態に応じてリハビリに移行する。

筋疾患がある場合は、傷害部位の安静と血流促進を図り、不整脈などの症状が出ていないか観察を続ける。

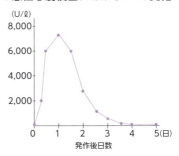
○急性心筋梗塞におけるCKの変化

MEMO

CKアイソザイム

アイソザイムとは、酵素としてはほぼ同じ活性でありながら、存在する臓器によって分子構造が異なるものを指す。CKアイソザイムは3つに分画され、CK-MMは骨格筋に、CK-MBは心筋に、CK-BBは脳や平滑筋に存在するため、各数値の動向から異常が生じている組織を、ある程度鑑別できる。

採血のポイント

点滴を刺入していないほうの腕から採血することは、採血の基本です。

5章　酵素系検査──クレアチンキナーゼ（CK）

血液生化学検査

酵素系検査　　　　　　　　　　　検体材料　血清

アミラーゼ（AMY）
amylase

検査の目的　膵臓の障害を調べるために欠かせない。急性膵炎の経過観察にも有用である。

基準値・異常が考えられる原因

高値
- 急性膵炎　● 慢性膵炎急性増悪期　● 膵がん　● 膵嚢胞
- 胃穿孔　● 十二指腸穿孔　● 腸閉塞　● 流行性耳下腺炎
- マクロアミラーゼ血症　● 腎不全　など

基準値　血清▶ 32〜104 U/ℓ　尿中▶ 55〜547 U/ℓ

低値
- 慢性膵炎末期　● 膵がん末期　● シェーグレン症候群
- 肝硬変　など

Point 検査の方法・ポイント

酵素法による測定。アミラーゼの分泌器官に異常が生じると血清中にアミラーゼが現れ、その一部が尿に排泄される。**血清アミラーゼと尿アミラーゼを同時に測定することで正確に病態を判定できる。**

アミラーゼとは

主に膵臓と唾液腺で産生される消化酵素のひとつ。デンプンを加水分解してマルトースとブドウ糖にする働きをもつ。ジアスターゼともよばれる。

検査結果の見方・対応

アミラーゼには膵臓から分泌される膵（P）型と、唾液腺から分泌される唾液腺（S）型がある。

AMYが高値の場合はP型とS型を測定し、膵炎など膵疾患と耳下腺炎など唾液腺疾患を鑑別する。

検査後の看護ケア

検査値が基準値の上限もしくは下限付近を示している場合、数日間測定を重ねて経過を観察する。また、**AMY値は急性膵炎の診断に有効であるが、AMY値の高低の推移と重症度は相関しない**とされるため、全身の状態や腹部症状などに注意する。

血液生化学検査

酵素系検査　　　　　　　　　　　　　　　検体材料　血清

リパーゼ（LIP）
lipase

検査の目的　膵疾患を疑うときに行う。アミラーゼと組み合わせれば、鑑別診断ができる。

基準値・異常が考えられる原因

高値 ●急性膵炎　●慢性膵炎　●膵がん　●乳頭部がん　●腎不全　など

基準値 11〜53 U/ℓ

低値 ●慢性膵炎（膵機能荒廃期）　●膵がん末期　など

検査の方法・ポイント

測定法としては**カラーレート法**が主流だが、ほかのどの測定法も基準値が大きく異なる点に注意する。リパーゼは、アミラーゼ（→P.224）と異なり唾液腺からは産生されないので、**血清中リパーゼは基本的に膵由来と考えて問題ない。**

リパーゼとは

中性脂肪を脂肪酸とグリセリンに加水分解する消化酵素で、大部分が膵臓から分泌される。膵臓に異常が生じると血中に放出される。

検査結果の見方・対応

検査値が基準値の数倍上昇する場合、急性膵炎が疑われる。急性膵炎時にはリパーゼは発病後2日ほどで上昇し、2〜5日間高値を持続する。

AMY値が高値を示す要因が膵疾患か唾液腺疾患かを判断する場合に、LIPと組み合わせて検査する。流行性耳下腺炎ではAMY値が高くなるが、LIP値は上昇しないため鑑別診断が可能。また、尿毒症、腸閉塞でも血中のリパーゼは増加する。

膵不全の場合は、リパーゼの産生量が減少するため低値になる。高度の脂質異常症では低値に測定されることがあり、注意が必要。

血液生化学検査

酵素系検査　　　　　　　　　　　　　　　　検体材料　血清

トリプシン
trypsin

検査の目的　膵疾患の診断に有用である。アミラーゼと組み合わせれば、鑑別診断ができる。

基準値・異常が考えられる原因

高値	●急性膵炎　●慢性膵炎急性増悪期　●膵がん　●胆道がん ●肝硬変　●腎不全　など
基準値	**RIA法▶110〜460ng/mL　　EIA法▶28〜105ng/mL**
低値	●1型糖尿病　●慢性膵炎末期　●進行膵がん　など

検査の方法・ポイント

血中ではトリプシンの活性を阻害する物質や類似酵素が共存しているため、測定は**イムノアッセイ**（免疫反応を利用し、微量物質の検出・定量を行う生化学的手法）を用いる。トリプシンもリパーゼ（→P.225）と同様に**唾液腺からは分泌されない**。

トリプシンとは

膵液中に含まれる代表的な消化酵素のひとつ。リパーゼとともにほかの病気の影響が少なく、膵臓の異常を色濃く反映して数値が変動する。

検査結果の見方・対応

施設によって測定法が異なり、それぞれの測定法で基準値が変わる点に注意する。

血中トリプシンが高値を示す場合は、急性膵炎、膵がんに起因する膵管狭窄による膵液のうっ滞がある可能性が考えられる。また、トリプシンは主に腎臓から排泄されるため、腎不全の場合には血中トリプシン値が高くなる。したがって、**腹部症状がなく血中トリプシンが高値の場合には、ほかの膵酵素と腎機能を検査する必要が出てくる**。ほかに、食後に若干の数値上昇がみられる。

異常低値がある場合は、膵臓の荒廃が進んでいることを意味する。

血液生化学検査

酵素系検査　　検体材料　血清

アルドラーゼ（ALD）
aldolase

検査の目的
筋疾患、さまざまな組織や臓器の傷害を診断するうえで有用な酵素として検査される。

基準値・異常が考えられる原因

高値
- 多発性筋炎
- 筋ジストロフィー
- 急性心筋梗塞
- 悪性腫瘍
- 急性肝炎
- 慢性肝炎
- 脳血管障害　など

基準値 1.7～5.7 IU/ℓ

低値
- 果糖不耐症
- テイ・ザックス病　など

検査の方法・ポイント

UV法による測定。アルドラーゼは心筋、骨格筋、肝臓、腎臓、脳、脊髄などに広く分布している。これらの**組織や臓器に外傷や炎症などが生じた場合に血中に流出してくるため**、組織傷害の診断、傷害の程度の判定、経過観察に役立つ。

アルドラーゼとは
解糖系酵素のひとつ。アルドラーゼは3種のアイソザイムがあり、A型（骨格筋・心筋など）、B型（肝臓・腎臓など）、C型（脊髄・神経系など）に分けられる。

検査結果の見方・対応

過度な運動、筋肉注射、手術後、分娩後など、筋肉に影響を与えるような活動のあとでは高値を示し、副腎皮質ステロイド薬投与でも数値は上昇する。また、**わずかな溶血であっても、赤血球中のアルドラーゼが血清に流れ出て偽高値となるため注意**する。新生児は成人の基準値の2～3倍、幼児では2～4倍の数値を示す。アイソザイムから筋疾患を疑うときは、クレアチンキナーゼ（→P.222～223）を測定する。肝疾患や悪性腫瘍が考えられるときには、AST、ALT（→P.212～213）の上昇の有無を測定する。

血液生化学検査

酵素系検査　　　検体材料　血清

心筋トロポニンT（TnT）
troponin T

検査の目的
心筋傷害の有無を確実にとらえる心筋マーカーとして、きわめて有用。

基準値・異常が考えられる原因

高値 ●急性心筋梗塞・狭心症　●心筋炎　●腎不全　など

基準値 0.1ng/mL以下

検査の方法・ポイント

ECLIA法による測定。心筋トロポニンTは心筋細胞が傷害を受けると血中に流れ出て濃度が高まるため、心筋傷害の発生を知らせる心筋マーカーとしての役割を果たす。心筋マーカーの多くが骨格筋の傷害でも高値を示すのに対し、TnTは心筋に対する特異性が非常に高い。つまり、血中心筋トロポニンTの検出は、心筋の異常と同義と考えられる。

心筋トロポニンとは

心臓の筋肉の細いフィラメントを形成しているたんぱく質のひとつ。ほとんどが心筋細胞内に存在し、心筋の収縮調節を司る。正常であれば血中にはごく微量しか存在しない。

検査結果の見方・対応

高値の場合は心疾患が疑われる。心筋梗塞を発症すると数時間以内に血中に心筋トロポニンTが現れ、2週間程度は異常高値が持続する。そのため、症状がはっきりせず検査が遅れても心筋の傷害を診断できる。ただし、**高度の腎不全で高値を示すこともある**。

検査後の看護ケア

急性心筋梗塞をはじめ、重症化する疾患に対しては、早期診断、早期治療の展開がきわめて重要である。TnTで異常を検出した場合は、心電図、心エコー検査、冠静脈造影検査、クレアチンキナーゼ（→P.222）の測定などを実施し、さらに詳しく調べる。

血液生化学検査

血清電解質検査

検体材料　血清

カルシウム（Ca）
calcium

検査の目的
カルシウムの血中濃度から、副甲状腺ホルモンやビタミンDの過剰・欠乏により異常をきたす疾患を把握する。

基準値・異常が考えられる原因

高値
- 副甲状腺機能亢進症
- 甲状腺機能亢進症
- 悪性腫瘍の骨転移
- 多発性骨髄腫
- 結核
- 副腎不全　など

基準値　9.2〜10.7 mg/dℓ

低値
- 副甲状腺機能低下症
- ネフローゼ症候群
- ビタミンD欠乏症
- 慢性腎不全　など

検査の方法・ポイント

OCPC法による測定。血液中のカルシウムの約半分がアルブミン（→P.105）と結合するため、測定されるのは遊離して存在するカルシウムイオンである。**カルシウムの血中濃度は、副甲状腺ホルモンやビタミンD、カルシトニンによる調整を受けて変動する。**

カルシウムとは

カルシウムの約99％はリン酸塩として骨を形成。残りの1％前後が血液中にあり、血液凝固、神経・筋肉の活動調節、ホルモン分泌などの働きにかかわる。

検査結果の見方・対応

高値の場合、食欲不振、筋力低下による脱力感、傾眠、嘔吐、便秘などの消化器症状、多飲などの症状が現れる。とくに**17 mg/dℓを超える場合では、意識障害をきたすこともある。**

低値の場合、手足のしびれ感、知覚異常などの症状が現れる。

検査後の看護ケア

Caが高値・低値ともに、治療のうえで食事の管理が欠かせない。摂取基準を確認し、適切な摂取量、方法を指導する。たとえば、カルシウム吸収を促進する働きがあるビタミンDを多く含む食品をカルシウムと一緒にとるとCa値は上昇する。

血液生化学検査

血清電解質検査　　　　　　　　　　　　　　検体材料　血清

ナトリウム（Na）
natrium(sodium)

検査の目的　血清中のナトリウム濃度の状態から、水・電解質代謝異常を起こす要因を調べる。

基準値・異常が考えられる原因

 高値
- 尿崩症　●糖尿病　●腎外性の水喪失（下痢・嘔吐）
- ナトリウム過剰　など

 基準値　**135～148 mEq/ℓ**

 低値
- アジソン病　●ナトリウム欠乏症　●利尿薬
- 甲状腺機能低下症　●肝硬変　など

検査の方法・ポイント

イオン選択電極法による測定。Na値の変動は、水・電解質代謝異常によって起こる。下痢、嘔吐、浮腫、利尿薬の投与、補液中などの水代謝異常を疑うときに検査を行い、水分や細胞浸透圧の調節、酸塩基平衡の維持に異常をきたす疾患が存在しているかを判断する。

ナトリウムとは

生命維持に重要な電解質のひとつ。細胞外液中の陽イオンの約90％を占め、浸透圧調節、酸塩基平衡維持などにかかわる。主に食塩から摂取する。

検査結果の見方・対応

Na値が高ければ高ナトリウム血症、低ければ低ナトリウム血症となる。ただし、脂質異常症や高たんぱく血症の場合、脂質とたんぱく成分を除いた血清水分中のナトリウム濃度は正常なのに見かけ上低値を示す偽性低ナトリウム血症である可能性を考慮する。

検査後の看護ケア

低ナトリウム血症では、軽度の虚脱感、食欲不振、精神症状、昏睡やけいれんなどが起きてくる。低Na、高Naともに水・電解質のバランスが崩れている状態なので、飲水量、食事摂取、輸液の管理・調整を行い、早めのナトリウム補正が必要になる。

血液生化学検査

血清電解質検査　　検体材料　血清

カリウム（K）
kalium(potassium)

検査の目的：血清中のカリウム濃度から、神経や筋肉、腎臓の機能異常を起こす要因を調べる。

基準値・異常が考えられる原因

高値
- 腎不全
- アジソン病
- 低アルドステロン症
- カリウムの過剰摂取
- 血管内溶血　など

基準値　3.5～4.9 mEq/ℓ

低値
- 原発性アルドステロン症
- 高インスリン血症
- アルカローシス
- 消化管からの喪失（下痢・嘔吐）　など

検査の方法・ポイント

イオン選択電極法による測定。カリウムは血清中には少なく、血球中に多く含まれる。採血後、血清を分離せずに放置すると、赤血球内のカリウムが血清中に流れ出てKが見かけ上高値を示す、偽性高カリウム血症になる。

カリウムとは

細胞内液中に陽イオン（K⁺）の形で多く存在し、細胞内浸透圧の維持、酵素反応、酸塩基平衡、腎機能の調節、神経・筋肉の興奮、伝導、収縮などに重要な役割を果たす。

検査結果の見方・対応

高値の場合、心室細動などの重症な不整脈を起こしやすく、5.5mEq/ℓを超える場合は心電図検査でT波の増高が認められる。**低値の場合、筋肉に障害が出て、重症化すると筋肉麻痺が起こる**。3.0mEq/ℓ以下で要注意、2.5mEq/ℓで重症と判断する。

検査後の看護ケア

摂取したカリウムと等量のカリウムが腎臓から排泄されるため、通常であれば体内に過剰に蓄積されることはない。カリウムは神経・筋活動に重要な作用をしているため、**異常な場合はすみやかな対応が必要**になる。

血液生化学検査

血清電解質検査　　　　　　　検体材料　血清

クロール（塩素、Cl）
chloride

検査の目的　酸塩基平衡異常をとらえる。ナトリウム、カリウム、重炭酸と同時に検査を行う。

基準値・異常が考えられる原因

高値
- 脱水症（高張性）
- 腎尿細管性アシドーシス
- 過換気症候群　など

基準値　98〜108mEq/ℓ

低値
- 代謝性アルカローシス
- 呼吸性アシドーシス
- ナトリウム喪失性腎症
- 低張性脱水
- 嘔吐　など

検査の方法・ポイント

イオン選択電極法による測定。クロールはナトリウム濃度と並行して変動するため、通常はNa（→P.230）と同時に測定する。採血時にうっ血するとCl濃度は低下し、採血後に全血を放置すると上昇するため、スムーズに採血した後、すみやかに検査を実施する。

クロールとは

細胞外液中に、陰イオン（Cl⁻）としてNa⁺とともにNaClの形で存在し、血漿陰イオンの約70％を占める。水分平衡、浸透圧維持、酸塩基平衡調節などに関与。

検査結果の見方・対応

Cl濃度の変化は、Na濃度、HCO₃（重炭酸）濃度と連動するため、それらと同時に検査を実施し、アニオンギャップ（AG）を指標とする。

AG＝Na⁺－（Cl⁻＋HCO₃⁻）（基準値は12±4mEq/L）

検査後の看護ケア

Cl濃度の増減は、Na⁺やHCO₃⁻の血中濃度の変化にともなって生じるものなので、**Cl濃度の異常がそのまま疾患の要因になるわけではない点に留意**する。あくまでNaやKなどの電解質異常を反映したものとしてその状況に見合った看護を展開する。

血液生化学検査

無機質検査 　　検体材料　血清

マグネシウム（Mg）
magnesium

検査の目的　血清中のマグネシウムの量から、甲状腺や腎臓の機能異常を知る手がかりを探す。

基準値・異常が考えられる原因

高値
- 腎不全
- マグネシウム含有製剤長期使用
- 原発性副甲状腺機能低下症　など

基準値 1.8〜2.4 mg/dℓ

低値
- アルコール依存症
- 摂取不良
- 慢性下痢
- 吸収不良症候群　など

Point 検査の方法・ポイント

酵素法による測定。赤血球中のマグネシウム濃度が高く、溶血した場合、Mgが見かけ上高値を示すため、採血後はすみやかに検査を実施する。Mg濃度が低くマグネシウム欠乏が疑われる場合は、尿中のマグネシウム排泄量もあわせて検査する。

マグネシウムとは

約60％が骨に、残りは筋や軟部組織に分布し、1％程度が細胞外液中にある。酵素の活性化、細胞膜でのナトリウムとカリウムの輸送促進などに作用する。

検査結果の見方・対応

Mg値が高くなると、筋力低下、腱反射の低下、悪心、嘔吐、低血圧、徐脈などが現れ、さらに悪化すると呼吸抑制、昏睡が生じることもある。**疾患としては腎不全が多く、マグネシウムの排泄が障害されることで高値になる。また、腎不全患者に制酸剤や緩下剤などのマグネシウム製剤を投与する場合にはマグネシウム過剰にならないよう、状態に注意を払う。**

Mg値が低くなると、脱力感やしびれ、筋肉の震え、不整脈などが現れる。慢性腎炎では、腎臓の再吸収力が低下するためマグネシウムの排泄が増加する。

血液生化学検査

無機質検査　　　　　　　　　　　　　　検体材料　血清

鉄（Fe）
ferrum(iron)

検査の目的　血清中の鉄量は、鉄欠乏性貧血や鉄過剰症の診断を行うときに欠かせない。

基準値・異常が考えられる原因

高値
- 再生不良性貧血　● 巨赤芽球性貧血　● 溶血性貧血
- ヘモクロマトーシス　● 急性肝炎　など

基準値　男性▶54～181μg/dL　女性▶43～172μg/dL

低値
- 鉄欠乏性貧血　● 真性多血症　● 悪性腫瘍　など

検査の方法・ポイント

バソフェナンスロリン法による測定。Feの検査では、必ず総鉄結合能（トランスフェリン※と結合できる鉄の総量→P.235）もしくは不飽和鉄結合能（鉄が結合していないトランスフェリンが結合しうる鉄の量、UIBC）を同時に検査して、体内の鉄の過不足を評価する。

鉄とは

体内には3.5g前後の鉄があり、血清中の鉄はそのうちの約0.1％。全体の約2/3がヘモグロビンに含まれ、残りは貯蔵鉄として肝臓や脾臓に蓄えられる。

検査結果の見方・対応

通常、毎日食事から約1mgの鉄を摂取し、同量の鉄を便・尿・汗として排泄することでバランスを調整している。**女性は月経があるため男性よりも鉄が失われやすく、低値を示しやすい。**このため、成人女性に鉄欠乏性貧血が多くみられる。

検査後の看護ケア

鉄欠乏性貧血の場合、鉄剤投与でFe値はすみやかに改善されるが、体内の貯蔵鉄の回復には3～6か月治療を続ける必要がある。また、**鉄を多く含む食品だけでなく、鉄吸収の促進作用をもつビタミンCなどが多い野菜や果実も積極的にとるよう指導**する。

※トランスフェリン：血漿中に含まれる鉄結合性たんぱく。

血液生化学検査

無機質検査　　検体材料　血液

総鉄結合能（TIBC）
total iron binding capacity

検査の目的
鉄の検査とともに、鉄欠乏性貧血や鉄過剰症の診断を行うときに欠かせない。

基準値・異常が考えられる原因

高値
- 鉄欠乏性貧血　● 真性多血症　● 妊娠　など

基準値　男性▶ 250～380 μg/dℓ　女性▶ 250～450 μg/dℓ

低値
- 肝障害　● ネフローゼ症候群　● 悪性腫瘍
- 再生不良性貧血　など

検査の方法・ポイント

比色法による測定。日内変動の影響を受けることがある。また、血清中の鉄（→P.234）は極微量である。外部からの鉄混入による汚染によって異常高値を起こす可能性があるので、試験管など採血器具の取り扱いに十分注意する。

総鉄結合能とは

トランスフェリンが結合できる鉄の総量をTIBCといい、鉄が結合していないトランスフェリンが結合しうる鉄量を不飽和鉄結合能（UIBC）という。

検査結果の見方・対応

TIBCとFeとUIBCの関係は、理論上 TIBC＝Fe＋UIBC となる。たとえば、女性のTIBCの基準値が男性より高い傾向にあるのは、女性のFeが低値で推移するためである。体内の鉄が欠乏すると消化管からの鉄吸収亢進にともない、鉄運搬役のトランスフェリンを増量して鉄欠乏状態を改善しようとする。そのため、TIBCが高値を示す。

高値の場合にもっとも考えられる疾患は、鉄が不足することに起因する鉄欠乏性貧血である。

TIBCが低値の場合、トランスフェリンの合成障害、体外喪失、代謝異常などによるものが考えられ、肝障害、ネフローゼ症候群、悪性腫瘍などが疑われる。

血液生化学検査

無機質検査　　　　　　　　　　　　　　　　　検体材料　血清

リン（P）、無機リン（IP）
phosphorus, inorganic phosphorus

検査の目的　血清中の無機リン濃度の測定は、副甲状腺や腎臓の機能の病態をとらえるうえで有用。

基準値・異常が考えられる原因

高値
- 腎機能低下（急性腎不全、慢性腎不全）　● 副甲状腺機能低下症
- ビタミンD過剰症　など

基準値　2.8〜4.8 mg/dℓ

低値
- 副甲状腺機能亢進症　● ビタミンD欠乏症
- 吸収不良症候群　など

検査の方法・ポイント

酵素法による測定。リン（P）には有機リンと無機リン（IP）があり、検査ではIP濃度を測定する。注意点として、食後はIP値が低下するため、**早朝空腹時に採血**して検査すること。また、溶血による濃度の上昇に注意する。

リンとは

体内のリンの約80％がリン酸カルシウムという骨の構成成分である。ほかに、エネルギー代謝、糖代謝の促進、酸塩基平衡の調節などの重要な役割をもつ。

検査結果の見方・対応

成人よりも成長期の小児のほうが高値になるため、**被検者の年齢に注意**する。また、日内変動があり、**早朝は低く、午後は高い**。

無機リンは尿中に排泄されるが、腎不全で腎機能に障害があると無機リンの排泄が阻害されるため高値をとる。また、副甲状腺ホルモンが尿中への無機リンの排泄を促進するため、副甲状腺機能が低下すればIPは高値に、逆に亢進すればIPは低値になる。ほかにビタミンDの過不足の影響がみられ、ビタミンDには小腸からのリン吸収や骨吸収を促進する働きがあるため、ビタミンD過剰症だと高値、ビタミンD欠乏症だとリン吸収が抑制されて低値をとる。

血液生化学検査

無機質検査　　　　　　　　　　　　　検体材料　血清

亜鉛（Zn）
zinc

検査の目的　亜鉛欠乏症が疑われる場合の診断や輸液患者の亜鉛補給状態をチェックする。

基準値・異常が考えられる原因

- **高値**：● 過剰摂取　● 透析液からの中毒　など
- **基準値**：80～160 μg/dℓ
- **低値**：● 摂取不足　● 長期の高カロリー輸液　● 維持透析療法　● 妊娠　など

検査の方法・ポイント

直接法による測定。食後は血中の亜鉛濃度が低下するため、**早朝の空腹時に採血**して、すみやかに血清分離を行う。微量元素の測定では、測定する微量元素そのもので資料や器具が汚染されていると検査値の正確性が失われるため、注意する。

亜鉛とは

体内に広く存在する必須微量元素。各種酵素の構成成分として、各種臓器の機能維持、たんぱく合成、インスリン合成、免疫細胞の形成、生殖機能の維持など多岐におよぶ生理作用をもつ。

検査結果の見方・対応

臨床的意義が大きいのは、高値よりも低値になったときである。Zn値が低い場合、亜鉛欠乏症が疑われる。亜鉛が不足すると、発育障害、性腺機能不全、貧血、食欲不振、味覚障害、皮膚炎など、さまざまな病変をきたす。ほかに、医療行為として長期間の経静脈高カロリー輸液を実施したことにともなう亜鉛欠乏症がある。この場合もZn値を測定し、数値の変動をモニターしていく必要がある。

味覚異常や食欲不振がある場合は、食事の摂取量が減ることで亜鉛欠乏状態が改善しない悪循環に陥る可能性があるので、状態を観察し栄養不足に注意する。

血液生化学検査

無機質検査　　　　　　　　　　　　　　　検体材料　血清

銅（Cu）
cuprum (copper)

検査の目的
ウィルソン病など、銅の異常代謝が原因の疾患を診断する際に行う。

基準値・異常が考えられる原因

高値
- 胆汁性肝硬変
- 胆道閉鎖症
- 感染症
- 心筋梗塞
- 成長ホルモン欠損症　など

基準値　70〜130μg/dℓ

低値
- ウィルソン病
- メンケス症候群
- ネフローゼ症候群
- 低たんぱく血症　など

検査の方法・ポイント

比色法による測定。銅は微量元素であるため、外部からの銅混入による汚染によって異常高値を起こす可能性がある。**試験管など採血器具の取り扱いに十分注意する**。

銅とは

造血・骨代謝・結合組織代謝などに関与する微量元素。血中で約95％が**セルロプラスミン**※と結合し胆汁を介して便中に排泄される。残りはアルブミンと結合し、腎臓から尿中に排泄される。

検査結果の見方・対応

低値で疑われるウィルソン病は、銅代謝異常により肝臓や脳組織に銅が過剰蓄積する遺伝性疾患。銅とセルロプラスミンが結合できず、肝臓から胆汁に銅が排泄されなくなる。銅の沈着により角膜辺縁部にカイザーフライシャー角膜輪という緑褐色の輪が現れる。

検査後の看護ケア

ウィルソン病は早期発見による予防、治療が可能な疾患である。銅を多く含む食品（レバー、ナッツ、チョコレート、甲殻類など）の摂取制限をするとともに、経口銅キレート薬の使用により尿中への銅排泄を促進することで、銅の過剰蓄積を改善していく。

※セルロプラスミン：カルシウム輸送にかかわる銅結合性たんぱく

血液生化学検査

薬物濃度検査　　　　　　　　　　　検体材料　血清

薬剤血中濃度検査（TDM）
therapeutic drug monitoring

検査の目的　薬剤の血中濃度を測定することで薬剤の効果を確認し、また副作用による危険を避ける。

検査の方法・ポイント

肝臓での薬物分解機能は個人ごとにちがうため、**同じ量の薬剤を投与しても血中濃度が異なり**、同じ効果は得られない。そのため、薬剤を投与しながら治療を行う場合は、薬剤の効果を血中濃度で確認しながら投与する必要がある。

また、**血中濃度が薬剤の有効濃度を上回ると副作用が表れることがある**ため、血中濃度を調べて過剰投与を防ぐようにする。治療効果に有効な濃度の範囲が狭く、副作用の出やすい薬剤は、とくに注意しながらモニタリングする（P.240表参照）。

薬物血中濃度の測定法には、**免疫学的測定法**（蛍光偏光免疫測定法、酵素免疫測定法など）と**分離分析法**（高速液体クロマトグラフィ、ガスクロマトグラフィなど）がある。採血のタイミングは、**薬剤によってちがう**ので注意する。

〈薬物血中濃度と効果と副作用の関係〉

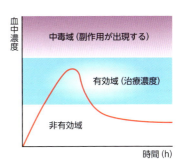

対応例　検査が予定通り行われるよう被検者のスケジュール管理を行うことも、看護師の仕事のひとつです。

検査結果の見方・対応

薬剤の血中濃度は、体内で吸収後に最高濃度となり、時間の経過とともに減少する。このため、**最高濃度（ピーク値）と次回投与直前の値（トラフ値）をモニタリングする**とよい。測定結果が目標領域から外れている場合は、薬剤投与量や方法を修正する必要がある。

〈薬物血中濃度モニタリング〉

	薬剤	有効濃度域	中毒域
抗てんかん薬・抗精神薬	フェニトイン	10～20μg/mℓ	＞20μg/mℓ
	フェノバルビタール	15～25μg/mℓ	＞35μg/mℓ
	プリミドン	5～15μg/mℓ	
	カルバマゼピン	4～12μg/mℓ	＞8～12μg/mℓ
	炭酸リチウム	0.8～1.4mEq/ℓ	
抗不整脈薬	リドカイン	1～5μg/mℓ	＞8μg/mℓ
	キニジン	2～6μg/mℓ	＞6μg/mℓ
	ジソピラミド	2～6μg/mℓ	＞6μg/mℓ
	プロカインアミド	4～10μg/mℓ	＞12μg/mℓ
	メキシレチン	0.5～2μg/mℓ	＞2μg/mℓ
	フレカイニド	0.2～1μg/mℓ	＞1μg/mℓ
ジギタリス製剤	ジゴキシン	0.8～2ng/mℓ	＞2ng/mℓ
	ジギトキシン	15～25ng/mℓ	＞25ng/mℓ
抗菌薬	テオフィリン	10～20μg/mℓ	＞20μg/mℓ
	ストレプトマイシン	20～30μg/mℓ（最高濃度）	＞30μg/mℓ
	カナマイシン	20～30μg/mℓ（最高濃度） 4～8μg/mℓ（最低濃度）	＞30μg/mℓ（最高濃度） ＞8μg/mℓ（最低濃度）
	ゲンタマイシン	4～9μg/mℓ（最高濃度）	＞12μg/mℓ（最高濃度） ＞2μg/mℓ（最低濃度）
	トブラマイシン	5～10μg/mℓ（最高濃度）	＞32μg/mℓ（最高濃度） ＞8～10μg/mℓ（最低濃度）
	アミカシン	20～30μg/mℓ（最高濃度）	＞32μg/mℓ（最高濃度） ＞8～10μg/mℓ（最低濃度）
	バンコマイシン	20～40μg/mℓ（最高濃度） 5～10μg/mℓ（最低濃度）	＞60μg/mℓ

第6章
検体検査
免疫血清学的検査

抗原抗体反応を活用し、特定の疾患の鑑別に有用な検査。アレルギーの判定、感染症や悪性腫瘍の診断などに用いられる。

- 免疫血清学的検査の概要……242
- 輸血検査……244
- 免疫・アレルギー検査……246
- 感染症検査……262
- 腫瘍マーカー検査……282

免疫血清学的検査の概要

免疫血清学的検査とは

人体には、細菌やウイルス、毒物など本来体内に存在しない異物が侵入してくると、**その異物に特異的に反応する抗体という物質をつくり、侵入してきた異物から体を守る**働きがある。これが免疫反応とよばれるものである。**以降、同じ異物が侵入するとその抗体が異物を排除し、抵抗性をもつようになる。**

この免疫反応を利用して体内に存在する抗体や抗原を検出し、直接的・間接的に異物の存在を調べる方法を免疫血清学的検査という。感染や免疫異常などによる疾患の診断に幅広く利用され、検査目的により輸血検査、免疫・アレルギー検査、感染症検査、腫瘍マーカー検査などに大別される。

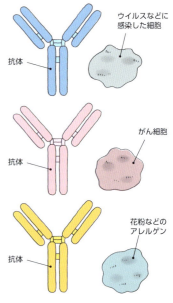

異物それぞれに対して特異性をもつ抗体が、体内でつくられる。

〈免疫血清学的検査の主な種類〉

検査の種類	解説	検査項目
輸血検査 (P.244～)	輸血の際に事故が起きないよう、患者血液と輸血血液について調べる検査。	血液型検査、交差適合試験
免疫・ アレルギー検査 (P.246～)	炎症反応に関連する免疫グロブリンなどを測定する。また、何らかの異常により、自己の体構成成分に対して抗体（自己抗体）がつくられて起こる自己免疫疾患を診断するため、自己抗体を検査する。本来、生体に有害ではない物質に対する過剰な免疫反応を調べるのがアレルギー検査。	免疫グロブリン、補体、血清補体価、アレルゲン特異IgE抗体、リウマトイド因子、MMP-3、抗CCP抗体、クームス試験、抗核抗体、抗ミトコンドリア抗体、LEテスト

検査の種類	解説	検査項目
感染症検査 （P.262〜）	検体中の抗体や抗原を検出することにより、病原性をもつ細菌やウイルスなど病原体感染の有無、それによる疾患の診断や治療効果を判定するために用いられる検査。炎症マーカー検査は、炎症によって産生される炎症反応物質を検査する。	寒冷凝集反応、C反応性たんぱく、A型肝炎ウイルス抗体、B型肝炎ウイルス抗体、C型肝炎ウイルス抗体、HIV抗体、HTLV-Ⅰ抗体、インフルエンザウイルス抗原、ノロウイルス、梅毒血清反応、O-157、トキソプラズマ抗体、ヘリコバクター・ピロリ、クラミジア抗原・抗体、結核菌、マイコプラズマ抗体、抗ストレプトリジンO、メチシリン耐性黄色ブドウ球菌
腫瘍マーカー検査 （P.282〜）	がんの種類によっては、そのがんに特徴的な物質を産生するものがある。その物質のうち体液（主に血液）を検体として測定可能なものが腫瘍マーカーで、腫瘍の診断の補助手段として、また術後の経過観察などで利用される。	AFP、CEA、PIVKA-Ⅱ、CA19-9、CA125、CA15-3、PSA、CYFRA21-1、SCC、SLX、STN、NCC-ST-439、NSE、ProGRP、FER、TPA

検査方法

　免疫血清学的検査では、検体として血清を用いるものが多いが、検査対象によっては喀痰や粘膜、尿、糞便などを検体とするものもある。

　検査では、**抗原を検出目的とする場合には試薬として抗体が、抗体が検出目的である場合は抗原が試薬として用いられる**。抗原・抗体の定量化は、段階的に希釈した検体（通常は2倍連続希釈）に試薬を反応させ、陽性の反応を示す最大希釈度から抗原あるいは抗体の量を求める方法、抗原抗体反応によって沈降物の量から検体中の抗原や抗体の量を求める方法などにより行われる。

採血時の注意点

　検体の採取、保存条件は検査項目により異なるため、検査ごとの保存条件や専用容器の取り扱いについて確認する。血清を検体とする場合、必要量の3倍を目安に血液を採取し、とくに指定のない場合は、採血後、室温に静置させる。凝固を確認したのち遠心分離して上澄みを提出容器に移し、検査項目ごとに指定された保存条件で検査に提出する。

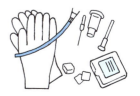

免疫血清学的検査

輸血検査　　　　　　　　　検体材料　血液

血液型検査
blood group test

検査の目的　輸血などに際し、輸血事故を防ぐために、**血液提供者と被提供者の血液型の適合を調べる**。

基準値

| 基準値 | ABO式▶A型、B型、AB型、O型
Rh式▶Rh⁺、Rh⁻ |

検査の方法・ポイント

ABO式血液型検査では、**赤血球に抗A抗体、抗B抗体を混ぜるおもて試験と、血清にA型・B型の標準赤血球を混ぜるうら試験の両方を行う**。

Rh型では、被検者の赤血球と抗D血液型判定用抗体を混ぜ、D抗原（Rh抗原）の有無を調べる。

〈ABO型における抗原・抗体〉

	A型	B型	AB型	O型
赤血球型	A	B	AB	O
血清抗体	抗B	抗A	なし	抗Aと抗B
血球抗原	A抗原	B抗原	A抗原とB抗原	なし

検査結果の見方・対応

おもて試験、うら試験の両方の結果が一致することが重要。結果が一致しない原因にはさまざまなものが考えられるので、精査が必要となる。

Rh式血液型検査では、主として抗D抗体と反応し、赤血球の凝固や溶血が見られた場合、赤血球表面にD抗原の存在が示され、Rh陽性（＋）と判定する。

検査後の看護ケア

輸血経験のある患者では、血清中に通常では存在しない抗体をもつ場合がある。そのため、たとえ血液型が同じでも、**輸血の際には、輸血を受ける人の血液と輸血用血液との適合性を試験管内で確かめる必要がある**。これを交差適合試験（→P.245）といい、輸血の際には必ず行う。

検体検査　免疫血清学的検査

免疫血清学的検査

輸血検査　　　　　　　　　検体材料　血液

交差適合試験
cross matching test

検査の目的　輸血に際し、輸血用血液と受血者血液との間に血液型抗体による抗原抗体反応が起きないかを検査し、輸血事故を防ぐ。

基準値・異常が考えられる原因

陽性（＋）
- 患者血清中に不規則抗体が存在
- 輸血用血液血清中に不規則抗体が存在　など

基準値　陰性（－）

検査の方法・ポイント

患者血液の血清中における輸血用血球に対する抗体の有無を調べる主試験と、輸血用血液の血清中における患者の血球に対する抗体の有無を調べる副試験がある。

主試験では患者血清と輸血用血液の赤血球浮遊液を反応させ、副試験では患者赤血球浮遊液と輸血用血液の血漿を反応させ、間接抗グロブリン試験などにより抗体の存在を確認する。反応の成否の確認のため自己対照（患者赤血球と患者血清の組み合わせ）を行う。

血液製剤の取りちがい、患者および検体の取りちがいは輸血事故に直結するため、とくに注意を払う必要がある。

患者の識別を十分に行う。確認にあたっては、複数の看護師で確認し合いながら、定められた手順を厳守しながら作業を進める。

交差適合試験とは

患者が赤血球と反応するABO型以外の不規則抗体を保有する場合もあり、ABO型が同型であっても抗原抗体反応が起きてしまうことがある。この場合、交差適合試験によって血液の適合性を鑑別する。

検査結果の見方・対応

検査結果が陽性、つまり赤血球凝集や溶血が確認された場合は抗体の存在を意味し、輸血を行うと免疫反応による輸血事故につながる。主試験と副試験、自己対照ともに陰性の場合が適合、それ以外の場合を不適合として輸血を行わない。

免疫・アレルギー検査の概要

抗原抗体反応とは

　微生物などの異物が侵入すると、血液中の白血球の一種であるリンパ球などが、異物の構成成分、関連する毒素、あるいは代謝物質などをもとに、免疫グロブリンというたんぱく質（Ig）をつくる。その**異物の構成成分や毒素・代謝物質を抗原、産生されたたんぱく質を抗体**という。**抗体と抗原は結合し、これを抗原抗体反応という**。抗原抗体反応の結果、異物は中和され排除される。このような免疫システムを液性免疫（体液性免疫）という。**ひとつの抗原に対して産生された抗体はその抗原に対し特異性をもち、別の抗原に対応することはない。**

　細胞内に侵入したウイルスの排除には、細胞性免疫という機構が働く。ウイルスに侵入された細胞には病原体の成分の一部が抗原として提示され、その抗原を目印にキラーT細胞がウイルスに感染した細胞を破壊し、ウイルスを排除する。

アレルギー・自己免疫疾患とは

　本来、生体に害をおよぼさない抗原に対し、過剰な抗原抗体反応が生じ、体に障害をもたらすことがある。これを**アレルギー反応（過敏性反応）**という。**アレルギー反応のもととなる抗原をアレルゲンという。**

　また、何らかの原因で免疫機構に異常が生じ、本来攻撃の対象とならない自己の細胞や体内に存在する物質を異物と見なして抗体を産生し、抗原抗体反応が起きて、組織などを破壊・排除しようとすることがある。これを自己免疫といい、このとき産生される抗体を自己抗体という。**自己抗体が原因となって発病するのが、自己免疫疾患である。**

　自己抗体がつくられる機序はいくつか考えられるが、そのすべてが明らかになっているわけではない。

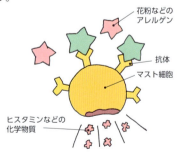

組織内のマスト細胞の受容体に、抗体、アレルゲンが結合すると、抗原抗体反応が起こる。体内から異物を排除するためにヒスタミンなどの化学物質が放出され、くしゃみなどさまざまな症状があらわれる。

〈代表的な自己免疫疾患と出現自己抗体〉

自己免疫疾患	自己抗体（代表的なもの）
関節リウマチ	抗 CCP 抗体、MMP-3、リウマトイド因子
全身性エリテマトーデス	抗 ds-DNA 抗体、抗 Sm 抗体、抗核抗体
全身性硬化症（強皮症）	抗セントロメア抗体、抗 Scl-70/ トポイソメラーゼ I 抗体、抗 RNA ポリメラーゼ III 抗体
多発性筋炎／皮膚筋炎	抗 Jo-1 抗体、抗 ARS 抗体
混合性結合組織病	抗 U1-RNP 抗体
シェーグレン症候群	抗 SS-A 抗体、抗 SS-B 抗体、抗核抗体
抗リン脂質抗体症候群	ループスアンチコアグラント、抗カルジオリピン抗体
ANCA 関連血管炎	MPO-ANCA、PR3-ANCA、抗核抗体
自己免疫性甲状腺疾患（バセドウ病、橋本病）	抗甲状腺レセプター抗体、抗サイログロブリン抗体、抗ペルオキシダーゼ抗体
自己免疫性肝炎	抗平滑筋抗体、抗核抗体
原発性胆汁性肝硬変	抗ミトコンドリア抗体、抗核抗体、IgM 高値
自己免疫性膵炎	抗核抗体、IgG 高値
I 型糖尿病	抗ランゲルハンス島抗体
重症筋無力症	抗アセチルコリン受容体抗体
ギランバレー症候群	抗ガングリオシド抗体
多発性硬化症	抗アクアポリン 4 抗体

検査のポイント

　自己免疫疾患の原因となる自己抗体には、数多くの種類がある。それらには、**特定の臓器や組織に反応するもの**と、皮膚、粘膜、肝臓、腎臓など**多くの臓器や組織に反応するものがある**。なお、検査で自己抗体が検出されたといっても、すぐに疾患の診断に結びつくわけではない。

　自己免疫疾患を確実に診断するためには、血液一般検査（血沈、赤血球数、ヘモグロビン濃度、白血球数その他）、血液生化学検査（AST、ALT、血清たんぱく分画、血清膠質反応その他）などの検体検査や、画像診断、生検などを行い、その結果から総合的に判断することが重要となる。

免疫血清学的検査

免疫・アレルギー検査　　検体材料　血清

免疫グロブリン（IgG、IgA、IgM、IgD、IgE）
immunoglobulin G, A, M, D, E

検査の目的　体液性免疫機構の状態を調べ、免疫機能の状態を把握するのに有用。

🔍 基準値・異常が考えられる原因

成分	基準値	異常値	原因など
免疫グロブリンG (IgG)	861〜1,747 mg/dℓ	高値	**多クローン性**▶慢性肝炎、肝硬変、肝がん、肺結核、伝染性単核球症、連鎖球菌感染症、膠原病、悪性腫瘍、自己免疫疾患　など **単クローン性**▶ IgG型多発性骨髄腫、本態性Mたんぱく血症、H鎖病（γ鎖病）、パイログロブリン血症、クリオグロブリン血症　など
		低値	原発性免疫不全症、乳児一過性低γグロブリン血症、リンパ系腫瘍、サルコイドーシス、慢性感染症、ウイルス感染症、内分泌異常　など
免疫グロブリンA (IgA)	93〜393 mg/dℓ	高値	**多クローン性**▶慢性肝炎、肝硬変、肝がん、肺結核、伝染性単核球症、亜急性心内膜炎、連鎖球菌感染症、膠原病、悪性腫瘍、IgA腎症　など **単クローン性**▶ IgA型多発性骨髄腫、形質細胞性白血病、本態性Mたんぱく血症、H鎖病（α鎖病）　など
		低値	原発性免疫不全症、乳児性一過性γグロブリン血症、リンパ系腫瘍、IgA欠乏症、IgA単独欠損症、自己免疫疾患、サルコイドーシス、慢性感染症、ウイルス感染症　など
免疫グロブリンM (IgM)	男性▶33〜183 mg/dℓ 女性▶50〜269 mg/dℓ	高値	**多クローン性**▶急性肝炎、慢性肝炎、肝硬変、原発性胆汁性肝硬変、感染症急性期、膠原病、悪性腫瘍　など **単クローン性**▶原発性マクログロブリン血症、μ鎖病、Schnitzler症候群　など
		低値	原発性免疫不全症、選択的IgM欠損症、重症複合免疫不全症　など 続発性免疫不全症候群：リンパ系腫瘍、自己免疫性疾患、慢性感染症、免疫抑制療法・抗腫瘍療法後、ウイルス感染症　など
免疫グロブリンD (IgD)	0〜9 mg/dℓ	高値	**多クローン性**▶多クローン性高IgD血症、慢性感染症（結核、骨髄炎）　など **単クローン性**▶ IgD型多発性骨髄腫　など
		低値	家族性IgD欠損症、原発性免疫不全症
免疫グロブリンE (IgE)	0〜170 IU/mℓ	高値	アレルギー性気管支炎、アトピー性皮膚炎、アレルギー性鼻炎、アレルギー性アスペルギルス症、寄生虫感染症、高IgE症候群、IgE型多発性骨髄腫、全身性エリテマトーデス、関節リウマチ　など
		低値	IgE骨髄腫以外の骨髄腫、慢性リンパ性白血病　など

免疫グロブリンとは

血液や体液中にあり、抗体としての機能と構造をもつたんぱく質の総称。分子構造のちがう5つの種類があり、分子量、機能が異なる。

IgG	血清中の免疫グロブリンのおよそ80％を占め、細菌やウイルスなど種々の抗原に対する抗体の多くを含んでいる。
IgA	腸管や気道などの粘膜からの分泌物や初乳に多く存在する。気道、腸管などにおける局所免疫に役立ち、細菌・ウイルス感染の予防にかかわっている。
IgM	細菌やウイルスに感染したとき、もっとも早く現れる抗体で、血中のIgM抗体の有無はその時点での感染を示唆する。
IgD	免疫グロブリンの基本形であるY字形の構造をしている。量は少なく、その機能には不明な点が多い。IgD型多発性骨髄腫が疑われるときに検査される。
IgE	ぜんそくや花粉症など、即時型（I型）アレルギーで大きな役割を果たしている。抗原に特異性のある特異的IgEを測定してアレルゲンを特定する。

検査の方法・ポイント

スクリーニング的に行われたたんぱく分画で血漿たんぱく異常が疑われ、免疫グロブリンの質的あるいは量的な異常が推測される場合に行われる。

細菌やウイルスなどの感染症、各種アレルギー疾患の診断に用いられるほか、**骨髄腫、肝炎や肝硬変、肝がんなどの肝疾患、膠原病の慢性化や活動性を推測する指標**などとして用いられる。

検査結果の見方・対応

免疫グロブリンは進入してきた異物（微生物など）を抗原として結合し、排除するように働く。

感染症では血清中のIgMとIgGの増加で推測することができる。アレルギー疾患ではIgEの増加がみられる。

免疫機構を障害するような疾患では、免疫グロブリンの産生が低下し、感染症に罹患しやすくなる。

検査後の看護ケア

免疫グロブリン検査は、Mたんぱく血症（多発性骨髄腫など）の観察、肝疾患や膠原病の慢性化の判断や病態の変化を推測するために用いられる。この場合、反復測定をしてその増減を確認し、原疾患の治療および生活指導を行う。

免疫グロブリンの低下した患者では、感染予防が大切になる。

免疫血清学的検査

免疫・アレルギー検査　　　　　　　　　検体材料　血液

補体（C_3、C_4）、血清補体価（CH_{50}）
complement

検査の目的　補体系異常の有無をスクリーニングし、補体活性化の経路を判別して疾患の鑑別に役立てる。

基準値・異常が考えられる原因

 高値
血清補体価（CH_{50}）高値
- リウマチ熱　● 関節リウマチ　● 感染症　● 悪性腫瘍

 基準値
C_3 ▶ **74〜130** mg/dℓ
C_4 ▶ **11〜30** mg/dℓ　　血清補体価（CH_{50}）▶ **26〜49** U/mℓ

低値
血清補体価（CH_{50}）低値・C_3低値・C_4低値
- 古典的経路の活性化…全身性エリテマトーデス、自己免疫性溶血性貧血、関節リウマチ
- 産生低下…急性ウイルス性肝炎、肝硬変、慢性肝炎

血清補体価（CH_{50}）低値・C_3低値・C_4正常
- 第2経路の活性化…急性糸球体腎炎、膜性増殖性糸球体腎炎、エンドトキシンショック
- C_3欠損症

血清補体価（CH_{50}）低値・C_3正常・C_4正常
- C_3、C_4以外の補体成分欠損症

血清補体価（CH_{50}）低値・C_3正常・C_4低値
- 古典的経路の活性化…遺伝性血管神経性浮腫　　● C_4欠損症

Point 検査の方法・ポイント

　CH_{50}は血清中にあるC_1〜C_9までのすべての補体成分の活性を測定する検査で、血中補体活性の総和を示し、補体系の異常の有無をスクリーニングできる。

　補体成分中でもっとも多いのがC_3、C_4。この**補体成分をたんぱく量として測定することで、古典的経路、第2経路どちらの補体活性化経路が活性化しているかがわかる**。CH_{50}、C_3、C_4を同時に測定することで、補体異常のある疾患のスクリーニングおよび病態の経過観察に用いられる。

　補体成分は温度の影響を受け、不安定なため、**採取した検体はすみやかに検査し、保存の場合は直ちに血清分離し、−20℃以下で冷凍保存**する。

検査結果の見方

CH_{50}が低値の場合は、**一部の補体成分の機能かたんぱく量の低下**が考えられる。

補体は主に肝臓で産生されるため、CH_{50}が低下し、C_3、C_4ともに低下している場合は、肝硬変などにより補体生産が全般的に低下している可能性が考えられる。あるいは免疫複合体（抗原、抗体、補体の複合体）などが強く活性化したことにより補体の消費が亢進したことが考えられ、その代表的な例としては全身性エリテマトーデスがある。

CH_{50}が低値を示し、C_3、C_4が正常である場合はC_3、C_4以外の補体成分欠損症が考慮される。

補体とは

血清中に存在するたんぱく質で、C_1〜C_9の成分と各種の反応因子がある。細菌などが侵入すると連鎖的に活性化され、抗体とともに感染の防御・炎症反応に関与する。

血清補体価（CH_{50}）とは

すべての補体成分の活性を総和として判定するもので、感作赤血球を50％溶血させる補体の量を表す。病態への補体系の関与をスクリーニングする検査として重要。

検査結果が悪いときの対応

検査結果に異常値がみられた場合は、自己抗体検査、肝機能検査、腎機能検査など原疾患に対する検査を行う。

先天性補体欠損症の場合、各補体成分の活性測定を行い、どの補体成分が欠損しているかを特定する。

幼児や高齢者では、検査結果が低値となる傾向があることに留意する。

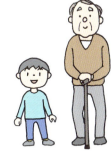

検査後の看護ケア

全身性エリテマトーデスの活動期にはさまざまな症状が現れる。**障害されやすい臓器と出現する症状を理解したうえで観察を行い、それぞれに応じた看護を心がける**。慢性期は服薬指導と生活指導が中心となるが、自己判断で服薬を中止したり用量・用法を勝手に変えたりしないよう伝える。日常生活では、栄養バランスのとれた食事と適度な運動を心がけ、紫外線や寒冷、感染、外傷など増悪因子を避けるよう指導する。

免疫血清学的検査

免疫・アレルギー検査　　　　　検体材料　血清

アレルゲン特異IgE抗体
Allergen specific IgE antibody

検査の目的　アレルギー疾患を引き起こしているアレルゲンの特定、特異的減感作療法の治療効果のモニター。

基準値・異常が考えられる原因

陽性（＋）
- じんま疹
- アトピー性皮膚炎
- 気管支ぜんそく
- 花粉症
- アレルギー性鼻炎
- アレルギー性結膜炎
- アレルギー性胃腸症
- アナフィラキシーショック　など

基準値　陰性（－）　　RAST法▶**0.34**UA/mℓ未満

検査の方法・ポイント

事前の診察によってアレルゲンとして疑われる物質をある程度絞り込んだうえで、それぞれのアレルゲンと反応するアレルゲン特異的IgE抗体を検出する。検出法にはRAST、CAP RAST、Ala STAT、FAST、MASTなどがある。

検査法には、**1種類のアレルゲンを調べて原因物質を特定する方法**と、**複数のアレルゲンを混ぜて一度にスクリーニングする方法**がある。

皮膚テストと異なり、アナフィラキシーショックなどのおそれがなく安全。

アレルゲン特異IgE抗体とは

IgEは免疫グロブリンのひとつで、アレルギー疾患や寄生虫疾患で高値となる。

アレルギーの原因となる物質をアレルゲンといい、アレルゲン特異的IgE抗体とは、特定のアレルゲンにのみ結合する免疫グロブリン（IgE）を指す。

アレルゲン特異的IgEはアレルギー疾患の鑑別に必須の検査。現在200種類以上のアレルゲン特異的IgEを測定できる。

検査結果の見方

臨床現場で一般に広く使われるCAP RASTでは、検査によって得られた特異的IgE抗体価を0〜6までの7段階（クラス）にわけ、クラス0を陰性、クラス1を擬陽性、クラス2以上を陽性として、クラスが上がるごとに原因アレルゲンである可能性が高くなり、症状も重症化する危険性があると判定される。

ただし検査で陽性でもアレルギー症状がみられないこともある。

〈CAP RAST法によるクラス判定基準〉

IgE抗体価 (UA/ml)	クラス	判定
0.34以下	0	－　陰性
0.35〜0.69	1	±　擬陽性
0.70〜3.49	2	＋　陽性
3.50〜17.49	3	＋＋　強陽性
17.50〜49.99	4	＋＋＋ 高度強陽性
50.00〜99.99	5	
100以上	6	

検査結果が悪いときの対応

特定されたアレルゲンがアレルギー疾患の原因であると考え、対策を立てる。

複数のアレルゲンでスクリーニングした結果が陽性の場合には、**種々のアレルゲンに対してアレルギーを起こす可能性がないように注意して、アレルゲンを避けるようにする。**

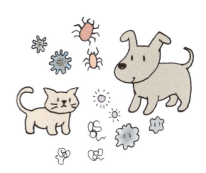

検査後の看護ケア

アレルギー疾患の治療では、アレルゲンの排除が基本。そのために**患者の生活環境や食事内容、嗜好品やペット飼育の有無など、幅広く聴取する。**

各種アレルゲンを含まないアレルギー患者用の食品を紹介するなど、食事からのアレルゲンの除去が可能になるような指導を行う。家庭内に存在するアレルゲンについては、こまめな掃除や室内の空気を清浄に保つことが有効であることを伝える。

全血が同じ量でも、ヘマトクリット（→p.135）の値からもわかるように、血清の量には個人差があります。

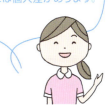

免疫血清学的検査

免疫・アレルギー検査　　　　　　検体材料　血清

リウマトイド因子（RF、リウマチ因子）
rheumatoid factor

検査の目的　関節リウマチの診断のための代表的検査。治療効果の判定にも有効。

基準値・異常が考えられる原因

陽性（＋）
- 関節リウマチ
- 全身性エリテマトーデス
- シェーグレン症候群
- 全身性硬化症
- 多発性筋炎
- 肝硬変
- 急性・慢性肝炎
- 亜急性心内膜炎
- 結核など慢性感染症
- 悪性腫瘍　など

基準値
RAテスト▶**陰性（−）**
抗ガラクトース欠損IgG抗体▶**6.0**AU/mℓ未満

Point 検査の方法・ポイント

　リウマトイド因子はIgGの構造の一部に対する自己抗体。多くはIgMクラスであり、リウマトイド因子の検査ではIgMリウマトイド因子を検出する検査が行われる。

　RA検査は代表的なリウマトイド因子の定性検査で、スクリーニングに用いられる。

　リウマトイド因子を定量的に把握するためには、RF定量、IgGリウマトイド因子、抗ガラクトース欠損IgG抗体などが用いられ、疾患の活動性や重症度の判定や、治療効果の把握に用いられる。とくに**抗ガラクトース欠損IgG抗体は従来法に比べて陽性率が高く、関節リウマチの活動性との相関が高い。**

リウマトイド因子とは

IgGのFc部分（Y字型をした軸の部分）に対する自己抗体である。自己抗体には、IgM、IgG、IgA、IgEがあるが、IgM以外では凝集力が弱く、凝集反応による検査で検出されるリウマトイド因子はIgMクラスのもの。**すべてのIgクラスのリウマトイド因子を検出し早期診断に有効なのが抗ガラクトース欠損IgG抗体で、疾患の活動性や悪性度の判定、治療効果の把握に役立つ。**

検査結果の見方

リウマトイド因子は関節リウマチの診断に有用な検査ではあるが、シェーグレン症候群など他の自己免疫疾患、肝疾患、感染症、悪性腫瘍などでも陽性になることが少なくない。

また、**リウマトイド因子が陽性になるのは関節リウマチ患者の80％ほどであり、陰性であっても関節リウマチを否定することはできない。**

診断にあたっては、自覚症状や関節の炎症兆候、画像検査、他の血液検査などから総合的に判断する。日本リウマチ学会では関節リウマチ分類基準を公表している。

〈関節リウマチ新分類基準〉
（ACR／EULAR 2010）

腫脹または圧痛関節数＊（0−5点）	
1個の中〜大関節＊＊	0
2-10個の中〜大関節＊＊	1
1-3個の小関節＊＊＊	2
4-10個の小関節＊＊＊	3
11関節以上（少なくとも1つは小関節）＊＊＊	5
血清学的検査（0−3点）	
RFも抗CCP抗体も陰性	0
RFか抗CCP抗体のいずれかが低値の陽性	2
RFか抗CCP抗体のいずれかが高値の陽性	3
滑膜炎の期間（0−1点）	
6週間未満	0
6週間以上	1
急性期反応（0−1点）	
CRPもESRも正常値	0
CRPかESRが異常値	1

＊：DIP、1stCMC、1stMTPは除外
＊＊：肩、肘、膝、股関節、足首を含む
＊＊＊：MCP、PIP、MTP2-5、1stIP、手首を含む

スコアー6点以上ならば関節リウマチと分類される。
弱陽性：基準値上限より大きく、上限の3倍以内の値。
強陽性：基準値の3倍より大きい値。

検査結果が悪いときの対応

関節リウマチの場合は、症状などを含めた診断基準が確立しているため、その診断基準に沿った診断を行い、必要に応じて他の検査を進める。治療は、病気や症状に合わせて、薬物療法、手術療法、リハビリテーションを組み合わせて行う。

薬物療法では、非ステロイド性抗炎症薬（消炎鎮痛）や副腎皮質ステロイド薬（抗炎症）、抗リウマチ薬・免疫抑制薬（疾患進行抑制・免疫異常抑制）、生物的製剤としてサイトカイン阻害薬やモノクローナル抗体などが使用される。

検査後の看護ケア

関節リウマチでは、関節の腫れや強い痛み、発熱がみられる場合には安静が重要だが、**症状が安定しているときには、患者のQOL低下を防ぐために適度な運動が必要となることを説明**する。

検査開始から確定診断まで2週間以上かかることもあり、患者の心理的・精神的な負担が少なくなるよう、検査から診断内容を伝えるまでのスケジュールをよく説明しておくようにする。

免疫血清学的検査

免疫・アレルギー検査　　検体材料　血清

MMP-3（マトリックスメタロプロテアーゼ-3）
matrix metalloproteinase-3

検査の目的　マトリックスメタロプロテアーゼ-3の血中濃度を調べ、関節リウマチの早期発見、病態の把握・予後の予測に利用する。

基準値・異常が考えられる原因

高値
- 関節リウマチ
- 乾癬性関節炎
- 全身性エリテマトーデス
- 全身性硬化症
- シェーグレン症候群
- 混合性結合組織病
- 糸球体腎炎　など

基準値　男性▶36.9〜121 ng/mℓ　女性▶17.3〜59.7 ng/mℓ

検査の方法・ポイント

関節リウマチ患者の関節には多量のMMP-3が存在する。その濃度は血中濃度に反映されるため、関節リウマチ早期の滑膜増殖と、関節破壊の予後予測の指標として用いられる。

マトリックスメタロプロテアーゼ-3 とは

線維芽細胞や軟骨細胞、滑膜細胞で産生されるたんぱく質分解酵素。関節軟骨の破壊に関与している。

検査結果の見方・対応

MMP-3とあわせてリウマトイド因子、抗CCP抗体などの検査を行った結果、MMP-3のみ高値で他が陰性である場合は、関節リウマチと診断できず、経過観察とすることが多い。なお、血清MMP-3濃度は全身性エリテマトーデスなど他の疾患でも上昇するため、鑑別のための検査を行う。

検査後の看護ケア

患者とその家族に、関節リウマチの性質と治療法に対する知識を深めるための説明を行う。

治療薬の副作用による胃腸障害、肝・腎障害にも留意する。

治療に用いる薬の副作用や関節の変形によって変容する、ボディイメージを受容するためのサポートも重要。

免疫血清学的検査

免疫・アレルギー検査

検体材料　血清

抗CCP抗体（抗シトルリン化ペプチド抗体）
anti-cyclic citrullinated peptide antibody

検査の目的　関節リウマチによる関節破壊を予測し、発病の早期発見を目的とする。

基準値・異常が考えられる原因

 高値
- 関節リウマチ
- 関節リウマチを重複した膠原病疾患　など

 基準値　**4.5 U/mℓ未満**

検査の方法・ポイント

関節リウマチに高い特異性と感度をもち、リウマトイド因子（→P.254〜255）の測定で陰性であっても、抗CCP抗体で陽性と出る場合もある。ただし、**関節リウマチ患者でも抗CCP抗体が陰性のこともありうる。**

関節リウマチ発症初期から陽性となるため、関節リウマチ治療の早期開始が可能となる。

抗CCP抗体とは

関節リウマチを発症すると、関節の滑膜に環状シトルリン化ペプチド（CCP）とよばれる物質が発現する。抗CCP抗体は、このCCPを抗原として特異的に反応する自己抗体である。

検査結果の見方・対応

他の検査で関節リウマチの診断がつかない場合や、その時点で関節リウマチの診断基準に満たない症状の患者でも、抗CCP抗体が陽性となった場合は、関節リウマチである可能性が高い。

関節リウマチが陽性と判定されたら、さらに、**CRP、血沈、MMP-3 検査により滑膜炎の広がりや活動性を調べ、画像検査による病像の把握も行う。**

検査後の看護ケア

手指や足趾、手首の関節に痛みや腫れ、こわばり、変形がないかを確かめる。関節リウマチでは、**症状に左右対称性があるかを把握することが重要**となる。

発熱、倦怠感、疼痛の有無を観察し、疼痛時には保温に努める。

症状をひどくしないために、寒冷や湿気にさらされないように配慮する。

免疫血清学的検査

免疫・アレルギー検査　　　検体材料　血清

クームス試験（抗赤血球抗体）
Coombs' test

検査の目的　赤血球に対する抗体を検出する。溶血性貧血の診断、輸血に際しての交差適合試験などで用いられる。

基準値・異常が考えられる原因

陽性（＋）

直接クームス試験
- 自己免疫性溶血性貧血
- 発作性寒冷ヘモグロビン尿症
- 発作性寒冷凝集素症
- 薬剤性溶血性貧血
- 新生児赤芽球症

間接クームス試験
- 自己免疫性溶血性貧血
- 不適合妊娠
- 不適合輸血

基準値　直接クームス試験 ▶ 陰性（−）　間接クームス試験 ▶ 陰性（−）

Point 検査の方法・ポイント

直接クームス試験では生体内で赤血球に結びついている抗体を、間接クームス試験では血清中の抗体を検出する。

凝集が確認された場合を陽性、凝集がない場合を陰性とする。

クームス試験とは

赤血球に対するIgGクラスの不完全抗体あるいは補体を、赤血球凝集反応により検出する。赤血球浮遊液にγ-グロブリン抗体を加えて凝集反応をみる。

検査結果の見方・対応

抗赤血球抗体が大量になると、赤血球から離れた抗赤血球抗体が血清中にも出現するようになる。このため**間接クームス試験が陽性で直接クームス試験が陰性、ということはない。**

自己免疫性溶血性貧血では、直接クームス試験は陽性。

検査後の看護ケア

貧血症状（倦怠感、動悸、息切れなど）を把握し、その程度に合わせた援助を行うとともに、**症状の変化を見逃さないように留意**する。

慢性的な溶血では、胆嚢でのビリルビン蓄積により、結石ができやすくなる。腹痛の有無を確認する。

免疫血清学的検査

免疫・アレルギー検査　　検体材料　血清

抗核抗体（ANA）
anti-nuclear antibody

検査の目的　細胞の核内に含まれる種々の成分に対する抗体を調べ、自己免疫疾患の一次スクリーニング検査として汎用される。

基準値・異常が考えられる原因

高値

膠原病・自己免疫疾患
- 全身性エリテマトーデス　●混合性結合組織病　●全身性硬化症
- シェーグレン症候群　●自己免疫性肝炎　●橋本病　●重症筋無力症　など

その他の疾患
- EBウイルス感染症　●悪性リンパ腫　など

基準値　FA法 ▶ **40倍未満**

検査の方法・ポイント

自己免疫疾患の一次スクリーニング検査として汎用される。培養細胞と患者血清を反応させ、間接蛍光抗体法で検出することで、細胞核成分に対する自己抗体の有無を確認する。染色パターンから、おおよその対応する抗原を推測できる。

抗核抗体とは

DNA、RNA、核たんぱくなど、細胞の核内に含まれる成分を抗原として反応する自己抗体の総称。核成分は全身の細胞にあるため、抗核抗体はさまざまな臓器・組織を傷害する。

検査結果の見方・対応

全身性エリテマトーデスではほぼ陽性を示すが、蛍光抗体法では抗体価40倍において健康な人でも10〜20％の陽性を示すため注意が必要。
一般に、**抗核抗体価は疾患の活動期に高く、寛解期に低くなるため、疾患の活動性の判断**にも役立つ。

検査後の看護ケア

自己免疫疾患では疾患ごとにさまざまな症状がみられる。関節リウマチでは関節痛や腫脹などが、シェーグレン症候群では結膜の乾燥やドライマウスがみられる。**それぞれの症状に対応した看護を心がけると同時に、精神的なサポートにも留意**する。

免疫血清学的検査

免疫・アレルギー検査　　　検体材料　血清

抗ミトコンドリア抗体（AMA）
anti-mitochondrial antibody

検査の目的　特異的な抗体を調べることで、原発性胆汁性肝硬変の診断を行う。

基準値・異常が考えられる原因

陽性（＋）

肝疾患
- 原発性胆汁性肝硬変　● 自己免疫性肝炎　● 慢性活動性肝炎
- 肝硬変　● 急性肝炎　● アルコール性肝炎　● 薬剤性肝障害　など

肝疾患以外
- 心筋炎　● 心筋症　● 自己免疫性溶血性貧血　● 全身性エリテマトーデス
- 重症筋無力症　● 梅毒　など

基準値　**陰性（－）**　抗ミトコンドリア抗体 ▶ **10倍未満**（IFA法）
抗ミトコンドリアM2抗体 ▶ **20U/mL以下**（ELISA法）

Point 検査の方法・ポイント

原発性胆汁性肝硬変では血清中に抗ミトコンドリア抗体が特異的かつ高率に検出されるため、診断に利用される。また、抗ミトコンドリアM2抗体も病態や予後との関連が高いとされる。

抗ミトコンドリア抗体とは

ミトコンドリア内膜たんぱくを抗原として現れる自己抗体。抗M1～M9抗体まで9種類の亜型があり、このうち抗M2抗体は原発性胆汁性肝硬変への特異性がとくに高い。

検査結果の見方・対応

抗ミトコンドリア抗体陽性の場合は、原発性胆汁性肝硬変を疑う。
慢性活動性肝炎や薬剤性肝炎、全身性エリテマトーデスなどの自己免疫疾患、梅毒などでもまれに陽性となることもあるが、一般に抗体価は低い。

検査後の看護ケア

原発性胆汁性肝硬変の場合、無治療では肝硬変に移行するが、現在では検査法の進歩や治療によって経過は大きく改善している。**疾患名から精神的な負担の大きな患者も多く、心理面のサポートも重要な対応**となる。

免疫・アレルギー検査

検体材料 血清

LEテスト
lupus erythematosus test

検査の目的
血清中のLE因子（抗DNAヒストン抗体）を検出し、全身性エリテマトーデス診断の指標とする。

基準値・異常が考えられる原因

陽性（+）
- 全身性エリテマトーデス
- シェーグレン症候群
- 全身性硬化症
- ルポイド肝炎
- 皮膚筋炎　など

基準値 陰性（-）

検査の方法・ポイント

検査では、DNPを吸着させたラテックス粒子を用いて、血清中の抗DNP抗体を**凝集反応**で検出する。

検査方法は簡便だが、感度は抗核抗体検査のほうがより高い。ただし全身性エリテマトーデスに対する特異性が高く、他の膠原病での陽性率が低いため、全身性エリテマトーデスの診断の指標とされる。

LE因子とは
LE因子は抗核抗体の一種で、抗原は細胞核に含まれるDNAとヒストンが結合したもの（DNP）。

検査結果の見方・対応

血清中にLE因子の存在が確認できれば、全身性エリテマトーデスを発病していることが疑われる。ただし、陰性であっても全身性エリテマトーデスを否定することはできない。他の自己抗体検査（抗dsDNA検査など）とあわせて診断する。

検査後の看護ケア

全身性エリテマトーデスではさまざまな症状が全身に現れるため、それらの症状の有無に注意しながら対応する。**ステロイド剤の服用を開始すると不眠等が現れ、また長期服用により易感染状態となり、骨折もしやすくなるため注意が必要。**

感染症検査の概要

 感染症とは

　感染症とは、病原となる微生物やウイルスなどが体内で増殖して各種臓器や組織を破壊、あるいは毒素を生産するなどして体に害を与え、さまざまな異常を生じさせる疾患の総称をいう。

 感染症の原因と検査方法

　感染症の原因となる病原体には、細菌や真菌、原虫などの微生物やウイルス、プリオンなどがある。**感染症の治療のためには、その原因となる微生物やウイルスを特定することが重要。**

　そのためには病原体を分離・培養して直接同定するのが望ましいが、病原菌の同定に必要な十分な検体を得ることが困難であったり、ウイルスのように分離そのものが難しいものもある。

　そこで**病原体に対する特異抗体の存在や上昇を確認することで病原体を間接的に同定したり、遺伝子検査によって病原体のDNAやRNAを検出して、病原体を同定する**必要があり、そのためのさまざまな検査がある。

〈主な感染経路〉

種類	経路
接触感染	病原体が付着あるいは混入しているものに、皮膚や粘膜などが接触して起きる感染。
飛沫感染	咳やくしゃみなどで飛散した病原体を含む飛沫が、他者の粘膜に付着したり吸収されたりして起きる感染。飛沫径は 5μm以上。
空気感染	病原体を含む飛沫の水分が蒸発し飛沫核（径 5μm未満）という微粒子となって空気中を漂い、その空気を吸入することで起きる感染。
食物・水系感染	病原体が付着あるいは混入した水や食物を飲食することで起きる感染。
経皮感染	カやダニなど病原体を媒介する動物に刺されたりすることで起きる感染。
血液感染	病原体が混入した血液が、注射などの医療行為などによって体内に入って起きる感染。
母子感染	母から子どもへの感染。妊娠時の胎内感染、出産時の産道感染、授乳時の母乳感染などがある。

免疫血清学的検査 / 感染症検査

検体材料　血清

寒冷凝集反応（CHA）
cold hemagglutination

検査の目的　血清中の寒冷凝集素の量を調べる。自己免疫性溶血性貧血の鑑別診断、感染症などの診断補助に用いられる。

🔍 基準値・異常が考えられる原因

高値
- 寒冷凝集素症（CAD）
- マイコプラズマ肺炎
- ウイルス性肺炎
- 伝染性単核球症
- 扁桃腺炎
- 敗血症
- トリパノソーマ症
- 悪性リンパ腫
- 慢性気管支炎
- 肝硬変

基準値　**64倍以下**

検査の方法・ポイント

　血清中の寒冷凝集素の量を調べ、寒冷凝集素症の診断、感染症の有無などを知る指標とする。**検体の温度管理が重要で、採血にあたっては抗凝固薬を用いず、採血から血清分離までの間は37℃で管理する。**個々の感染症に対する特異性は高くないが、マイコプラズマ肺炎で高値を示すことが多い。

寒冷凝集素とは

自己抗体のなかに、4℃前後の温度環境下で赤血球を凝集させる性質をもつものがある。これを、寒冷凝集素という。

検査結果の見方・対応

　検査では血清を倍々に希釈したものを用いるため、256倍以上で陽性とする。マイコプラズマ肺炎では8割ほどが陽性となるが、特異性は高くないため、確定診断にはマイコプラズマ抗体価や核酸同定など他の検査の併用が必要となる。

検査後の看護ケア

　寒冷凝集素症は根本治療がないため対症療法が治療の中心で、保温がもっとも基本となる。耳朶や鼻頭、指趾など寒冷にさらされやすい身体部位にチアノーゼが生じやすいため、保温に努める。

免疫血清学的検査

感染症検査　　　　　　　　　　　検体材料　血清

C反応性たんぱく（CRP）
C-reactive protein

検査の目的　組織傷害を敏感に反映し、炎症の有無や活動性、重症度、組織傷害の有無を判定。特定の疾患を診断することはできない。

🔍 基準値・異常が考えられる原因

高値
- 細菌感染症　● ウイルス感染症　● 真菌感染症　● 敗血症
- 関節リウマチ　● リウマチ熱　● 多発性動脈炎
- 全身性血管炎（ベーチェット病など）　● リウマチ性多発筋痛症
- クローン病　● 若年性特発性関節炎　● 急性心筋梗塞　● 肺梗塞
- 脳梗塞　● 悪性腫瘍　● 外傷・熱傷など　● 外科手術

基準値 0.30 mg/dL以下

検査の方法・ポイント

　抗原抗体凝集物の度合いを目視で行う定性法、抗原抗体凝集物を装置によって光学的に測定し、そのデータから定量化する定量法がある。

　定性法では陰性（－）、陽性（＋）で表し、陽性の場合は凝集の度合いで＋1から＋6の6段階ほどで表す。定量法では血清1dL中の量（mg）で表す。近年では新しい測定方法が開発され、0.01mg/dLといった高感度で定量化できるようになり（従来の測定法では感度0.1mg/dL）、血管の微細な炎症を感知したり、新生児感染症の指標などに利用されている。

C反応性たんぱくとは

C反応性たんぱくとは、肺炎球菌の細胞壁にあるC多糖体と反応するたんぱくのこと。通常、C反応性たんぱくの血漿濃度は0.5mg/dL未満だが、感染や何らかの組織損傷・傷害に対する免疫反応が起きると、肝臓ですみやかに合成され濃度が上昇する。そのため、炎症性疾患の血液マーカーとして利用されるが、病変を特定することはできない。

検査結果の見方

組織や臓器などで急性炎症が起きるとCRPは6〜8時間で急速に増加、48〜72時間ほどで値がピークに達するが、炎症がおさまるとすみやかに減少する。

CRPの上昇が比較的少ない場合は、軽度の炎症や感染が考えられるが、ウイルス感染症では軽度の上昇、肺炎や敗血症など重篤な疾患では著しく上昇する。

悪性腫瘍では感染症ほど高い値にならないが、病態の悪化とともに上昇する。膠原病では関節リウマチや血管炎などの活動期に上昇。妊娠後期や経口避妊薬の服用、喫煙によっても軽度に上昇する。

副腎皮質ステロイド薬服用によって異常低値を示すことがあり、また重症肝疾患では合成能力の低下により低値を示す。

検査結果が悪いときの対応

同様に炎症の有無やその程度の判定に用いられる赤沈（→P.140）に比べ、**CRPは早期に高値となり、炎症の沈静化とともにすみやかに低下するので、炎症マーカーとして頻用**される。CRP値をもって特定の疾患を診断することはできないため、基準値を超えた場合、感染症や膠原病、悪性腫瘍、梗塞性疾患などを疑って、疾患を特定するための他の検査を進める。潜在的な細菌感染症や炎症性疾患が疑われる場合、症状や病勢にあわせてくり返しCRP検査を行う。

MEMO 追加検査

問診によって、体調や直近に風邪や胃腸炎、ケガなど炎症の原因となるようなことがなかったかを確認する。同時に、白血球数や赤沈など他の炎症反応検査や肝機能検査、自己免疫疾患に関連する自己抗体を調べる検査などを行う。

検査後の看護ケア

発熱や熱感、腫脹、疼痛、機能障害など、炎症をともなう症状がある場合、それらの症状を抑え、身体的・精神的苦痛を軽減させる援助を行う。

症状や治療によって制限された日常基本動作の状態を把握し、適切な援助を行う。

二次的な感染や事故を起こさないよう環境を整え、身体を清潔に保つようにする。

採血のポイント

検査のためとはいえ、被検者にとっては大切な血。敬意を払って扱います。

免疫血清学的検査

感染症検査　　　　　　　　　検体材料　血清

A型肝炎ウイルス抗体（HAV抗体）
hepatitis A virus antibody

検査の目的　血清中の免疫グロブリンのうちIgM型とIgG型のHA抗体を調べ、A型肝炎ウイルス感染の有無を判断する。

基準値・異常が考えられる原因

陽性（＋）
- IgM型HA抗体（急性A型肝炎）
- IgG型HA抗体（HAV感染の既往）

基準値　陰性（－）

検査の方法・ポイント

A型肝炎はウイルス感染後、2〜6週間の潜伏期を経て発症する。発症後数日で血液中のIgM型HA抗体が増え始めるが、3か月ほどで消える。また感染から4週間ほどするとIgG型HA抗体が現れ、治癒後も長く残る。**陽性の場合、HAV感染、HAV感染既往、あるいはHAVワクチンを接種したことがあることを意味する。**

A型肝炎ウイルスとは

汚染された生水や生の魚介類、果物などを経口摂取することで感染することが多い。感染から発病の初期にはウイルスが便に排出されるため、家庭内や施設内での感染が多い。一度感染すると一生免疫が成立する。

検査結果の見方・対応

IgG型HA抗体の有無は、HAVに対して免疫をもっているかどうかを反映する。

IgM型HA抗体が陽性の場合、急性A型肝炎を発症していると判断される。**検査や看護に際しては、十分な感染対策を講じることが重要。**

検査後の看護ケア

食欲不振や倦怠感、悪心・嘔吐、黄疸など、肝炎の症状を観察し、症状に応じた日常生活の援助をする。

排泄物などで感染することを伝え、**排泄物のついたものはビニール袋などに密閉して廃棄することなどを指導**する。

免疫血清学的検査

感染症検査 　　　　　　　　　　　　検体材料　血清

B型肝炎ウイルス抗体（HBV抗体）
hepatitis B virus antibody

検査の目的　B型肝炎ウイルス感染の有無を調べる。各種抗原、抗体、DNA量などを測定し、病気や感染力などを判断する。

🔍 基準値・異常が考えられる原因

陽性（＋）
- HBs抗原…HBVに感染。
- HBs抗体…HBVの既往感染。免疫が形成されている。
- HBc抗体…低力価→HBVの既往感染　高力価→HBVに感染。
- HBe抗原…血中のHBV量が多く活発に増殖をし、強い感染性をもつ。
- HBe抗体…血中のHBV量が少なく、感染力は弱い。

基準値
HBs抗原 ▶陰性（－）、HBs抗体 ▶陰性（－）
HBc抗体 ▶陰性（－）、IgM型HBc抗体 ▶陰性（－）
HBe抗原 ▶陰性（－）、HBe抗体 ▶陰性（－）
HBV-DNA定量 ▶検出されず
HBV関連DNAポリメラーゼ ▶30cpm未満

📍 検査の方法・ポイント

- **HBs抗原**：HBVキャリアかどうかを検出。
- **HBs抗体**：HBVに対する免疫の有無を検出。
- **HBc抗体**：HBVの感染、あるいは感染既往を検出。
- **HBe抗原**：HBVの量と活性、感染力を検出。
- **HBe抗体**：HBVの量と活性、感染力の低下を検出。
- **HBV-DNA**：HBVの遺伝子そのものの量を直接測定。HBVの有無とその量を検出。
- **HBV関連DNAポリメラーゼ**：HBVの複製に必須な役割を担うたんぱく。HBV感染の有無とその量を検出。

B型肝炎ウイルスとは

外被（エンベロープ）と核（コア）の二重構造をした球状のウイルス。表面のエンベロープたんぱくがHBs抗原、内側のコアのたんぱくがHBc抗原とよばれる。

検査後の看護ケア

食欲不振や倦怠感、悪心、嘔吐、黄疸など、肝炎の症状を観察する。

血液や体液で感染することを伝え、血液や体液を通じた二次感染に注意するように指導する。

看護者自身も二次感染に注意する。

免疫血清学的検査

感染症検査　　　　　　　　　　　検体材料　血清

C型肝炎ウイルス抗体（HCV抗体）
hepatitis C virus antibody

検査の目的　C型肝炎ウイルス（HCV）感染の有無を調べる検査。HCV抗体検査でスクリーニングし、HCVの存在やその量を確認。

 基準値・異常が考えられる原因

陽性（＋）
HCV抗体　現在HCVに感染している、あるいは過去にHCVに感染したことがある。
- 低値：過去に感染の可能性あり　● 高値：現在の感染

HCV-RNA　現在感染している。

 基準値　**HCV抗体** ▶ **陰性（－）**　　**HCV-RNA定量** ▶ **検出されず**

 検査の方法・ポイント

　C型肝炎の疑いがあるときには、まずHCV抗体の有無を検査する。ただし、抗体値が上がるまでに時間がかかるため、HCVの感染初期には感染していても陰性となることがある。感染が疑われる場合には再検査を行って確認する。HCV-RNAは、感染初期から陽性となる。

C型肝炎ウイルスとは

血液によって感染し、遺伝子型のちがいによって、現在大きく6つの血清型、11の遺伝子型に分けられている。

 検査結果の見方・対応

　血液生化学検査で肝障害が示唆され、HCV抗体検査で陽性になった場合はC型肝炎と診断される。

　HCV抗体陽性の場合、HCV-RNAによって血中のHCVを定量し、治療方針の指針を得る。ウイルス量が多いほど予後は不良となる。

 検査後の看護ケア

　注射針や検体、血液の付着物などの取り扱いに注意し、二次感染を予防する。黄疸が現れないか注意し、倦怠感や食欲不振、悪心、嘔吐の有無を確認する。疲労を避け、禁酒・禁煙、高カロリー・高たんぱくでバランスのとれた食事をとることを指導する。

免疫血清学的検査

感染症検査

検体材料　**血清**

HIV抗体（ヒト免疫不全ウイルス抗体、エイズウイルス抗体）
human immunodeficiency virus antibody

検査の目的

HIV（ヒト免疫不全ウイルス）感染の有無を確認する。HIV感染のスクリーニング検査に使われる。

基準値・異常が考えられる原因

陽性（＋）

HIV感染
※AIDS発症により起こりやすい疾患／AIDS指標疾患23種
- カンジダ症　● クリプトコッカス症　● ニューモシスチス肺炎
- コクシジオイデス症　● ヒストプラズマ症　● クリプトスポリジウム症
- トキソプラズマ脳症　● イソスポラ症　● 非結核性抗酸菌症
- 化膿性細菌感染症　● 活動性結核　● サルモネラ菌血症
- サイトメガロウイルス感染症　● 単純ヘルペスウイルス感染症
- 進行性多巣性白質脳症　● カポジ肉腫　● 原発性リンパ腫
- 非ホジキンリンパ腫　● 浸潤性子宮頸癌　● 反復性肺炎
- リンパ性間質性肺炎／肺リンパ過形成　● HIV脳症　● HIV消耗症候群

基準値　陰性（−）

検査の方法・ポイント

　ゼラチン粒子凝集法（PA法）、酵素免疫測定法（EIA法）によって行われ、結果が陽性であればウエスタンブロット法（WB法）や間接蛍光抗体法（IFA法）による確認検査を行う。

HIVとは

HIVは、主としてCD4陽性T細胞に感染して破壊し、その数をゆっくりと減少させていく。CD4陽性T細胞が減ることで、後天性免疫不全症候群（AIDS）を発症する。

検査結果の見方・対応

　感染初期ではHIV抗体が検出されないことがあるので、**再検査は、1回目の抗体スクリーニング検査から3か月以上経過してから行う**必要がある。

検査後の看護ケア

　血液や精液、腟分泌液、母乳では感染が確認されているが、唾液がウイルスを媒介することはほぼないとされている。**咳やくしゃみ、肌の接触、トイレの共用などでは感染はないとされる**。

免疫血清学的検査

感染症検査　　　　　　　　　　　　　　検体材料　血清

成人T細胞白血病ウイルス抗体（HTLV-Ⅰ抗体）
human T-lymphotropic virus type-I antibody

検査の目的　抗体を調べて、成人T細胞白血病ウイルス（HTLV-Ⅰ）感染の有無を確認する。

基準値・異常が考えられる原因

陽性（＋）
- 主な疾病
  - HTLV-Ⅰ感染　●成人T細胞白血病／リンパ腫（ATLL）
  - 緩徐進行性炎症性ミオパチー　など
- 合併症
  - 慢性呼吸器疾患　●慢性腎不全　●痙性脊髄麻痺　など

基準値 陰性（－）

検査の方法・ポイント

HTLV-Ⅰ感染のスクリーニング検査として、血清中のHTLV-Ⅰ抗体の有無を確認する。**抗体検査はEIA法やゼラチン粒子凝集法（PA法）が用いられ**、陽性の場合は、ウエスタンブロット法（WB法）、間接蛍光抗体法（IFA法）などで確認する。

成人T細胞白血病ウイルスとは

病原性のレトロウイルスで、1980年に単離・報告された。日本では、100万～200万人のキャリアが推定されるが、必ずしも関連疾患を発症するわけではなく、95％の人が生涯キャリアのままでいる。

検査結果の見方・対応

HTLV-Ⅰの感染で問題になるのが成人T細胞白血病／リンパ腫（ATLL）。ただしHTLV-Ⅰに感染していても必ずATLLを発症するわけではなく、年間にキャリア1,000～2,000人に1人の割合で発症するとされる。

検査後の看護ケア

HTLV-Ⅰの主な感染経路は母児感染、性感染、輸血。とくに母乳を介した母児感染が多く、**HTLV-Ⅰ抗体検査は妊婦健康診査の標準的検査項目のひとつ**。キャリアの妊婦には母乳による母子感染を防ぐための指導をする。

免疫血清学的検査

感染症検査　　　　　検体材料　粘膜、血清

インフルエンザウイルス抗原
influenza virus antigen

検査の目的
インフルエンザウイルスの感染の有無、およびその型（A型、B型）を確認する検査。

基準値・異常が考えられる原因

陽性（＋）
- インフルエンザA型 　● インフルエンザB型

合併症
- 肺炎 　● 心筋炎 　● 髄膜炎

基準値 陰性（−）

検査の方法・ポイント

流行期にはいち早く診断を行う必要があり、「迅速診断キット」による抗原検査が行われる。検査結果は、早ければ5〜15分以内にわかる。検査には鼻や喉の粘膜を綿棒でぬぐって検体を採取するが、**咽頭拭い式よりも鼻腔拭い式のほうが、若干検出感度が高い。**

インフルエンザウイルスとは

核たんぱくと膜たんぱくのちがいによってA型、B型、C型に分けられ、流行的に感染が広がるのはA型とB型。A型はさらにウイルス表面（エンベロープ）の抗原のちがいにより、多種に亜型分類される。

検査結果の見方・対応

迅速診断キットを用いた抗原検査では、A型かB型かを判別してインフルエンザウイルスの感染の有無が確認できる。

検査の信頼性は高く、90％程度であるが、**ウイルス量の少ない感染早期では陰性を示しやすく、発症後6時間以内では65〜70％程度の信頼度とされる。**

検査後の看護ケア

陽性であればインフルエンザ感染として対応する。**インフルエンザ治療薬が最大限に効果を発揮するためには、発症後48時間以内に使用することが必要であり、診断には迅速さが求められる。**

免疫血清学的検査

感染症検査

検体材料　糞便、吐瀉物、血清

ノロウイルス
Norovirus

検査の目的　検査キットで簡易的にノロウイルスの感染を確認し、遺伝子検査によって感染の有無を確定する。

基準値・異常が考えられる原因

 陽性(+)
● ノロウイルス感染症

 基準値　陰性（－）

Point 検査の方法・ポイント

以前は専門機関でのみウイルスを検出していたため、診断に時間がかかった。現在では、ノロウイルス抗原を迅速に検出できる簡易検査キットが開発され、一般医療施設でも検査を受けられるようになった。ただし迅速検査が保険適用されるのは3歳未満、または65歳以上の高齢者に限られ、それ以外では保険適用外となる。

ノロウイルスとは

表面がカップ状に窪んだ構造たんぱくに覆われ、内部に遺伝子として1本鎖RNAをもつ。経口感染して小腸表皮細胞で増殖し、消化器感染症を起こす。

検査結果の見方・対応

現在、ノロウイルスに対する抗ウイルス薬はなく、**治療は対症療法が中心**となる。症状が持続する期間は比較的に短いが、脱水症状や体力の消耗を防ぐように経口あるいは経静脈輸液により水分補給を行う。とくに体力の弱い**乳幼児や高齢者には十分な配慮が必要**。

抗菌薬は無効で、通常は投与しない。

検査後の看護ケア

糞便や吐瀉物、血液、尿など体液に触れる処置を行った場合は、手袋を装着していたとしても、**処置後には流水・石けんによる徹底的な手洗いによって、感染症の伝播を防ぐようにする**。

症状が回復した後も1週間ほど、長い場合は1か月にわたってウイルスが**糞便中に排出されることがあるので、注意が必要**。

免疫血清学的検査

感染症検査　　　　　　　　　　　検体材料　血清

梅毒血清反応（STS、TPHA）
serological tests for syphilis

検査の目的　梅毒を起こす細菌の一種、トレポネーマ・パリドム感染の有無を調べる。

基準値・異常が考えられる原因

陽性（+）
- 梅毒
- 生物学的偽陽性反応（膠原病、結核、異型肺炎、Hansen病、麻疹、ウイルス肝炎、麻薬中毒　など）

基準値
梅毒定性（ガラス板法、RPR法、TPHA法、FTA-ABS法）▶陰性（−）
梅毒定量（ガラス板法・RPR法）▶1倍未満、TPHA法▶80倍未満

検査の方法・ポイント

　梅毒を疑う症状があるとき、あるいは輸血や手術などの際に二次感染を防止するために行う。
　リン脂質を抗原とする抗体検査法はSTS法と総称され、ガラス板法、RPRカードテストなどがある。一方、**梅毒トレポネーマに特異的な抗体を測定する方法がTP抗原法**で、TPHA法、FTA-ABS法などがある。

梅毒トレポネーマとは

　梅毒の病原菌となる長さ6〜20μmのらせん状菌。感染経路のほとんどは菌を排出している感染者との粘膜の接触をともなう性行為。感染した妊婦の胎盤を通じ胎児に感染すると、先天性梅毒となる。

検査結果の見方・対応

　STS法とTP抗原法を組み合わせて検査することが多い。
　STS法は簡便であるが、梅毒以外にも膠原病などで偽陽性になることもあるため、慎重に診断を行う。

検査後の看護ケア

　性感染症ということから、とくにデリケートな対応が必要。微熱や全身倦怠感、発疹や膿疱の有無を把握し、皮膚の病変などを確認する。治療では抗菌薬を長期にわたり大量に投与するため、抗菌薬のアレルギーの有無も把握しておく。

免疫血清学的検査

感染症検査　　　　　　　　　検体材料　便、血清

O-157（ベロ毒素産生性大腸菌）
vero cytotoxin producing E.coli, O-157

検査の目的　ベロ毒素産生性大腸菌のひとつであるO-157の感染の有無を確認。

基準値・異常が考えられる原因

 陽性
- O-157感染症

 基準値　陰性（−）

検査の方法・ポイント

　下痢や腹痛などの消化器症状がみられ、病原性大腸菌の感染が疑われる場合は、血清型による大腸菌の分類、ベロ毒素産生能の検査が行われる。

　O-157を検出するための検査には迅速検査キットを用いて**便から菌の抗原やO-157が産生するベロ毒素を検出、血清中のO-157に対する抗体を検出する**などの方法がある。

O-157とは

代表的な腸管出血性大腸菌（ベロ毒素産生性大腸菌）。ベロ毒素を産生し、腎臓の毛細血管内皮細胞を破壊して、HUS（溶血性尿毒症症候群）などの重篤な合併症を引き起こす。

検査結果の見方・対応

　飲食物を介して経口感染すると、多くは4〜8日の潜伏期間の後、激しい腹痛、下痢、血便がみられる。**成人の多くは特別な治療を行わなくても数日〜10日ほどで症状はなくなるが、発症者のうち10％ほどに重篤な合併症がみられる。**

検査後の看護ケア

　二次感染の予防が重要。安静を保ち、体力の消耗を防ぐ。**止瀉薬は毒素の停滞を助長するため使用しない。**

　HUS症状、脳症状の予兆に留意し、注意深い観察を行う。

　症状が軽減しても2〜3日後に急変し悪化することもあるので注意する。

免疫血清学的検査

感染症検査　　　　　　　　検体材料　血清

トキソプラズマ抗体
toxoplasma gondii antibody

検査の目的　トキソプラズマに対する抗体を調べて、トキソプラズマ原虫の感染を確認する。

基準値・異常が考えられる原因

陽性（+）　現在あるいは過去にトキソプラズマ原虫に感染している。
- 後天性トキソプラズマ症
- 先天性トキソプラズマ症

基準値
トキソプラズマIgM型抗体 ▶ 陰性（−）
トキソプラズマIgG型抗体 ▶ 陰性（−）

検査の方法・ポイント

トキソプラズマ原虫感染時に認められるIgG型およびIgM型抗体を測定する。IgM型抗体は初感染から2週間ほどから陽性となり、数か月で陰性となる。IgG型抗体はIgM型抗体よりも遅れて陽性となり、数か月〜数年維持される。**IgG型抗体検査とIgM型抗体検査を組み合わせることで、高い精度で感染初期診断を行える。**

トキソプラズマ症とは

トキソプラズマ原虫によって起こされる感染症。初感染の妊婦から胎児へ感染する先天性のものと、ネコとの接触や生肉の摂取などにより感染する後天性のものに大別される。

検査結果の見方・対応

IgM型抗体が陽性である場合は初感染であることを示すため、**妊婦が陽性の場合は注意が必要。**
IgG型抗体陽性は、現在感染しているか既往感染を示し、IgG型抗体検査単独では、陽性であっても現在の感染と既往感染を鑑別できない。

検査後の看護ケア

先天性トキソプラズマ症では死産や自然流産、患児に水頭症、脈絡膜炎による視力障害、脳内石灰化、精神運動機能障害など重篤な症状がみられることがある。
後天性トキソプラズマ症では、免疫不全がある場合はとくに注意が必要。

免疫血清学的検査

感染症検査　　　　検体材料　便、血清、胃粘膜、呼気

ヘリコバクター・ピロリ
helicobacter pylori

検査の目的　検体から、ヘリコバクター・ピロリの感染の有無、除菌の効果を評価する。

基準値・異常が考えられる原因

陽性（＋）
- ヘリコバクター・ピロリの感染
- ヘリコバクター・ピロリの感染による胃潰瘍・十二指腸潰瘍・胃がんの可能性
- 胃潰瘍・十二指腸潰瘍・胃がんの潜在的リスクの存在

基準値
便中ヘリコバクター・ピロリIgG抗体 ▶ 陰性（－）
尿素呼気試験 ▶ 2.5‰未満
血中ヘリコバクター・ピロリIgG抗体 ▶ 10U/mℓ未満

検査の方法・ポイント

　検査方法は大きく非侵襲的検査と内視鏡的検査に分けられる。非侵襲的検査には、尿素呼気試験、血中ヘリコバクター・ピロリIgG抗体検査、便中ヘリコバクター・ピロリIgG抗原検査がある。
　内視鏡的検査では胃の粘膜を採取して、ウレアーゼ試験、培養法などによりピロリ菌の存在を確認する。

ヘリコバクター・ピロリとは
ウレアーゼという酵素を出して自身のまわりにアルカリ性のアンモニアを作り出し、胃酸を中和して胃粘膜に生息している。

検査結果の見方・対応

　検査によってヘリコバクター・ピロリの感染が確認された場合、**除菌療法**を行う。一次除菌治療として、抗菌薬（アモキシシリンとクラリスロマイシン）にあわせて胃酸分泌抑制薬を投与する。

検査後の看護ケア

　一次治療で効果がみられなかった場合、二次除菌治療を行う。
　除菌治療に際しては、2割ほどの確率で、使用薬物による軽い副作用（軟便や下痢、口内炎、味覚異常など）が起きることを事前に伝える。

免疫血清学的検査

感染症検査 | 検体材料：患部分泌物、尿、血清

クラミジア抗原・抗体
Chlamydia antigen, antibody

検査の目的
クラミジア感染症の原因菌であるクラミジア・トラコマティスの有無を確認する。

基準値・異常が考えられる原因
※クラミジア感染によって起こりうる疾患

陽性（+）
- 女性：●尿道炎 ●子宮頸管炎 ●卵管周囲炎 ●骨盤腹膜炎 ●肝周囲炎 ●不妊 など
- 男性：●尿道炎 ●精巣上体炎 ●精管炎 など
- 新生児（クラミジア産道感染）：●新生児肺炎 ●結膜炎 など

基準値　陰性（−）

検査の方法・ポイント
抗原検出法、核酸（遺伝子）検出法、抗体検出法による。

遺伝子を増幅させて検出する方法では感度・特異性が高く、スクリーニングに有用。抗体を検出する方法の場合は、感染初期には出現しないことも多く、また治療後も残るため、診断のための補助検査とされる。

クラミジア感染症とは
日本でもっとも多い性感染症。妊婦健診での正常妊婦の3〜5％にクラミジア保有者がいる。性行為により感染するが、産道感染による母親から新生児への垂直感染もある。

検査結果の見方・対応
抗原検出法、核酸検出法で陽性であれば、クラミジア感染が確定する。

抗体検出法の場合、**血液を用いるため感染部位を特定できないことや、既往感染でも陽性となるため注意が必要。** また、IgG抗体が陰性であってもIgA抗体が陽性であれば、**感染の初期であることを示唆している**ことに留意する。

検査後の看護ケア
治療には抗菌薬が用いられる。自覚症状が乏しい場合も多く、自己判断で服薬を中止してしまうこともあるため、指示通り服薬するよう指導する。

性感染症であり、**感染者のパートナーも感染している可能性がきわめて高いため、両者が同時に治療することが重要。**

免疫血清学的検査

感染症検査

検体材料　喀痰（かくたん）、血液、胃液、体液

結核菌
Mycobacterium tuberculosis

検査の目的　結核にみられるさまざまな症状から判断して、結核菌感染症が疑われる際に行う。

🔍 基準値・異常が考えられる原因

陽性(+)
- 結核菌感染症

基準値　陰性（ー）

検査の方法・ポイント

結核菌感染の判定には、クォンティフェロン検査（QFT）が用いられる。QFTでは、結核菌のもつ特殊なたんぱくを利用し、血液中のリンパ球を刺激し、反応の有無をみる。**結核菌に対する特異性が高く、反応が出れば陽性で、BCG接種に影響されない。**

結核菌を検出するための検査には、大きく分けて塗抹検査、培養検査、核酸増幅検査があり、喀痰などを検体とする。

結核菌とは

マイコバクテリウム科マイコバクテリウム属の真正細菌。他のマイコバクテリウム属の細菌とともに、抗酸菌とよばれるグループに属し、ヒトの結核症の原因となる。感染者の咳やくしゃみなどで飛散し、飛沫核感染する。

検査結果の見方・対応

培養検査の結果が陽性となれば、薬剤感受性検査を行い、治療薬を選択して治療を開始する。

培養検査または核酸増幅法いずれかが陽性で、感染防止対策が必要であったり、治療中断などによる再発である場合、入院治療を開始する。

検査後の看護ケア

結核症は、早期に発見され適切な薬剤を用いて治療を行えば、通常2～3か月で排菌は止まる。排菌期間中は感染防止のため入院治療となるが、排菌がなくなれば外来治療が可能となる。

抗菌薬は指示通りに服薬するように指導する。

検体検査　免疫血清学的検査

免疫血清学的検査

感染症検査　　　　　　　　検体材料　血清

マイコプラズマ抗体
Mycoplasma pneumoniae antibody

検査の目的
マイコプラズマ肺炎の診断のため、またその経過観察のためにマイコプラズマ抗体の有無を確認する。

基準値・異常が考えられる原因

高値　●マイコプラズマ肺炎　●マイコプラズマ気管支炎

基準値
- CF法（補体結合反応法）▶ **4倍未満**
- PA法（受身凝集反応法）▶ **40倍未満**
- LAMP法（核酸検出）▶ 陰性（−）

検査の方法・ポイント

マイコプラズマ肺炎の診断においては、CF法、あるいはPA法などによるマイコプラズマ抗体の検出が行われる。ともにIgM抗体とIgG抗体を測定するが、CF法では主にIgG抗体を、PA法では主にIgM抗体の検出を行う。

LAMP法によるマイコプラズマ核酸検査は、感染早期に特異性の高い検査として行われる。

マイコプラズマとは

マイコプラズマは通常の細菌より小さい微生物のグループで、マイコプラズマ肺炎を引き起こす。細胞壁をもたないため、ペニシリンなど細胞壁合成阻害による抗菌薬は効果がない。

検査結果の見方・対応

ペア血清にて測定し、抗体価の有意な上昇がみられれば感染していると判断する。実際にはシングル血清で判断することも多い。その場合、CF法では64倍以上、PA法では320倍以上であればマイコプラズマの感染による肺炎である可能性が高い。

検査後の看護ケア

マイコプラズマ肺炎の罹患の可能性が高い場合は、第一選択薬としてマクロライド系抗菌薬が使われる。マクロライド系抗菌薬の効果がみられない場合は、他の病原菌による肺炎の関与、耐性菌によるマイコプラズマ肺炎を考慮し、そのための治療を開始する。

免疫血清学的検査

感染症検査　　　　　　　　　　　検体材料　血清

抗ストレプトリジンO (ASO、ASLO)
anti-streptolysin O

検査の目的　A群溶血性連鎖球菌（A群溶連菌）が産生するストレプトリジンO（SLO）に対する抗体を検出する。

 基準値・異常が考えられる原因

高値
- 溶連菌の一次感染　●急性扁桃炎　●皮膚化膿症　●溶連菌感染症　●咽頭炎　●中耳炎　など
- 溶連菌感染続発症　●急性糸球体腎炎　●リウマチ熱　●心内膜炎　など

基準値
- 成人 ▶ 166 Todd単位以下、160 IU/mL以下
- 小児 ▶ 250 Todd単位以下、250 IU/mL以下

検査の方法・ポイント

ASOは、A群溶血性連鎖球菌（90％以上がβ型）が産生するストレプトリジンOに対する毒素中和抗体。**ASOは個人差および変動が大きいため、検査では、急性期と回復期のペア血清をとってASO価の変動を見る。**

抗ストレプトリジンOとは

溶血性連鎖球菌のうち、A群、一部のC群・G群が菌体外に産生する溶血毒素に対する抗体。溶血毒素には抗原性があり、中和抗体としてASOがつくられやすい。

 ### 検査結果の見方・対応

溶連菌のなかにはストレプトリジンO以外の毒素を産生するものもあり、**溶連菌感染が疑われる場合は、抗ストレプトキナーゼ抗体検査を併用し判断する。**

症状がなく、ASOが高値である場合は、既往感染を示している。

 ### 検査後の看護ケア

体力の消耗を防ぐため、安静を保つ。抗菌薬投与による早期治療によって軽症のまま治癒することが多い。腎疾患やリウマチ熱など、続発症が起こる場合は専門医による治療が必要になるため、注意深い観察を行い、合併症の早期発見に努めて、早期治療につなげる。

感染症検査

| 検体材料 | 膿、喀痰、尿、血液など |

メチシリン耐性黄色ブドウ球菌（MRSA）
methicillin-resistant Staphylococcus aureus

検査の目的　院内感染を防止するため、入院患者や医療従事者などの感染の有無を確認する。

基準値・異常が考えられる原因

陽性(+)
- MRSA感染

基準値　陰性（−）

検査の方法・ポイント

細菌培養で黄色ブドウ球菌が検出された場合、薬剤感受性試験からMRSAが同定される。迅速検査として黄色ブドウ球菌ペニシリン結合たんぱく2'（PBP2'）のラテックス凝集反応が行われる。PCR法でmecA遺伝子を検出することもある。

メチシリン耐性黄色ブドウ球菌とは

黄色ブドウ球菌はごくありふれた菌で、皮膚や毛髪、鼻腔や口腔の粘膜、傷口などに付着している。MRSAは耐性遺伝子をもち、抗菌薬が効きにくく、感染症が発症すると治療が難しく、重症化することが少なくない。

検査結果の見方・対応

MRSAが検出されても必ずしもMRSAによる感染症とはいえない。MRSA保菌状態で感染症を発症しない例も少なくない。しかし、長期にわたって臥床するなど、**免疫力が低下すると、感染症を発症し、重症化すると、敗血症や髄膜炎、腸炎、心内膜炎、骨髄炎などの悪化により死亡することもある**。

検査後の看護ケア

MRSA感染対策として、標準予防策に加えて**接触感染予防策を講じ、感染経路を断ち、非感染者の安全確保に努める**ことが重要。

感染者のバイタルサインと一般状態、炎症兆候を観察し、異常の早期発見につなげ、感染者の全身状態の改善と良好な生活環境を整える。

腫瘍マーカー検査の概要

腫瘍マーカーとは

　腫瘍は、たんぱく質や酵素、ホルモンなどさまざまな物質を、体液（主に血液）の中に放出する。また、腫瘍ができるとそれに対する反応として生体がつくり出す物質もある。そこで、**血液や尿などの中にあるそれらの物質の種類や量を測定すれば、腫瘍の存在や発生した部位を推測することができる**。そのような物質を**腫瘍マーカー**という。

　腫瘍マーカーとして使われる物質のほとんどが、腫瘍の存在の有無にかかわらず、血液などの中に微量ながら存在している物質で、**腫瘍の発生によって増加してきたとき、それをとらえて腫瘍の存在やその部位を推測することができる**ようになる。そのため現時点で使われている腫瘍マーカーは、PSAなど例外を除き、腫瘍の早期発見のために使われるというよりも、進行した腫瘍の病態を把握するためや、再発の有無を含めた治療後の経過観察、腫瘍のスクリーニング検査などの目的に使われる。腫瘍マーカーだけで腫瘍を診断することはできない。

検査のポイント

　一部の例外を除き、腫瘍マーカーの多くは、特定の腫瘍に対する特異性がきわめて高いとはいえず、複数の腫瘍に反応するもののほうが多い。そのため、**血液生化学検査や画像検査などを併用し、それらの結果から腫瘍の種類を推定する**。なお、腫瘍マーカーの値は腫瘍以外の要因で上昇する場合もあり、また腫瘍があるにもかかわらず値が上がらない場合もあるので注意が必要。

看護のポイント

　患者が腫瘍マーカー検査の結果に一喜一憂することのないように、検査の意味や特徴をていねいに説明する。疾患そのものに対するイメージから来る**患者の不安や焦燥、不満、恐れ、怒りなどにゆとりをもって耳を傾け、精神的なサポートを適切に行う**。

検体検査　免疫血清学的検査

主な腫瘍マーカー検査

腫瘍マーカー検査の結果判定には、陰性・陽性を分ける境として**カットオフ値**（病態識別閾値）が用いられる。これは健康な人とがん患者を区別するために設定されたもので、腫瘍マーカー検査の値が腫瘍の有無や動きを100％正確に表しているわけではない。

名称	カットオフ値	甲状腺がん	肺がん	食道がん	胃がん	大腸がん	膵がん	肝がん	胆管がん	胆嚢・胆道がん	膀胱がん	乳がん	子宮がん	卵巣がん	前立腺がん	睾丸がん
AFP	10.0ng/ml以下				●			●								
CEA	5.0ng/ml以下		●		●	●	●			●		●	●	●		
PIVKA-II	40mAU/ml以下							●	●							
CA19-9	37.0U/ml以下				●	●	●			●			●	●		
CA125	35.0U/ml以下				●		●						●	●		
CA15-3	25.0U/ml以下				●			●					●	●		
PSA	4ng/ml以下														●	
CYFRA21-1	3.5ng/ml以下		●	●								●				
SCC	1.5ng/ml以下		●	●												
SLX	38U/ml以下		●		●	●	●			●				●		
STN	45U/ml以下						●	●						●		
NCC-ST-439	7.0U/ml以下				●	●	●					●				
NSE	10ng/ml以下	●	●		●	●										●
ProGRP	46pg/ml以下		●													
FER	男性 21～282ng/ml 女性 5～157ng/ml		●		●	●	●					●		●		
TPA	70U/l以下			●	●	●	●			●	●		●			

※その他の腫瘍マーカーは、P.292を参照

アルファフェトプロテイン（AFP）
α-fetoprotein

カットオフ値 RIA法、CLEIA法 ▶ **10ng/mℓ以下**

対象となる悪性腫瘍 ●肝がん ●転移性肝がん ●胃がん など

検査のポイント

もともと胎児の肝臓などでつくられる糖たんぱくで、成人では減少するが、肝細胞がんが発生すると合成が増加し、血中濃度が高くなる。

肝細胞がん患者のおよそ90％で陽性となるが、早期肝がん（直径3cm以下）では陽性率が25％程度と低いため、**早期診断の手段としては有用性が低い**。

慢性肝炎や肝硬変など、肝がん発症のハイリスク患者で肝がん発生の診断や、肝がん治療後の経過観察、再発や転移のモニターなどに使われる。卵巣がんや睾丸腫瘍、胃がん、肺がんなどでも上昇する。

異常値への対応と看護ケア

妊婦の場合、胎児で産生されるアルファフェトプロテインが母体に移行し高値となる。また乳児でも胎児のときにつくられたものが残り、高値になる。

肝がんの多くはB型・C型肝炎ウイルスによる慢性肝炎や肝硬変から発症する。これらの患者では定期的にアルファフェトプロテインを測定し、肝がんの発症をモニターしていく必要がある。劇症肝炎では、肝細胞の再生の指標とする。

がん胎児性抗原（CEA）
carcinoembryonic antigen

カットオフ値 RMA法 ▶ **2.5ng/mℓ以下** CLEIA法 ▶ **5.0ng/mℓ以下**

対象となる悪性腫瘍 ●大腸がん ●胃がん ●肺がん ●乳がん ●子宮がん ●卵巣がん ●胆道がん ●膵(すい)がん など

検査のポイント

主に消化器系のがんが産生する糖たんぱくで、消化器系のがん、とくに大腸がんの診断で有用な腫瘍マーカーとして利用される。

気管支炎や潰瘍性大腸炎など、腫瘍ではない疾患でも軽度の高値が見られるため、判断には注意が必要。また高齢者、ヘビースモーカーでも軽度の高値となることがある。

がんの早期診断には適さないが、手術などの治療効果の判定、治療後の経過観察、再発や転移のモニターとして有用。

大腸がんではステージ（病期）が進むほど値が高くなり、肝転移すると顕著に上昇する。

異常値への対応と看護ケア

CEAが高値の場合（とくに基準値の2倍以上）、どこかに腫瘍がある可能性が高いので、症状に合わせて血液検査や画像検査など必要な検査を行い、その結果から診断をする。

大腸がん患者では、手術を行った場合、少なくとも術後3年間は、2〜3か月に1回程度CEAを検査し、再発や転移の有無を確認する。

ビタミンK欠乏性たんぱく-Ⅱ（PIVKA-Ⅱ）
protein induced by vitamin K absence or antagonist-Ⅱ

カットオフ値 ECLIA法、CLEIA法 ▶ **40mAU/mL以下**

対象となる悪性腫瘍 ●肝細胞がん　●転移性肝がん　●胆管細胞がん　など

検査のポイント

　ビタミンKが不足したときに肝細胞でつくられるほか、肝細胞がんなどでもつくられ血中濃度が上がる異常プロトロンビン。異性体が複数ある。

　主に、ビタミンK欠乏症の診断に利用される。腫瘍マーカーとしては肝細胞がんなどで陽性を示すことから、肝細胞がん診断の補助として用いられる。肝がんを診断するためにはビタミンK欠乏症などとの鑑別が必要。**ビタミンKが欠乏していないのにPIVKA-Ⅱが高値の場合は肝がんを疑い、肝細胞がんの有無を確認するために、腹部超音波検査、CTなどの画像検査を行う。**

異常値への対応と看護ケア

　クマリン系抗血液凝固薬（ワルファリンなど）内服中の場合高値となる。セフェム系抗菌薬を長期に併用している場合はビタミンKを産生する腸内細菌が死滅してビタミンKが欠乏し、さらにその傾向が強くなる。そのため検査に当たっては内服中の薬を確認することが重要になる。

　AFPと相関を示さないため、AFPと組み合わせて検査することで、肝細胞がんの診断確度を高めることができる。

糖鎖抗原19-9（CA19-9）
carbohydrate antigen 19-9

カットオフ値 IRMA法、CLEIA法 ▶ **37.0mU/mL以下**

対象となる悪性腫瘍 ●膵がん　●胆嚢・胆管がん　●胃がん　●大腸がん　●卵巣がん　●子宮がん　●肺がん　など

検査のポイント

　大腸がん培養株SW1116を免疫抗原につくられたモノクローナル抗体が認識する糖鎖抗原。

　唾液腺や胆管上皮、膵臓上皮の組織上に微量に存在するが、膵管や胆管、消化器、気管支の腺がんによって多く産生されるようになる。

　腫瘍マーカーとしては、CA19-9を産生する腫瘍のスクリーニング、手術などの治療効果の判定、治療後の経過観察、再発のモニターとして利用される。

　自覚症状が出にくく診断が遅れがちな膵がんのスクリーニングとして有効に利用される。

異常値への対応と看護ケア

　慢性的な消化不良や下痢、腹部不快感、腹痛などの消化器症状があり、CA19-9が高値である場合は、膵がんを疑って、腹部超音波検査、腹部CT検査、MRI検査、逆行性膵胆管造影検査などの精密検査を行い、診断を確定する。胆道がんでも高い比率で陽性となる。

　悪性腫瘍以外にも、胆石症など肝・胆道系の疾患でも高値になることがあり、他の検査結果をあわせて慎重に診断する必要がある。

糖鎖抗原125（CA125）

carbohydrate antigen 125

カットオフ値 男性、閉経後の女性 ▶ **25**U/ml未満　閉経前の女性 ▶ **40**U/ml未満

対象となる悪性腫瘍　●卵巣がん　●子宮がん　●肝がん　●膵がん　●胃がん　●大腸がん　●肺がん　●がん腹膜転移　など

検査のポイント

卵巣上皮・子宮内膜細胞などから分泌される糖鎖抗原のひとつで、とくに卵巣がんに特異的な反応を示す。

卵巣がん患者の約80％で陽性となるが、健常者や良性疾患での偽陽性率は低いため、卵巣がんの腫瘍マーカーとしてきわめて有用といえる。そのため、卵巣がんのスクリーニング、治療効果の判定、再発のモニタリングなどに活用されている。

子宮頸がんなど他の婦人科腫瘍や、肝がんや膵がんなど他臓器の腫瘍、がんが腹腔内転移を起こした場合などでも高値になることがある。

異常値への対応と看護ケア

エストロゲンにより亢進するため妊娠初期、月経時に一過性の上昇が見られる。そのためCA125検査を行う日は、それらの時期を避けなければならない。

またCA125の結果から、妊娠反応を調べることもある。

CA125が高値であっても、それだけで確定診断はできないため、超音波検査やCT検査などの精密検査を行う必要がある。

糖鎖抗原15-3（CA15-3）

carbohydrate antigen 15-3

カットオフ値　IRMA法 ▶ **30**U/ml以下　CLEIA法 ▶ **25**U/ml以下

対象となる悪性腫瘍　●乳がん　●卵巣がん　●子宮がん　●膵がん　●肺がん　●肝がん　など

検査のポイント

乳がん細胞が産生するムチン型の糖鎖抗原で、乳がんおよび卵巣がんを検出する腫瘍マーカーとして利用される。

とくに乳がんに特異的で、原発性乳がんよりも転移性乳がんでの陽性率が高く、がんが進行するにつれて陽性率は上がり、測定値とも高くなる。

乳がんの早期診断には向かず、進行乳がんの診断、治療効果の判定、再発の有無の確認などを目的に用いられる。

良性の乳腺疾患・婦人科疾患、肝障害などでも陽性になることがある。

異常値への対応と看護ケア

CA15-3が陽性で乳がんが疑われる場合は、超音波検査、マンモグラフィ、CTなどの画像検査を行い、生検によって確定診断をする。

乳がんの腫瘍マーカーとして、ほかに乳がん関連抗原225（BCA225）を調べるものもあるが、臨床的意義もほぼ同じなため、両検査を同時に行うことはない。

妊娠、授乳で検査値が変動することがあり注意する。

検体検査　免疫血清学的検査

前立腺特異抗原（PSA）
prostate specific antigen

カットオフ値 | IRMA法、CLIA法 ▶ **4.0**ng/ml以下

対象となる悪性腫瘍 ●前立腺がん

検査のポイント

前立腺上皮細胞で産生される糖たんぱく質で、たんぱく質分解酵素の一種。前立腺がんによって前立腺が破壊されると血中濃度が上昇するため、前立腺がんの進行にともないPSAの値が上がっていく。

PSAは前立腺がんのスクリーニングや診断、病期の分類、治療効果の判定、経過観察、再発のモニタリングなどに有用で、近年、前立腺酸性ホスファターゼ（PAP）に代わり、前立腺腫瘍マーカーとして広くPSAが利用される。

前立腺肥大症、前立腺炎などでも上昇する。

異常値への対応と看護ケア

前立腺がんに特異的なマーカーで、PSA値が高くなればなるほど、前立腺がんである確率が高くなり、また、前立腺がんの進行度合いも高いと推測できる。

前立腺がんの診断にはきわめて有用だが、前立腺の非腫瘍性疾患や前立腺への刺激（直腸触診や尿道カテーテル直後など）でも高値になることから、確定診断には超音波検査やCTなどの画像検査、さらには針生検によって診断を確定する必要がある。

サイトケラチン19フラグメント（CYFRA21-1）
cytokeratin 19 fragment

カットオフ値 | ECLIA法、ELISA法 ▶ **3.5**ng/ml以下　　IRMA法 ▶ **2.0**ng/ml以下

対象となる悪性腫瘍 ●肺扁平上皮がん　●肺腺がん　●子宮がん　●食道がん　など

検査のポイント

皮膚や気管支などの扁平上皮組織でつくられるサイトケラチンの部分抗原で、肺扁平上皮がんでも多く産生されるため、肺がん、とくに肺扁平上皮がんの腫瘍マーカーとして利用され、CYFRA（シフラ）ともよばれる。

CEAやSCC抗原よりも感度、特異度とも高く、肺扁平上皮がんの腫瘍マーカーとしてすぐれる。

喫煙などの影響を受けず、偽陽性率は低いが、肺炎や気管支拡張症など良性呼吸器疾患や加齢などによっても上昇のみられることがあるので、その鑑別には注意が必要。

異常値への対応と看護ケア

早期の肺扁平上皮がん（stage1）でも陽性になることがあり、肺がんのハイリスク患者での早期診断に役立つ。

肺がん、とりわけ肺扁平上皮がんへの特異性が高いが、子宮がんなど他の腫瘍や、良性の疾患でも陽性となることがあるので、胸部X線検査やCTなどの画像検査、喀痰細胞診などの精密検査を行い、診断を確定する。

加齢によって上昇し、女性より男性のほうが高値になる。

扁平上皮がん関連抗原（SCC）
squamous cell carcinoma related antigen

カットオフ値 IRMA法、CLIA法 ▶ **1.5ng/mℓ以下**　ECLIA法 ▶ **2.5ng/mℓ以下**

対象となる悪性腫瘍
- 肺扁平上皮がん　●子宮がん　●皮膚がん　●食道がん
- 頭頸部がん　など

検査のポイント

子宮頸部扁平上皮がん組織から抽出されたたんぱくで、扁平上皮にできる腫瘍のマーカーとして利用される。

子宮頸がんや肺がん、頭頸部がん、食道がんなどで値が上昇し、それらの診断の補助、経過観察、治療効果の判定などに有用。

肺炎や肺結核、慢性閉塞性肺疾患など良性の肺疾患でも高値になることがあり、また、天疱瘡や乾癬などの皮膚疾患でも高値になることがある。SCC抗原は皮膚組織やフケ、唾液、汗などにも含まれるため、それらの検体への混入に注意する。

異常値への対応と看護ケア

肺扁平上皮がんでは早期（stage1）でも陽性になることがあり、早期診断にきわめて有用。

SCC陽性で、症状などから肺がんが疑われる場合は、喀痰検査や画像検査などを行う。

また、子宮頸がんが疑われる場合にはコルポスコープ診や腟細胞診などを行い、食道がんが疑われる場合は内視鏡検査などを行って、疾患を確定する。

シアリルSSEA-1抗原（SLX）
sialyl stage-specific embryonic antigen-1

カットオフ値 IRMA法 ▶ **38U/mℓ以下**

対象となる悪性腫瘍
- 肺腺がん　●膵がん　●卵巣がん　●胃がん　●大腸がん　●胆道がん
- 乳がん　など

検査のポイント

モノクローナル抗体FH-6によって認識される糖鎖抗原。

腺がんに特異性を示し、肺がんや卵巣がんなどで高値となるほか、膵がんをはじめとする消化器系のがんでも値が高くなり、肺腺がん、卵巣がん、膵がんの腫瘍マーカーとして利用される。

また、がんの血行性転移と関係があり、上記がんの転移の評価や経過観察、再発のモニタリングなどに使われる。

シアリルSSEA-1抗原は唾液中に大量に含まれるため、検体に唾液が混入しないよう注意が必要。

異常値への対応と看護ケア

陽性の場合は悪性腫瘍の可能性を考慮し、画像検査などの精密検査を行って診断を進める。

高値陽性の場合、血行性転移が高確率で推測され、原発巣の大小にかかわらず遠隔転移の可能性を考えて精密検査を行う必要がある。

良性の消化器系疾患で偽陽性となる可能性はほとんどない。ただし慢性肺疾患で重症の場合は高値となることがあるので注意が必要。

シアリルTn抗原（STN）

sialyl Tn antigen

カットオフ値 RIA法 **45U/mL以下**

対象となる悪性腫瘍 ●卵巣がん ●子宮がん ●大腸がん ●膵がん ●胆道がん　など

検査のポイント

　がん関連糖鎖抗原として知られるムチン型糖たんぱくで、卵巣がんをはじめとする各種腺がんの疑いがある場合、腫瘍マーカーとして用いる。

　卵巣がんでは高い陽性率（約40％）を示す。子宮がん、大腸がん、膵がん、胆道がんでも比較的高い陽性率を示し、卵巣がんや消化器がんの診断補助、治療効果の判定、治療後の経過観察、再発のモニタリングに役立つ。

　良性疾患での偽陽性率は低い。

　がん特異性が高く、卵巣がんの場合、CA125と組み合わせることで診断確率が上がる。

異常値への対応と看護ケア

　良性の卵巣疾患での偽陽性率はきわめて低いので、卵巣疾患患者でSTN陽性となった場合は、卵巣がんである可能性が高いことを念頭におき、精密検査を行う。

　予後を予測する因子でもあり、卵巣がんや胃がん、大腸がん患者で陽性となった場合、陰性の患者よりも予後が悪いとされる。

　胃がん治療後に高値となった場合は再発が強く疑われる。

NCC-ST-439

National Cancer Center-Stomach-439

カットオフ値 **7.0U/mL以下**

対象となる悪性腫瘍 ●肺がん ●膵がん ●卵巣がん ●乳がん ●胆道がん ●胃がん ●大腸がん　など

検査のポイント

　分化型腺がん細胞でつくられる糖鎖抗原。正常胎児組織や腎臓に微量に存在する。

　消化器がん、肺がん、乳がんなどで特異性を示すため、これらのがんのスクリーニングや、治療効果判定、経過観察として有用である。

　乳がんの他の腫瘍マーカーであるCEA、CA15-3とは相関は低く、腫瘍特異性の差と考えられる。

　慢性肝疾患や炎症があるときにも高値を示すことがあるが、陽性率は低い。

　唾液にも微量に含まれるため、検査時に唾液が混入しないよう注意する。

異常値への対応と看護ケア

　NCC-ST-439が高値で乳がんや膵がん、胆嚢・胆管がん、大腸がんが疑われる場合、Ｘ線検査や内視鏡検査といった画像検査などの精密検査が行われ、診断を確定させる。乳がんの場合は、CEA、CA15-3の結果とあわせて総合的に判断されることもある。

　通常の正常値は2U/mL以下であるが、閉経後の女性ではやや高値になるため、カットオフ値が7U/mLとなっている。

神経特異エノラーゼ（NSE）
neuron-specific enolase

カットオフ値 10ng/mℓ　**ECLIA法▶16.3ng/mℓ**

対象となる悪性腫瘍　●肺小細胞がん　●神経芽細胞腫　●褐色細胞腫　●網膜芽細胞腫　●精巣腫瘍　●甲状腺髄様がん　●胃がん　●食道がん　●大腸がん　●腎細胞がん　など

検査のポイント

神経内分泌細胞が産生する酵素で、神経細胞に特異的に存在する。小細胞がんや神経芽細胞腫などの神経内分泌腫瘍では、増加して血中に逸脱するため、腫瘍マーカーとして使われる。また、神経芽細胞腫では高率に陽性を示す。

早期のがんには有用ではないが、治療効果の判定や経過観察に役立つ。神経内分泌系腫瘍では、鑑別診断や再発のモニタリングにも利用される。

NSEは赤血球や血小板にも含まれているため、採血の際は溶血させないように注意する。

異常値への対応と看護ケア

肺がんは腺がん、扁平上皮がん、大細胞がん、小細胞がんに大別されるが、NSEが陽性の場合、扁平上皮がん関連抗原とシアリルSSEA-1を同時に検査することで、肺がんの組織型を推定することができる。

神経内分泌腫瘍の多くはホルモン産生腫瘍であり、鑑別のため同時に臓器関連ホルモンの測定を行う。

なお、放射線治療や化学療法に影響を受けることがある。

ガストリン放出ペプチド前駆体（ProGRP）
gastrin-releasing peptide precursor

カットオフ値 46pg/mℓ以下　**CLEIA法、CLIA法▶81pg/mℓ未満**

対象となる悪性腫瘍　●肺小細胞がん　●肺非小細胞がん　●神経内分泌腫瘍　など

検査のポイント

ProGRPは神経内分泌細胞でつくられるガストリン放出ペプチド（GRP）の前駆体の一部で、肺小細胞がんに特異的な腫瘍マーカーとして、診断補助、治療効果の判定に利用される。

従来、肺小細胞がんの腫瘍マーカーとして用いられてきたNSEと比較すると、より肺小細胞がんに特異的で、肺小細胞がんでの陽性率は65〜75％と感度も高い。

またNSEより早く血中に放出されるため、比較的早期に陽性となり、肺小細胞がんの早期発見に有用である。

異常値への対応と看護ケア

腎不全患者では腎クリアランスの低下によって高値となることがあり、注意が必要。また頻度は低いが、良性の呼吸器疾患などでも高値となることがある。

肺がんには多様な組織型があるが、ProGRPに加えてSCC抗原、SLX、NSEを併用することで、肺がんの組織型を推定することができる。

血中で分解されるため、血漿の分離と測定はすみやかに行う必要がある。

検体検査　免疫血清学的検査

フェリチン（FER）
ferritin

基準値　男性▶21〜282ng/ml　女性▶5〜157ng/ml

対象となる悪性腫瘍　●膵がん　●肝がん　●胃がん　●大腸がん　●肺がん　●卵巣がん　●子宮がん　●睾丸がん　●白血病　など

検査のポイント

FERは鉄貯蔵たんぱくで、生体の細胞内で鉄と結合することにより鉄を貯蔵し、必要なときに放出する。

潜在的鉄欠乏性貧血や過剰鉄の判定などに用いられるが、悪性腫瘍によって細胞が破壊されることで放出され、血清フェリチン値が上昇するため、腫瘍マーカーのひとつとしても利用される。ただし**腫瘍マーカーとしては感度と特異性が低く、高値が悪性腫瘍の可能性を示すものに過ぎない。そのため他の腫瘍マーカーと組み合わせて、スクリーニング検査や病状の判定、経過観察に利用される。**

異常値への対応と看護ケア

低値では鉄欠乏性貧血を疑う。再生不良性貧血や白血病など造血系のがんでは高値となる。それ以外にも肝がんや膵がん、大腸がんなど多くの悪性腫瘍で値が上昇する。

ただし特異性が低いため、他の腫瘍マーカーや血液検査の結果もあわせて、疑わしいがんを推測し、さらに超音波検査やCTなどの画像検査などにより、疾患を確定する。

組織ポリペプチド抗原（TPA）
tissue polypeptide antigen

カットオフ値　CLIA法▶70U/l以下

対象となる悪性腫瘍　●食道がん　●胃がん　●大腸がん　●膵がん　●胆嚢がん　●肺がん　●悪性リンパ腫　●白血病　●乳がん　など

検査のポイント

がん細胞から抽出されたがん関連抗原で、がん細胞の増殖にともなって増加するため、腫瘍マーカーとして利用されている。

臓器特異性はなく、さまざまながんで高値となり、また良性疾患でも上昇することがある。そのため**特定のがんを早期に診断する目的には用いられない**。

TPAが、がんの大きさや病勢、病期（stage）に関連して増減することから、TPA陽性のがん患者に対し、経過観察や治療効果の判定、治療後の再発・転移のモニターなどとして利用される。

異常値への対応と看護ケア

TPA陽性は全身のどこかにがんが存在している可能性を示唆する。TPAは臓器特異性がないため、単独の検査ではがんが発生している部位を特定できないが、他の腫瘍マーカーを併用することで、診断確度の上昇が期待できる。

がんが疑われる場合は、超音波検査やCTなどの画像検査を行って確認する。妊娠中や多量のアルコール摂取で高値になる点に注意する。

6章　腫瘍マーカー検査──NSE／ProGRP／FER／TPA

〈その他の腫瘍マーカー〉

名称	カットオフ値	対象となる主な悪性腫瘍
BCA225	160U/mℓ以下	乳がん　など
BFP	75ng/mℓ以下	前立腺がん、睾丸がん、卵巣がん、肝がん、膵がん　など
CA50	40U/mℓ以下	膵がん、胆管がん、肝がん、胃がん、大腸がん、食道がん　など
CA72-4	4U/mℓ以下	卵巣がん、乳がん、胃がん、大腸がん、肝がん、胆道がん　など
CA130	35U/mℓ以下	卵巣がん、子宮がん　など
CA602	63U/mℓ以下	卵巣がん　など
DUPAN-2	150U/mℓ以下	膵がん、肝がん、胆道がん、胃がん、大腸がん、卵巣がん　など
hCG	血清 1.0mIU/mℓ 尿　 2.5mIU/mℓ	異所性hCG産生腫瘍　など
IAP	500μg/mℓ以下	消化器がん、肺がん、膀胱がん、子宮がん、卵巣がん、白血病　など
KMO1	530U/mℓ以下	膵がん、肝がん、胆道がん、胆嚢がん、胆管がん　など
POA	11.5U/mℓ以下	膵がん、肝がん、胆道がん、胃がん、大腸がん、乳がん　など
Span-1抗原	30U/mℓ以下	膵がん、肝がん、胆道がん　など
Tg	5〜30ng/mℓ	甲状腺分化がん　など
β2-m (BMG)	2.5μg/mℓ以下	膵がん、肝がん、胃がん、大腸がん、肺がん　など
γ-SM	4ng/mℓ以下	前立腺がん　など
アミラーゼ	2.5μg/mℓ以下	膵がん、肝がん、胃がん、大腸がん、卵巣がん、肺がん　など
エラスターゼ	100〜400ng/mℓ	膵がん　など

第7章
病理検査、その他の検査

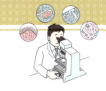

内視鏡検査や穿刺液・採取液検査などで採取した
病変部の組織を検体として、
顕微鏡等で観察する病理検査などについて解説する。

- 病理組織検査（生検組織検査）……294
- 細胞診検査（細胞検査）……296
- 細菌検査……298

病理検査、その他の検査

検体材料　細胞・病変組織

病理組織検査（生検組織検査）
pathological examination

検査の目的　内視鏡や手術で採取した病変部の組織を観察し、異常な形状の細胞や組織の有無、良性か悪性かなどの判断を行う。

病理組織検査とは

　病理組織検査は、病変部から採取した組織（細胞の塊）の標本を作製し、光学顕微鏡で観察して、疾患や病態を診断するものである。腫瘍の場合は、良性か悪性か、腫瘍のタイプ、腫瘍の範囲や広がりを診断する。

　病理組織検査により疾患の種類を確定診断でき、その後の治療法を決定するうえで重要な情報を提供することができる。

　実施目的により、生検組織検査、摘出標本組織検査、病理解剖診断に分けられるが、ここでは生検組織検査を中心に説明する。

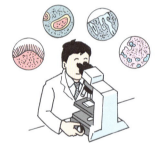

生検組織検査とは

　生検組織検査は、治療に際し、他の検査などで疾患の確定診断をできないときに、診断を確定させるために行う。

　検体は、病変部を穿刺、あるいは鉗子で切り取って採取する。また腫瘍などの疑いで内視鏡検査をした際に、病変部と思われる組織の一部を切り取って標本とすることもある。

　針生検は肝臓や肺、腎臓、前立腺、骨髄などの疾患を診断するために行う。適切な部位から確実に、安全に採取するために、超音波（エコー）などを併用する。

　胃や食道、大腸などでは内視鏡を利用して病変部を確認し、採取が行われる。

　採取した組織は、固定、切り出し・包埋、スライス、染色という手順を踏んで標本とされ、顕微鏡で観察し、診断を行う。

検査の方法・ポイント

　採取した検体は、再度とることは不可能な**貴重な組織であり、正確な検査が行われるために細心の注意を払ってていねいに扱う**。

　一般的な顕微鏡検査の場合、採取された検体はすみやかに10％ホルマリン入りの固定びんに入れて固定する。**検体を乾かさないように注意する。**

　小さな検体は、鑷子で強くつまんで組織を破壊してしまわないようていねいに扱う。とくに小さな検体などでは十分に注意を払う。

　検体の取りちがいが起きないよう、必要事項を記入したラベルを貼り忘れないよう注意する。

検査結果の見方

　検体からつくられた標本は、専門の病理医が顕微鏡で観察して診断する。必要に応じて電子顕微鏡による診断や、遺伝子診断といった特殊な検査が行われることもある。**病理医の診断で悪性腫瘍であることがわかれば、多くの場合、外科的あるいは内視鏡的手術により治療が行われる。**

検査前や後の看護ケア

　生検組織検査における検体採取は、少なからず患者にとって身体的負担や検査に対する不安がある。検査の前には検査の方法やその意義、検査にかかる時間などをていねいに説明する。同時に、患者の言葉に耳を傾け、どんな小さな疑問にもていねいに答え、その不安や緊張をできるだけ少なくするよう対応する。必要があれば主治医から答えてもらうようにする。

　また検査前には、**患者がワルファリンやアスピリンなどの抗凝固薬や抗血小板薬を服用していないかを確かめる**ことを忘れないようにする。

対応例

事前に検査の流れを伝えると、イメージがわいて安心できるようです。

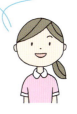

病理検査、その他の検査

検体材料　細胞

細胞診検査（細胞検査）
cytology

検査の目的　疾患を診断するため、細胞を観察して悪性腫瘍などの異常な細胞の有無などを確認する。

細胞診検査とは

採取した腹水や胸水、尿、喀痰、婦人科系材料などに含まれる**細胞の形態的異常などを顕微鏡で確認し、悪性細胞の有無や、その細胞が含まれていた部分の病変を推察**する。

感染症や炎症の診断に活用されることもあるが、一般的にはがんの診断を主目的に行われることが多い。

病理組織検査に比べて身体侵襲性は低い。

Point 検体の採取方法

細胞の採取方法は、**剝離細胞採取、擦過細胞採取、穿刺吸引細胞採取**に分けることができる。

剝離細胞採取は病変部位から自然に剝離した細胞を採取する方法で、腹水や胸水、喀痰、尿、脳脊髄液、心嚢液などが対象となる。

擦過細胞採取は病変部をブラシや綿棒で擦過して検体を採取する方法で、子宮頸部・体部、気管支、胆管、膵管などで行う。

穿刺吸引細胞採取は病変部に刺した針で検体を吸引して採取する方法で、乳腺や甲状腺、リンパ節、肝臓などが対象となる。

検体取り扱いのポイント

採取した検体は、その後の治療指針を決定する重要な情報を提供するものであることを強く留意し、ていねいに確実な方法で取り扱う必要がある。

採取した時点から細胞は壊れていくため、採取後すみやかに検査に提出する。

検体の取りちがいがないように検体容器には正確に氏名を記載、あるいはバーコードラベルを添付する。スライドガラスには、アルコール固定でも消えない筆記用具で患者の氏名を記載する。

検査結果の見方

　細胞を顕微鏡によって観察し、診断が行われる。腫瘍の診断においては、従来、一般的にClass分類（パパニコロウ分類）によって判定が行われてきた。しかし正確な判定を行うにはいくつかの問題点があり、現在では臓器ごと（検査対象部位ごと）に細かく定義された新たな判定基準がつくられ、それに基づいて判定が行われるようになっている。

〈ベセスダシステムに基づく細胞診の分類〉

ベセスダシステム	結果	パパニコロウ分類 （Class分類）
扁平上皮がんの場合		
NILM	陰性	Ⅰ、Ⅱ
ASC-US	意義不明な異型扁平上皮細胞	Ⅱ、Ⅲa
ASC-H	HSILを除外できない異型扁平上皮細胞	Ⅲa、Ⅲb
LSIL	軽度扁平上皮内病変	Ⅲa
HSIL	高度扁平上皮内病変	Ⅲa、Ⅲb、Ⅳ
SCC	扁平上皮がん	Ⅴ
腺がんの場合		
AGC	異型腺細胞	Ⅲ
AIS	上皮内腺がん	Ⅳ
Adenocarcinoma	腺がん	Ⅴ

（日本産婦人科医会による）

検査前や後の看護ケア

　生検組織検査のための検体採取ほどではないが、内視鏡による検体採取や穿刺吸引による検体採取でも少なからず侵襲が生じるため、そのことに対する患者の不安も大きい。また結果に対する精神的な負担も考えられる。そのため、検査前には検査方法を説明するとともに、検査の意義や検査時間などもていねいに説明し、患者の不安や緊張をやわらげる対応が必要となる。

　患者本人や家族には検査後に医師から結果が説明されるが、看護師自身もその内容を十分理解し、患者やその家族が不安や疑問を抱かないよう対応する。

　結果の良否にかかわらず、患者が積極的に治療に臨めるよう、患者の精神面の十分なサポートを行う。

病理検査、その他の検査

| 検体材料 | 膿、喀痰、尿、便、体液など |

細菌検査
bacteriology examination

検査の目的　感染症が疑われる患者の検体から、原因となっている微生物を検出し、治療法の決定や感染源の特定に役立たせる。

細菌とは

　細胞膜と細胞壁をもつが、核・ミトコンドリア・葉緑体などの構造はない。大きさは幅0.2～10μm。形態によって球菌、桿菌、らせん菌などに分けられ、グラム染色によって大きくグラム陽性菌とグラム陰性菌とに分けられる。
　なお、カビなどの真菌は核をもち、細菌と区別される。また、ウイルスは光学顕微鏡で観察できないほど小さく、寄生した宿主にさまざまな影響をおよぼすものをいう。

Point 検査の方法

　病原菌の確認・同定は、**塗抹染色検査、細菌培養、迅速検査**により行う。
　塗抹染色検査では、検体をスライドガラスに塗布し染色後、顕微鏡で直接観察する。
　細菌培養では、検体の種類と予測される病原体に応じた数種類の培地を用意し、培養条件を整えて分離培養する。発育した細菌の形態や染色性、生化学的性状のちがいなどから種類を同定する。
　迅速検査では、ラテックス凝集反応、イムノクロマト法などにより、迅速に微生物の検出を行うことができ、感染症のすみやかな診断と治療が可能になる。

Point 検体取り扱いのポイント

　検体採取の良否が検査結果の質を大きく左右する。病原体を含む検体を正しく採取し、提出することは重要である。二次感染を起こさないよう十分配慮し、検体は注意深く扱う。検体の乾燥を防ぐために専用の密閉容器を使用する。
　検体は、発病初期、抗菌薬投与を開始する前に採取する。抗菌薬治療中の患者では、必要に応じて24時間以上中止して採取することもある。
　常在菌や、採取部位の消毒に使った消毒薬の混入を避けて検体を採取する。

検査結果の見方

感染症の原因と推定される微生物が同定されたら、その微生物に対する抗菌薬や抗真菌薬の有効性を確認するために、薬剤感受性試験が行われる。とくに近年、市中感染症・院内感染症における薬剤耐性菌が検出されているため、感染症の治療にあたっては薬剤感受性試験のもつ意味は大きい。

〈細菌検査で異常が考えられる主な原因〉

検体	検出される主な細菌	考えられる疾患
血液	連鎖球菌、黄色ブドウ球菌、エンテロコッカス（腸球菌）、真菌類	感染性心内膜炎、敗血症、不明熱 など
尿	大腸菌、クラミジア、トラコマチス、淋菌 など	膀胱炎、腎盂腎炎、尿道炎、チフス、前立腺炎、ワイル病、腎周囲膿瘍、精巣上体炎、腟炎、頸管炎 など
便	ブドウ球菌、サルモネラ菌、腸炎ビブリオ、カンピロバクター、病原性大腸菌、赤痢菌、腸チフス菌 など	サルモネラ、腸炎ビブリオ、細菌性腸炎、ウイルス性腸炎、原虫性腸炎、赤痢、コレラ、病原性大腸菌感染症 など
鼻咽頭分泌物	黄色ブドウ球菌、肺炎連鎖球菌、モラクセラ・カタラーリス、インフルエンザウイルス、緑膿菌、RSウイルスなど	鼻炎、咽頭炎、扁桃炎、インフルエンザ など
喀痰	黄色ブドウ球菌、肺炎連鎖球菌、モラクセラ・カタラーリス、インフルエンザウイルス、緑膿菌 など	肺結核、細菌性肺炎、非細菌性肺炎、真菌性肺炎、気管支炎 など
脳脊髄液	溶血性連鎖球菌、大腸菌、肺炎球菌、インフルエンザウイルス、髄膜炎菌 など	細菌性髄膜炎、脳膿瘍 など
胸水	結核菌	肺炎（肺炎随伴性胸水）、感染性胸膜炎、膿胸、結核性胸膜炎 など
腹水	大腸菌、肺炎桿菌、肺炎球菌 など	腹腔内膿瘍、感染性腹膜炎 など
膿	A群β溶血性連鎖球菌、黄色ブドウ球菌、緑膿菌 など	蜂窩織炎、毛嚢炎 など

検査前や後の看護ケア

どんな検査であっても患者は不安を抱きやすい。検査の方法や意義、所要時間などをていねいに説明し、少しでも不安を減らすように対応する。とくに穿刺検査では痛みに関する説明もして、心の準備をしてもらう。

口腔内には多くの常在菌が存在しているので、喀痰や咽頭分泌物の採取にあたっては、あらかじめていねいにうがいをすることが大切。

尿や便の採取は多くの場合患者本人が行うため、事前にその正しい方法の指導をしっかりと行う。

主な検査の種類と基準値一覧

第2章／生体検査

検査項目	英略語	項目	基準値 男性	基準値 女性	単位	ページ
血圧		至適血圧	〈収縮期〉120未満かつ〈拡張期〉80未満		mmHg	30
		正常血圧	〈収縮期〉120～129かつ/または〈拡張期〉80～84		mmHg	
		正常高値	〈収縮期〉130～139かつ/または〈拡張期〉85～89		mmHg	
基礎代謝量	BM		66.47+13.75×体重(kg)+5×身長(cm)−6.78×年齢	655.1+9.56×体重(kg)+1.85×身長(cm)−4.68×年齢	kcal/日	32
体格指数	BMI		18.5～25			33
聴力検査		1,000Hz	0～30		dB	34
		4,000Hz	0～40		dB	
視力検査			0.7以上			36
眼圧検査			10～20		mmHg	37
サーモグラフィ検査		手指	31.1～33.7		℃	43
		足首	32.0～35.4		℃	
		大腿	32.6～35.4		℃	
		下腿	32.6～35.8		℃	
骨密度検査	BMD		YAM（若年成人の平均値：20～44歳）の80％以上			62
肺活量測定 努力性肺活量測定		肺活量	3,000～4,000	2,000～3,000	mℓ	74
		％肺活量	80以上		％	
		1秒率	70以上		％	
		残気量	1,000～1,500		mℓ	
動脈血ガス分析	ABG	動脈血酸素分圧（PaO$_2$）	75～100		Torr (mmHg)	76
		動脈血二酸化炭素分圧（PaCO$_2$）	35～45		Torr (mmHg)	
		水素イオン濃度（pH）	7.35～7.45			
		動脈血酸素飽和度（SaO$_2$またはSpO$_2$）	96～100		％	
		血漿重炭素イオン（HCO$_3^-$）	22～26		mEq/ℓ	
		塩基余剰（BE）	−2～+2		mEq/ℓ	

第3章／検体検査 **一般検査**

検査項目	英略語	項目	基準値 男性	基準値 女性	単位	ページ
尿検査						
尿量			1,000〜1,500		mℓ/日	88
尿色			淡黄色から黄褐色			89
尿比重			1.002〜1.030			90
尿pH			5.0〜7.5（6.0付近が多い）			91
尿たんぱく		試験紙法	陰性（−）〜 偽陽性（±）			92
		定量法	150以下		mg/日	
尿糖		試験紙法	陰性（−）			94
		定量法	10〜30		mg/dℓ	
			30〜130		mg/日	
尿潜血		試験紙法	陰性（−）			96
尿沈渣		赤血球	<2		個/毎視野	98
		白血球	<4		個/毎視野	
		上皮細胞	扁平上皮が少数みられる			
			他の上皮細胞はみられない			
		円柱	硝子円柱が少数みられることがある			
			他の円柱はみられない			
		結晶	尿酸、リン酸、シュウ酸などがみられることがある			
		細菌	<4		個/毎視野	
尿ビリルビン			陰性（−）			100
尿ウロビリノゲン			擬陽性（±）〜 陽性（+）			101
尿ケトン体			陰性（−）			102
α1-ミクログロブリン	α1-MG		0.9〜2.7		mg/ℓ	103
β2-ミクログロブリン	β2-MG	蓄尿	30〜370		μg/日	103
		随時尿	5〜250		μg/ℓ	
		血清	1〜2.3		mg/ℓ	
尿中N-アセチル-β-D-グルコサミニダーゼ	NAG	蓄尿	1.8〜6.8		U/日	104
		随時尿	1〜4.2		U/ℓ	
尿中微量アルブミン		分時排泄量	20以下		μg/分	105
		随時濃度	25以下		μg/mℓ	
		1日排泄量	30以下		mg/日	
		アルブミン指数	11以下		mg/gクレアチニン	
便検査						
便性状		色	黄褐色〜茶褐色			108
		性状	固形便			
便潜血反応			陰性（−）			110
寄生虫、寄生虫卵			陰性（−）			112

主な検査の種類と基準値一覧

検査項目	英略語	項目	基準値		単位	ページ
			男性	女性		
穿刺液・採取液検査						
体腔液検査 (胸水/腹水/心嚢液)			健康な人でも少量の液体が存在（約10mℓ)			116
関節液検査		外観	透明、淡黄色			120
		粘稠度	強度粘稠			
		ムチン塊	あり			
		白血球数	50未満		個/µℓ	
		糖濃度	血糖と同等			
髄液検査 (脳脊髄液検査)		髄液圧	60〜180		mmH$_2$O	122
		外観	透明、清			
		細胞数	5以下		個/µℓ	
		たんぱく	15〜45		mg/dℓ	
		糖	45〜90		mg/dℓ	
		LDH	40以下		U/ℓ	
		ADA	8以下		U/ℓ	
骨髄検査		有核細胞数	10万〜20万		個/µℓ	124
		巨核球数	50〜150		個/µℓ	
		異常細胞	出現なし			
精液検査		精液量	1〜6		mℓ	126
		精子数	150万以上		個/mℓ	
		奇形率	15以下		%	
		運動率	50以上		%	

第4章／検体検査　血液一般検査

検査項目	英略語	項目	基準値		単位	ページ
			男性	女性		
血球検査						
赤血球数	RBC		400万〜550万	380万〜480万	個/µℓ	132
ヘモグロビン	Hb		14〜18	12〜16	g/dℓ	134
ヘマトクリット	Ht		40〜48	36〜42	%	135
赤血球恒数	MCV	平均赤血球容積	81〜99		fℓ	136
	MCH	平均赤血球 ヘモグロビン量	26〜32		pg	
	MCHC	平均赤血球 ヘモグロビン濃度	32〜36		%（g/dℓ)	
網(状)赤血球			0.2〜2.7	0.2〜2.6	%	138
赤血球沈降速度 (赤沈、血沈)	ESR	1時間値	2〜10	3〜15	mm	140
白血球数	WBC		3,700〜9,200	3,500〜8,200	個/µℓ	142
白血球分画 (白血球像、血液像)		好中球	〈桿状核〉2.0〜13.0 〈分葉核〉38.0〜58.0		%	144
		好酸球	0.2〜6.8		%	

検査項目	英略語	項目	基準値 男性	基準値 女性	単位	ページ
血球検査						
白血球分画 (白血球像、血液像)		好塩基球	0.0〜1.0		%	144
		リンパ球	26.2〜46.6		%	
		単球	2.3〜7.7		%	
血小板数	PLT		14万〜40万		個/μℓ	146
血栓・止血検査						
出血時間		Duke法	1〜3		分	148
		Ivy法	2〜6		分	
プロトロンビン時間	PT	PT時間	10〜12		秒	150
		PT活性比	70〜120		%	
		PT比	0.85〜1.2			
		INR	0.9〜1.1			
活性化部分トロンボプラスチン時間	APTT		30〜40		秒	152
トロンボテスト	TT		70〜130		%	154
ヘパプラスチンテスト	HPT		70〜130		%	155
フィブリノゲン	Fg		170〜410		mg/dℓ	156
フィブリン分解産物	FDP		5以下		μg/mℓ	158
Dダイマー		LPIA法	1.0以下		μg/mℓ	158
		ELISA法	0.5以下		μg/mℓ	
アンチトロンビン	AT	活性値	80〜120		%	160
		たんぱく	20〜30		mg/dℓ	
プラスミノゲン	PLG	活性値	70〜120		%	162
		抗原量	10〜30		mg/dℓ	

第5章／検体検査 血液生化学検査

検査項目	英略語	項目	基準値 男性	基準値 女性	単位	ページ
たんぱく質系検査						
血清総たんぱく	TP		6.6〜8.1		g/dℓ	166
血清たんぱく分画		アルブミン	53.9〜66.9		%	168
		α1-グロブリン	2.1〜4.4		%	
		α2-グロブリン	4.8〜9.3		%	
		β-グロブリン	9.0〜14.5		%	
		γ-グロブリン	12.4〜23.6		%	
チモール混濁試験	TTT		0.5〜5		U	170
硫酸亜鉛混濁試験	ZTT		4〜12		U	171
含窒素成分検査						
クレアチニン	Cr		0.7〜1.1	0.5〜0.9	mg/dℓ	172
クレアチニン・クリアランス	Ccr		91〜130		mℓ/分	173

主な検査の種類と基準値一覧

検査項目	英略語	項目	基準値 男性	基準値 女性	単位	ページ
含窒素成分検査						
血清尿素窒素	BUN		7〜19		mg/dℓ	174
尿酸	UA		4.0〜7.0	3.0〜5.5	mg/dℓ	175
血中アンモニア	NH₃	直接比色法	30〜86		μg/dℓ	176
		酵素法	12〜66		μg/dℓ	
生体色素検査						
ビリルビン	Bil	総ビリルビン	0.3〜1.2		mg/dℓ	177
		直接型	0.0〜0.2		mg/dℓ	
糖質系検査						
血糖値（空腹時血糖値）	FBS	空腹時	60〜110		mg/dℓ	178
ブドウ糖負荷試験	GTT	ブドウ糖を飲む前（FBS）	110未満		mg/dℓ	180
		ブドウ糖摂取（経口ブドウ糖負荷試験：OGTT）2時間後	140		mg/dℓ	
フルクトサミン			205〜285		μmol/ℓ	181
グリコヘモグロビン	HbA₁c		4.7〜6.2		%	182
グリコアルブミン			12〜16		%	183
脂質系検査						
中性脂肪（トリグリセリド）	TG		50〜149		mg/dℓ	184
総コレステロール	T-C		120〜219		mg/dℓ	186
LDLコレステロール（低比重リポたんぱくコレステロール）	LDL-C		65〜139		mg/dℓ	188
HDLコレステロール（高比重リポたんぱくコレステロール）	HDL-C		40〜85	40〜95	mg/dℓ	190
内分泌・ホルモン検査						
成長ホルモン	GH		0.17以下	0.28〜1.64	ng/mℓ	194
甲状腺刺激ホルモン	TSH		0.5〜5.0		μU/mℓ	195
甲状腺ホルモン	T₄、T₃	T₄（サイロキシン）	6.1〜12.4		μg/dℓ	196
		FT₄（遊離型サイロキシン）	0.9〜1.7		ng/dℓ	
		T₃（トリヨードサイロニン）	0.8〜1.6		ng/mℓ	
		FT₃（遊離型トリヨードサイロニン）	2.3〜4.3		pg/mℓ	
副腎皮質刺激ホルモン	ACTH		4.4〜48.0		pg/mℓ	198
コルチゾール		血清	6.4〜21.0		μg/dℓ	199
		尿	11.2〜80.3		μg/日	

検査項目	英略語	項目	基準値 男性	基準値 女性	単位	ページ
内分泌・ホルモン検査							
血漿レニン		血漿レニン活性	〈臥位〉0.3〜2.9 〈立位〉0.3〜5.4		ng/mℓ/時間	200
		血漿レニン濃度	〈随時〉3.2〜3.6 〈臥位〉2.5〜21 〈立位〉3.6〜6.4		pg/mℓ	
アルドステロン		アルドステロン	〈随時〉35.7〜240 〈臥位〉29.9〜159 〈立位〉38.9〜307		pg/mℓ	200
		尿中アルドステロン	10以下		μg/日	
黄体形成ホルモン	LH		1.7〜11.2	〈卵胞期〉1.7〜13.3 〈排卵期〉4.1〜68.7 〈黄体期〉0.5〜19.8 〈閉経期〉14.4〜62.2	mU/mℓ	201
卵胞刺激ホルモン	FSH		2.1〜18.6	〈卵胞期〉4.5〜11.0 〈排卵期〉3.6〜20.6 〈黄体期〉1.5〜10.8 〈閉経期〉36.6〜168.8	mU/mℓ	202
抗利尿ホルモン（バソプレシン）	ADH		0.3〜3.5		pg/mℓ	203
カテコールアミン（カテコラミン）	CA	アドレナリン	〈血中〉100以下 〈尿中〉3〜15		pg/mℓ μg/日	204
		ノルアドレナリン	〈血中〉500以下 〈尿中〉20〜120		pg/mℓ μg/日	
		ドーパミン	〈血中〉300以下 〈尿中〉100〜700		pg/mℓ μg/日	
ヒト絨毛性ゴナドトロピン	hCG	血清		〈非妊娠時〉1.0以下	mIU/mℓ	205
		尿		〈非妊娠時〉2.5以下	mIU/mℓ	
プロゲステロン（黄体ホルモン）			0.5以下	〈卵胞期〉0.87以下 〈排卵期〉0.37〜18.4 〈黄体期〉0.2〜31.6 〈妊娠1〜16週〉4.2〜39.2 〈妊娠17〜28週〉19.6〜143 〈妊娠29〜40週〉34.5〜390	ng/mℓ	206
エストロゲン（卵胞ホルモン）	E₁	エストロン	30〜60	〈卵胞期〉10〜60 〈排卵期〉25〜100 〈黄体期〉25〜80 〈閉経期〉20〜80	pg/mℓ	207
	E₂	エストラジオール	20〜60	〈卵胞期〉10〜80 〈排卵期〉50〜350 〈黄体期〉30〜150 〈閉経期〉10〜30	pg/mℓ	
	E₃	エストリオール	0〜14	〈卵胞期〉0〜20 〈排卵期〉5〜40 〈黄体期〉5〜40 〈閉経期〉0〜20	pg/mℓ	
C-ペプチド	CPR	血清（空腹時）	0.6〜1.8		ng/mℓ	208
		尿	20.1〜155		μg/日	

検査項目	英略語	項目	基準値 男性	基準値 女性	単位	ページ
内分泌・ホルモン検査						
グルカゴン		空腹時	40〜180		pg/mℓ	209
免疫活性インスリン	IRI	空腹時	5〜15		μU/mℓ	210
脳性ナトリウム利尿ペプチド	BNP		18.4以下		pg/mℓ	211
酵素系検査						
アスパラギン酸アミノトランスフェラーゼ	AST/GOT		10〜34		U/ℓ	212
アラニンアミノトランスフェラーゼ	ALT/GPT		5〜46		U/ℓ	212
γ-グルタミルトランスペプチダーゼ	γ-GTP		7〜60	7〜38	U/ℓ	214
乳酸脱水素酵素	LDH		120〜245		U/ℓ	216
アルカリホスファターゼ	ALP		102〜249	82〜211	U/ℓ	218
コリンエステラーゼ	ChE		172〜457		U/ℓ	220
クレアチンキナーゼ	CK		60〜270	40〜150	U/ℓ	222
アミラーゼ	AMY	血清	32〜104		U/ℓ	224
		尿中	55〜547		U/ℓ	
リパーゼ	LIP		11〜53		U/ℓ	225
トリプシン		RIA法	110〜460		ng/mℓ	226
		EIA法	28〜105		ng/mℓ	
アルドラーゼ	ALD		1.7〜5.7		IU/ℓ	227
心筋トロポニンT	TnT		0.1以下		ng/mℓ	228
血清電解質検査						
カルシウム	Ca		9.2〜10.7		mg/dℓ	229
ナトリウム	Na		135〜148		mEq/ℓ	230
カリウム	K		3.5〜4.9		mEq/ℓ	231
クロール（塩素）	Cl		98〜108		mEq/ℓ	232
無機質検査						
マグネシウム	Mg		1.8〜2.4		mg/dℓ	233
鉄	Fe		54〜181	43〜172	μg/dℓ	234
総鉄結合能	TIBC		250〜380	250〜450	μg/dℓ	235
リン、無機リン	P、IP		2.8〜4.8		mg/dℓ	236
亜鉛	Zn		80〜160		μg/dℓ	237
銅	Cu		70〜130		μg/dℓ	238

 第6章／検体検査 免疫血清学的検査

検査項目	英略語	項目	基準値 男性	基準値 女性	単位	ページ
輸血検査						
血液型検査		ABO式	A型、B型、AB型、O型			244
		Rh式	Rh⁺、Rh⁻			

検査項目	英略語	項目	基準値 男性	基準値 女性	単位	ページ
輸血検査						
交差適合試験			陰性（−）			245
免疫・アレルギー検査						
免疫グロブリン	IgG	免疫グロブリンG	861〜1,747		mg/dℓ	248
	IgA	免疫グロブリンA	93〜393		mg/dℓ	
	IgM	免疫グロブリンM	33〜183	50〜269	mg/dℓ	
	IgD	免疫グロブリンD	0〜9		mg/dℓ	
	IgE	免疫グロブリンE	0〜170		IU/mℓ	
補体	C_3		74〜130		mg/dℓ	250
	C_4		11〜30		mg/dℓ	
血清補体価	CH_{50}		26〜49		U/mℓ	250
アレルゲン特異IgE抗体			陰性（−）			252
		RAST法	0.34未満		UA/mℓ	
リウマトイド因子（リウマチ因子）	RF	RAテスト	陰性（−）			254
		抗ガラクトース欠損IgG抗体	6.0未満		AU/mℓ	
マトリックスメタロプロテアーゼ-3	MMP-3		36.9〜121	17.3〜59.7	ng/mℓ	256
抗CCP抗体（抗シトルリン化ペプチド抗体）			4.5未満		U/mℓ	257
クームス試験（抗赤血球抗体）		直接クームス試験	陰性（−）			258
		間接クームス試験	陰性（−）			
抗核抗体	ANA	FA法	40倍未満			259
抗ミトコンドリア抗体	AMA		陰性（−）			260
		抗ミトコンドリア抗体（IFA法）	10倍未満			
		抗ミトコンドリアM2抗体（ELISA法）	20以下		U/mℓ	
LEテスト			陰性（−）			261
感染症検査						
寒冷凝集反応	CHA		64倍以下			263
C反応性たんぱく	CRP		0.3以下		mg/dℓ	264
A型肝炎ウイルス抗体	HAV抗体		陰性（−）			266
B型肝炎ウイルス抗体	HBV抗体	HBs抗原、HBs抗体、HBc抗体、IgM型HBc抗体、HBe抗原、HBe抗体	陰性（−）			267
		HBV-DNA定量	検出されず			
		HBV関連DNAポリメラーゼ	30未満		cpm	
C型肝炎ウイルス抗体	HCV抗体	HCV抗体	陰性（−）			268
		HCV-RNA定量	検出されず			

主な検査の種類と基準値一覧

検査項目	英略語	項目	基準値		単位	ページ
			男性	女性		
感染症検査						
ヒト免疫不全ウイルス抗体（エイズウイルス抗体）	HIV抗体		陰性（−）			269
成人T細胞白血病ウイルス抗体	HTLV-Ⅰ抗体		陰性（−）			270
インフルエンザウイルス抗原			陰性（−）			271
ノロウイルス			陰性（−）			272
梅毒血清反応	STS、TPHA	梅毒定性	陰性（−）			273
		梅毒定量	1倍未満			
		TPHA法	80倍未満			
O-157（ベロ毒素産生性大腸菌）			陰性（−）			274
トキソプラズマ抗体		トキソプラズマIgM型抗体	陰性（−）			275
		トキソプラズマIgG型抗体	陰性（−）			
ヘリコバクター・ピロリ		便中ヘリコバクター・ピロリIgG抗体	陰性（−）			276
		尿素呼気試験	2.5未満		‰	
		血中ヘリコバクター・ピロリIgG抗体	10未満		U/mℓ	
クラミジア抗原・抗体			陰性（−）			277
結核菌			陰性（−）			278
マイコプラズマ抗体		CF法	4倍未満			279
		PA法	40倍未満			
		LAMP法	陰性（−）			
抗ストレプトリジンO	ASO、ASLO	成人	166Todd単位以下、160IU/mℓ以下			280
		小児	250Todd単位以下、250IU/mℓ以下			
メチシリン耐性黄色ブドウ球菌	MRSA		陰性（−）			281
腫瘍マーカー検査 ※フェリチン以外はカットオフ値						
アルファフェトプロテイン	AFP	RIA法、CLEIA法	10以下		ng/mℓ	284
がん胎児性抗原	CEA	RMA法	2.5以下		ng/mℓ	284
		CLEIA法	5.0以下		ng/mℓ	
ビタミンK欠乏性たんぱく-Ⅱ	PIVKA-Ⅱ	ECLIA法、CLEIA法	40未満		mAU/mℓ	285
糖鎖抗原19-9	CA19-9	IRMA法、CLEIA法	37以下		mU/mℓ	285
糖鎖抗原125	CA125	男性、閉経後の女性	25未満		U/mℓ	286
		閉経前の女性	40未満		U/mℓ	
糖鎖抗原15-3	CA15-3	IRMA法	30以下		U/mℓ	286
		CLEIA法	25以下		U/mℓ	

検査項目	英略語	項目	基準値 男性	基準値 女性	単位	ページ
腫瘍マーカー検査							
前立腺特異抗原	PSA	IRMA法、CLIA法	4.0以下		ng/mℓ	287
サイトケラチン19フラグメント	CYFRA21-1	ECLIA法、ELISA法	3.5以下		ng/mℓ	287
		IRMA法	2.0以下		ng/mℓ	
扁平上皮がん関連抗原	SCC	IRMA法、CLIA法	1.5以下		ng/mℓ	288
		ECLIA法	2.5以下		ng/mℓ	
シアリルSSEA-1抗原	SLX	IRMA法	38以下		U/mℓ	288
シアリルTn抗原	STN	RIA法	45以下		U/mℓ	289
NCC-ST-439			7.0以下		U/mℓ	289
神経特異エノラーゼ	NSE		10		ng/mℓ	290
		ECLIA法	16.3		ng/mℓ	
ガストリン放出ペプチド前駆体	ProGRP		46以下		pg/mℓ	290
		CLEIA法、CLIA法	81未満		pg/mℓ	
フェリチン	FER		21～282	5～157	ng/mℓ	291
組織ポリペプチド抗原	TPA	CLIA法	75以下		U/ℓ	291
BCA225			160以下		U/mℓ	292
BFP			75以下		ng/mℓ	292
CA50			40以下		U/mℓ	292
CA72-4			4以下		U/mℓ	292
CA130			35以下		U/mℓ	292
CA602			63以下		U/mℓ	292
DUPAN-2			150以下		U/mℓ	292
hCG		血清	1.0		mIU/mℓ	292
		尿	2.5		mIU/mℓ	
IAP			500以下		μg/mℓ	292
KMO1			530以下		U/mℓ	292
POA			11.5以下		U/mℓ	292
Span-1抗原			30以下		U/mℓ	292
Tg			5～30		ng/mℓ	292
β2-m	BMG		2.5以下		μg/mℓ	292
γ-SM			4以下		ng/mℓ	292
アミラーゼ			2.5以下		μg/mℓ	292
エラスターゼ			100～400		ng/mℓ	292

主な検査の種類と基準値一覧

さくいん

欧文

A

- ABG……76
- AChE……221
- ACTH……198
- ADH……203
- AFP……283、284
- AG……58
- A/G比……168
- ALD……227
- ALP……215、218
- ALT（GPT、アラニンアミノトランスフェラーゼ）……212
- AMA……260
- AMY……224
- ANA……259
- APTT……152
- ASLO……280
- ASO……280
- AST（GOT、アスパラギン酸アミノトランスフェラーゼ）……212
- AST/ALT比……213
- AT……160
- A型肝炎ウイルス……266
- A型肝炎ウイルス抗体（HAV抗体）……266

B

- BCA225……292
- BF……66
- BFP……292
- Bil……177
- BM……32
- BMD……62
- BMG……292
- BMI……33
- BNP……211
- BUN……174
- B型肝炎ウイルス……267
- B型肝炎ウイルス抗体（HBV抗体）……267

C

- C_3……250
- C_4……250
- CA……204
- Ca……229
- CA15-3……283、286
- CA19-9……283、285
- CA50……292
- CA72-4……292
- CA125……283、286
- CA130……292
- CA602……292
- Ccr……173
- CEA……283、284
- CF……65
- CH_{50}……250
- CHA……263
- ChE……220
- CK……222
- CKアイソザイム……223
- Cl……232
- CPR……208
- Cr……172
- CRP……264
- CT……49
- CT検査（コンピュータ断層撮影）……48
- Cu……238
- CYFRA21-1……283、287
- C型肝炎ウイルス……268
- C型肝炎ウイルス抗体（HCV抗体）……268
- C反応性たんぱく（CRP）……264
- Cペプチド（CPR）……208

D

- DUPAN-2 …… 292
- Dダイマー …… 158

E

- E_1 …… 207
- E_2 …… 207
- E_3 …… 207
- ECG …… 70
- EEG …… 73
- EFT …… 81
- EKG …… 70
- EMG …… 69
- ESR …… 140

F

- FBS …… 178
- FDP …… 158
- Fe …… 234
- FER …… 283、291
- Fg …… 156
- FSH …… 202

G

- GH …… 194
- GOT …… 212
- GPT …… 212
- GTT …… 180

H

- HAV抗体 …… 266
- Hb …… 134
- HbA_{1c} …… 182
- HBV抗体 …… 267
- hCG …… 205、292
- HCV抗体 …… 268
- HDL-C …… 190、192
- HDLコレステロール（HDL-C、高比重リポたんぱくコレステロール）…… 190
- HIV …… 269
- HIV抗体（ヒト免疫不全ウイルス、エイズウイルス抗体）…… 269
- HPT …… 155
- Ht …… 135
- HTLV-Ⅰ抗体 …… 270

I

- IAP …… 292
- Ig …… 246
- IgA …… 248
- IgD …… 248
- IgE …… 248、252
- IgG …… 248
- IgM …… 248
- IP …… 236
- IRI …… 210

K

- K …… 231
- KMO1 …… 292

L

- LAP …… 215
- LDH …… 216
- LDL-C …… 188、192
- LDLコレステロール（LDL-C、低比重リポたんぱくコレステロール）…… 188
- LE因子 …… 261
- LEテスト …… 261
- LH …… 201
- LIP …… 225

M

- MCH …… 136
- MCHC …… 136
- MCV …… 136
- Mg …… 233
- MMP-3（マトリックスメタロプロテアーゼ-3）…… 256
- MRI …… 51
- MRI検査（磁気共鳴断層撮影）…… 50
- MRSA …… 281

N

- Na …… 230

さくいん

NAG	104
NCC-ST-439	283、289
NH_3	176
NSE	283、290

O

O-157（ベロ毒素産生性大腸菌）	274
OGTT	180

P

P	236
PCG	72
PET-CT検査	57
PET検査（陽電子放射断層撮影）	57
PIVKA-Ⅱ	283、285
PLG	162
PLT	146
POA	292
ProGRP	283、290
PSA	283、287
PT	150

R

RBC	132
RF	254
RI	54

S

SCC	283、288
SLX	283、288
Span-1抗原	292
SPECT	56
SPECT検査（単一光子放射線型コンピュータ断層撮影）	56
STN	283、289
STS	273

T

T_3	193、196
T_4	193、196
T-C	186
TDM	239
TG	184
Tg	292
TIBC	235
TnT	228
TP	166
TPA	283、291
TPHA	273
TSH	195
TT	154
TTT	170

U・V・W・X・Y・Z

UA	175
UGI	64
VLDL-C	192
WBC	142
X線	41
YAM	62
Zn	237
ZTT	171

数字・記号・その他

1回換気量	74
1秒率	75
12誘導心電図検査	70
24時間蓄尿	87
％肺活量	74
α_1-MG	103
α_1-グロブリン	168
α_1-ミクログロブリン（α_1-MG）	103
α_2-グロブリン	168
β_2-m（BMG）	292
β_2-MG	103
β_2-ミクログロブリン（β_2-MG）	103
β-グロブリン	168
γ-GTP（γ-グルタミルトランスペプチダーゼ）	214
γ-SM	292
γ-グロブリン	168

和文

あ
アイソトープ検査………………………………54
亜鉛（Zn）………………………………………237
アスパラギン酸アミノトランスフェラーゼ
　………………………………………………212
アミカシン………………………………………240
アミラーゼ（AMY）……………………224、292
アラニンアミノトランスフェラーゼ………212
アルカリホスファターゼ（ALP）……215、218
アルドステロン………………………193、200
アルドラーゼ（ALD）…………………………227
アルファフェトプロテイン（AFP）………284
アルブミン……………………105、128、168
アレルギー…………………………………78、246
アレルギー検査…………………………………29
アレルギーテスト（皮膚テスト）……………78
アレルゲン…………………………78、246、252
アレルゲン特異IgE抗体………………………252
アンチトロンビン（AT）………………………160
アンモニア………………………………………176

い・う
異常心音…………………………………………72
異常値……………………………………………24
一次血栓…………………………………………129
一般検査……………………………19、84、85
一般的性状………………………………………114
インスリン……………………………193、210
咽頭反射…………………………………………80
インフォームド・コンセント…………………20
インフルエンザウイルス……………………271
インフルエンザウイルス抗原………………271
運動機能検査……………………………………82

え・お
エイズウイルス抗体……………………………269
エコー検査………………………………………46
エストラジオール………………………………207

エストリオール…………………………………207
エストロゲン（卵胞ホルモン）………193、207
エストロン………………………………………207
エラスターゼ……………………………………292
塩素………………………………………………232
円柱………………………………………………98
黄体形成ホルモン（LH）……………193、201
黄体ホルモン……………………………………206

か
回虫………………………………………………112
カイロミクロン…………………………………192
核医学検査………………………………………54
確定診断……………………………………16、24
角膜形状解析検査………………………………39
角膜トポグラフィ………………………………39
角膜反射…………………………………………80
下垂体……………………………………………193
ガストリン放出ペプチド前駆体（ProGRP）
　………………………………………………290
画像検査……………………………………19、28
活性化部分トロンボプラスチン時間（APTT）
　………………………………………………152
カットオフ値（病態識別閾値）………………283
合併症……………………………………………23
カテーテル………………………………………53
カテコールアミン（カテコラミン、CA）…204
カテコラミン……………………………………204
カナマイシン……………………………………240
下部消化管X線造影検査………………………45
下部消化管内視鏡検査（CF）…………………65
カリウム（K）……………………………………231
ガリウム…………………………………………55
カルシウム（Ca）………………………………229
カルバマゼピン…………………………………240
眼圧検査…………………………………………37
感音難聴…………………………………………35
感覚器検査…………………………………19、28
眼球内圧…………………………………………37

さくいん

眼振検査 ……………………………… 35、81
眼精疲労測定 ………………………………… 39
関節液 ……………………………………… 120
関節液検査 ………………………………… 120
関節鏡検査 …………………………………… 68
感染症 ……………………………………… 262
感染症検査 ………………………… 243、262
がん胎児性抗原(CEA) …………………… 284
含窒素成分検査 …………………………… 164
眼底検査 …………………………………… 38
冠動脈CT …………………………………… 49
寒冷凝集素 ………………………………… 263
寒冷凝集反応(CHA) ……………………… 263

き

気管支内視鏡検査(BF) …………………… 66
基準値 ……………………………………… 24
寄生虫、寄生虫卵 ………………………… 112
基礎代謝量(BM) …………………………… 32
キニジン …………………………………… 240
吸虫 ………………………………………… 112
胸腔穿刺検査 ……………………………… 118
凝固因子 …………………………………… 128
胸水 ………………………………………… 117
偽陽性 ……………………………………… 24
蟯虫 ………………………………………… 112
協調運動 …………………………………… 82
胸部CT ……………………………………… 49
挙睾筋反射 ………………………………… 80
筋電図検査(EMG) ………………………… 69
筋トーヌス(緊張) ………………………… 82
筋肉量 ……………………………………… 82
筋力テスト ………………………………… 82

く

隅角検査 …………………………………… 39
空腹時血糖値 ……………………………… 178
クームス試験(抗赤血球抗体) …………… 258
クラミジア感染症 ………………………… 277
クラミジア抗原・抗体 …………………… 277

グリコアルブミン ………………………… 183
グリコヘモグロビン(HbA$_{1c}$) …………… 182
グルカゴン ………………………… 193、209
クレアチニン(Cr) ………………………… 172
クレアチニン・クリアランス(Ccr) …… 173
クレアチンキナーゼ(CK) ………………… 222
クロール(塩素、Cl) ……………………… 232

け

経口ブドウ糖負荷試験(OGTT) ………… 180
頸部CT ……………………………………… 49
血圧 ………………………………………… 30
血液 ………………………………………… 128
血液一般検査 ……………………… 19、84、128
血液ガス分析 ……………………………… 77
血液型検査 ………………………………… 244
血液凝固因子 ……………………………… 128
血液生化学検査 …………………… 19、84、164
血液像 ……………………………………… 144
結核菌 ……………………………………… 278
血管造影検査(AG) ………………………… 58
血球検査 …………………………………… 129
血漿 ………………………………………… 128
結晶 ………………………………………… 98
血小板 ……………………………… 128、146
血小板数(PLT) …………………………… 146
血漿レニン ………………………………… 200
血清 ………………………………………… 128
血清総たんぱく(TP) ……………………… 166
血清たんぱく分画 ………………………… 168
血清電解質検査 …………………………… 165
血清尿素窒素(BUN) ……………………… 174
血清補体価(CH$_{50}$) ……………………… 250
血栓・止血検査 …………………………… 129
血中アンモニア(NH$_3$) …………………… 176
血沈 ………………………………………… 140
血糖値(空腹時血糖値、FBS) …………… 178
血餅 ………………………………………… 128
ケトアシドーシス ………………………… 102

健診 ……………………………… 17
検診 ……………………………… 17
検体検査 …………………… 19、84
ゲンタマイシン ………………… 240
原虫 …………………………… 112
腱反射テスト …………………… 80

こ

好塩基球 ……………………… 144
抗核抗体（ANA） ……………… 259
睾丸 …………………………… 193
高血圧 …………………………… 15
高血糖 …………………………… 15
抗原 ………………………… 78、246
抗原抗体反応 ………………… 246
交差適合試験 ………………… 245
好酸球 ………………………… 144
抗CCP抗体（抗シトルリン化ペプチド抗体）
 ……………………………… 257
抗シトルリン化ペプチド抗体 ……… 257
甲状腺 ……………………… 193、197
甲状腺刺激ホルモン（TSH） …… 193、195
甲状腺ホルモン（T_4、T_3） …… 193、196
抗ストレプトリジンO（ASO、ASLO）
 ……………………………… 280
抗赤血球抗体 ………………… 258
酵素系検査 …………………… 165
抗体 ……………………… 78、242、246
鉤虫 …………………………… 112
好中球 ………………………… 144
高比重リポたんぱくコレステロール … 190
抗ミトコンドリア抗体（AMA） ……… 260
肛門反射 ………………………… 80
抗利尿ホルモン（ADH、バソプレシン）
 ……………………………… 193、203
骨髄 …………………………… 125
骨髄検査 ……………………… 124
骨髄生検 ……………………… 125
骨髄穿刺 ……………………… 125

骨粗鬆症 ………………………… 63
骨密度検査（BMD） ………… 28、62
コリン ………………………… 220
コリンエステラーゼ（ChE） …… 220
コルチゾール ………………… 193、199
混合性難聴 ……………………… 35
コンピュータ断層撮影 …………… 48

さ

サーモグラフィ検査 ……………… 43
細菌 …………………………… 298
細菌検査 …………………… 114、298
細隙灯顕微鏡検査 ……………… 39
採血 ………………………… 84、130
採取液検査 …………………… 114
サイトケラチン19フラグメント（CYFRA21-1）
 ……………………………… 287
細胞検査 ……………………… 296
細胞診検査（細胞検査） …… 114、296
サイロキシン ………………… 193、196

し

シアリルSSEA-1抗原（SLX） …… 288
シアリルTn抗原（STN） ………… 289
耳管機能検査 …………………… 35
色覚検査 ………………………… 39
磁気共鳴断層撮影 ……………… 50
ジギトキシン …………………… 240
試験紙法 ………………………… 86
ジゴキシン ……………………… 240
自己免疫疾患 ………………… 246
視刺激検査 ……………………… 81
脂質 …………………………… 192
脂質異常 ………………………… 15
脂質系検査 …………………… 164
視床下部 ……………………… 193
視診 …………………………… 16
ジソピラミド …………………… 240
視野検査 ………………………… 39
重心動揺検査 …………………… 35

さくいん

出血時間 …………………………… 148
腫瘍マーカー ……………………… 282
腫瘍マーカー検査 ………… 243、282
条虫 ………………………………… 112
上皮細胞 …………………………… 98
上部消化管X線造影検査 ………… 44
上部消化管内視鏡検査（UGI） … 64
触診 ………………………………… 16
初尿 ………………………………… 87
視力検査 …………………………… 36
腎盂造影検査 ……………………… 61
心音図検査（PCG） ……………… 72
心筋トロポニン …………………… 228
心筋トロポニンT（TnT） ……… 228
真空採血管 ………………………… 131
神経・運動系検査 ………………… 29
神経伝導速度検査 ………………… 69
神経特異エノラーゼ（NSE） …… 290
心雑音 ……………………………… 72
心臓カテーテル …………………… 53
心臓カテーテル検査 ……………… 52
シンチグラフィ検査（RI、核医学検査、アイソトープ検査） …………………… 54
心電図検査（ECG、EKG） ……… 70
心嚢液 ……………………………… 117
心嚢穿刺検査 ……………………… 118

す

髄液 ………………………………… 122
髄液検査（脳脊髄液検査） ……… 122
随時尿 ……………………………… 87
膵臓 ………………………………… 193
スクラッチテスト ………………… 79
スクリーニング検査（ふるい分け検査） … 18
ストレプトマイシン ……………… 240
スピーチオージオメトリー検査 … 34

せ

精液検査 …………………………… 126
生化学検査 ………………………… 114
生検組織検査 ……………………… 294
成人T細胞白血病ウイルス ……… 270
成人T細胞白血病ウイルス抗体（HTLV-I抗体） ……………………………… 270
生体検査 ……………………… 19、28
生体色素検査 ……………………… 164
生体電位計測検査 ………………… 29
成長ホルモン（GH） ……… 193、194
精密検査 ……………………… 14、18
脊髄造影検査 ……………………… 60
赤沈 ………………………………… 140
赤血球 ………………………… 128、132
赤血球恒数 ………………………… 136
赤血球数（RBC） ………………… 132
赤血球沈降速度（赤沈、血沈、ESR） … 140
穿刺液検査 ………………………… 114
穿刺液・採取液検査 ……………… 85
全尿 ………………………………… 87
線溶 ………………………………… 129
前立腺特異抗原（PSA） ………… 287

そ

造影剤 ……………………………… 21
造影撮影 …………………………… 48
総コレステロール（T-C） ……… 186
早朝尿 ……………………………… 87
総鉄結合能（TIBC） ……………… 235
組織ポリペプチド抗原（TPA） … 291

た

体格指数（BMI） ………………… 33
体腔液検査（胸水／腹水／心嚢液） … 116
打診 ………………………………… 16
立ち直り反射検査 ………………… 81
単一光子放射線型コンピュータ断層撮影 … 56
胆管・胆嚢造影検査 ……………… 60
単球 ………………………………… 144
炭酸リチウム ……………………… 240
単純X線検査（胸部・腹部） …… 40

単純撮影 …………………………………… 48
探触子 ………………………………………… 46
たんぱく質系検査 ……………………… 164

ち
チェーン膀胱尿道造影検査 ……………… 61
チモール混濁試験（TTT）………………… 170
中間尿 …………………………………………… 87
中性脂肪（TG、トリグリセリド）……… 184
超音波 …………………………………………… 47
超音波検査（エコー検査）………………… 46
聴診 ……………………………………………… 16
聴力検査 ……………………………………… 34

て
低比重リポたんぱくコレステロール … 188
テオフィリン ……………………………… 240
鉄（Fe）……………………………………… 234
伝音難聴 ……………………………………… 35

と
銅（Cu）……………………………………… 238
糖鎖抗原15-3（CA15-3）………………… 286
糖鎖抗原19-9（CA19-9）………………… 285
糖鎖抗原125（CA125）…………………… 286
糖質系検査 ………………………………… 164
頭部CT ………………………………………… 49
動脈血ガス分析（ABG）…………………… 76
動脈硬化 ……………………………… 187、189
トキソプラズマ抗体 …………………… 275
トキソプラズマ症 ……………………… 275
特定健診 ……………………………………… 15
トブラマイシン …………………………… 240
ドライアイテスト ………………………… 39
トランスフェリン ……………………… 234
トリグリセリド ………………………… 184
トリプシン ………………………………… 226
トリヨードサイロニン ………… 193、196
努力性肺活量 ………………………………… 75
トロンボテスト（TT）…………………… 154
トロンボプラスチン …………………… 152

な
内視鏡検査 …………………………… 19、29
内臓脂肪症候群 …………………………… 15
内分泌・ホルモン検査 ………… 165、193
ナトリウム（Na）………………………… 230
軟X線 ………………………………………… 42

に
二次血栓 ……………………………………… 129
乳酸脱水素酵素（LDH）………………… 216
乳房X線検査 ……………………………… 42
尿ウロビリノゲン ……………………… 101
尿ケトン体 ………………………………… 102
尿検査 ………………………………… 85、86
尿酸（UA）………………………………… 175
尿色 …………………………………………… 89
尿潜血 ………………………………………… 96
尿素窒素 …………………………………… 174
尿たんぱく ………………………………… 92
尿中N-アセチル-β-D-グルコサミニダーゼ（NAG）……………………………… 104
尿中微量アルブミン …………………… 105
尿沈渣 ………………………………………… 98
尿糖 …………………………………………… 94
尿比重 ………………………………………… 90
尿ビリルビン …………………………… 100
尿pH ………………………………………… 91
尿量 …………………………………………… 88

の
脳性ナトリウム利尿ペプチド（BNP）… 211
脳波検査（EEG）…………………………… 73
ノロウイルス …………………………… 272

は
肺活量 ………………………………………… 74
肺活量測定／努力性肺活量測定 ……… 74
肺機能検査 …………………………………… 29
梅毒血清反応（STS、TPHA）………… 273
梅毒トレポネーマ ……………………… 273
バセドウ病 ………………………………… 197

さくいん

バソプレシン……………………………193、203
白血球……………………………………128、142
白血球数（WBC）………………………………142
白血球像…………………………………………144
白血球分画（白血球像、血液像）………………144
パッチテスト……………………………………79
パニック値………………………………………25
針筋電図検査……………………………………69
バンコマイシン…………………………………240
反射テスト………………………………………80

ひ

鼻腔通気度検査…………………………………35
ビタミンK欠乏性たんぱく-Ⅱ（PIVKA-Ⅱ）
　……………………………………………285
ヒト絨毛性ゴナドトロピン（hCG）………205
ヒト免疫不全ウイルス抗体……………………269
皮内テスト………………………………………79
鼻粘膜反射………………………………………80
皮膚テスト………………………………………78
表在反射テスト…………………………………80
標準純音聴力検査………………………………34
標準体重…………………………………………33
病態識別閾値……………………………………283
病的反射テスト…………………………………82
病理検査………………………………………19、84
病理組織検査（生体組織検査）………………294
ビリルビン（Bil）………………………………177

ふ

フィブリノゲン（Fg）…………………………156
フィブリン分解産物（FDP）…………………158
フェニトイン……………………………………240
フェノバルビタール……………………………240
フェリチン（FER）……………………………291
負荷機能検査……………………………………19
負荷心電図………………………………………70
腹囲………………………………………………33
腹腔鏡検査………………………………………67
副甲状腺…………………………………193、197

副腎………………………………………………193
副腎皮質刺激ホルモン（ACTH）…193、198
腹水………………………………………………117
腹水穿刺検査……………………………………118
腹部CT……………………………………………49
腹壁反射…………………………………………80
ブジー……………………………………………61
不随意運動………………………………………82
ブドウ糖負荷試験（GTT）……………………180
プラスミノゲン（PLG）………………………162
プリックテスト…………………………………78
プリミドン………………………………………240
ふるい分け検査…………………………………18
フルクトサミン…………………………………181
フレカイニド……………………………………240
プローブ（接触子）……………………………46
プロカインアミド………………………………240
プロゲステロン（黄体ホルモン）…193、206
プロトロンビン時間（PT）……………………150
プロラクチン……………………………………193
分杯尿……………………………………………87

へ

平衡機能検査……………………………………81
ヘパプラスチンテスト（HPT）………………155
ヘマトクリット（Ht）…………………………135
ヘモグロビン（Hb）……………………………134
ヘリカルCT………………………………………48
ヘリコバクター・ピロリ………………………276
ベロ毒素産生性大腸菌…………………………274
偏倚検査…………………………………………81
便検査………………………………………85、106
便性状……………………………………………108
便潜血反応………………………………………110
鞭虫………………………………………………112
扁平上皮がん関連抗原（SCC）………………288

ほ

膀胱尿道鏡検査…………………………………67
膀胱尿道造影検査………………………………61

放射性同位元素	54
房水	37
補体（C_3、C_4）	250
ホルター心電図	70
ホルモン	165、193

ま・み

マイコプラズマ	279
マイコプラズマ抗体	279
マグネシウム（Mg）	233
マトリックスメタロプロテアーゼ-3	256
マンモグラフィ検査（乳房X線検査）	42
マンモトーム生検	42
ミエログラフィ	60

む・め

無機質検査	165
無機リン（IP）	236
メキシレチン	240
メタボ健診	15
メタボリックシンドローム	15、185
メチシリン耐性黄色ブドウ球菌（MRSA）	281
免疫・アレルギー検査	242
免疫活性インスリン（IRI）	210
免疫グロブリン（Ig）	246、249
免疫グロブリンA（IgA）	248
免疫グロブリンD（IgD）	248
免疫グロブリンE（IgE）	248
免疫グロブリンG（IgG）	248
免疫グロブリンM（IgM）	248
免疫血清学的検査	19、84、242
免疫反応	242

も

網（状）赤血球	138
モニター心電図	70
問診	16

や・ゆ・よ

薬剤血中濃度検査（TDM）	239
輸血検査	242

腰椎穿刺	123
陽電子放射断層撮影	57

ら

卵巣	193
ランドルト環	36
卵胞刺激ホルモン（FSH）	193、202
卵胞ホルモン	207

り

リウマチ因子	254
リウマトイド因子（RF、リウマチ因子）	254
リドカイン	240
リパーゼ（LIP）	225
リポたんぱく	192
硫酸亜鉛混濁試験（ZTT）	171
リン（P）	236
臨床検査	19
リンパ球	144

れ・ろ

レニン	200
ロイシンアミノペプチダーゼ（LAP）	215

監修者

奈良信雄（なら・のぶお）

日本医学教育評価機構常勤理事、順天堂大学医学部客員教授、大学改革支援・学位授与機構特任教授、東京医科歯科大学名誉教授
1950年香川県高松市生まれ。東京医科歯科大学医学部卒業。放射線医学総合研究所、トロント大学オンタリオ癌研究所、東京医科歯科大学大学院教授などを経て現職。
『最新臨床検査学講座 生理学』（医歯薬出版）、『ナースの内科学』（中外医学社）など編著書多数。

Staff
本文デザイン・DTP：SPAIS、大木真奈美
イラスト：パント大吉、藤原有沙
取材協力：聖マリアンナ医科大学病院　和田由樹・沼里貞子（看護部）、保健師めぐみ
執筆協力：石森康子、岩浪豊、田中つとむ
校正：有限会社くすのき舎
編集・制作：株式会社童夢
編集担当：小髙真梨（ナツメ出版企画株式会社）

本書に関するお問い合わせは、書名・発行日・該当ページを明記の上、下記のいずれかの方法にてお送りください。電話でのお問い合わせはお受けしておりません。
・ナツメ社 web サイトの問い合わせフォーム
　https://www.natsume.co.jp/contact
・FAX（03-3291-1305）
・郵送（下記、ナツメ出版企画株式会社宛て）
なお、回答までに日にちをいただく場合があります。正誤のお問い合わせ以外の書籍内容に関する解説・個別の相談は行っておりません。あらかじめご了承ください。

ナツメ社 Webサイト
https://www.natsume.co.jp
書籍の最新情報（正誤情報を含む）は ナツメ社Webサイトをご覧ください。

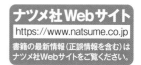

オールカラー　やさしくわかる 看護師のための検査値パーフェクト事典

2018年10月4日　初版発行
2023年5月1日　第6刷発行

監修者　奈良信雄　　Nara Nobuo, 2018
発行者　田村正隆

発行所　株式会社ナツメ社
東京都千代田区神田神保町1-52　ナツメ社ビル1F（〒101-0051）
電話 03-3291-1257（代表）　FAX 03-3291-5761
振替 00130-1-58661

制　作　ナツメ出版企画株式会社
東京都千代田区神田神保町1-52　ナツメ社ビル3F（〒101-0051）
電話 03-3295-3921（代表）

印刷所　ラン印刷社

ISBN978-4-8163-6531-7　　Printed in Japan

〈定価はカバーに表示してあります〉〈乱丁・落丁本はお取り替えします〉
本書の一部または全部を著作権法で定められている範囲を超え、ナツメ出版企画株式会社に無断で複写、複製、転載、データファイル化することを禁じます。